イラスト&図解

ゼロから知りたい!

内臓脂肪の教科書

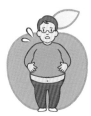

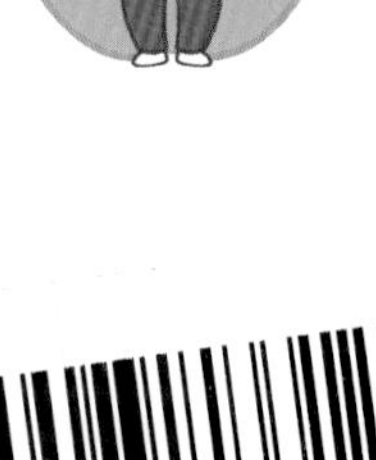

長野松代総合病院ダイエット科部長
前川 智

西東社

どれくらい知っていますか？
「内臓脂肪」のこと。

内臓脂肪の減少効果を謳った食品やサプリメントは多く、
気にしている方が増えましたが、正しい知識をお持ちでしょうか。

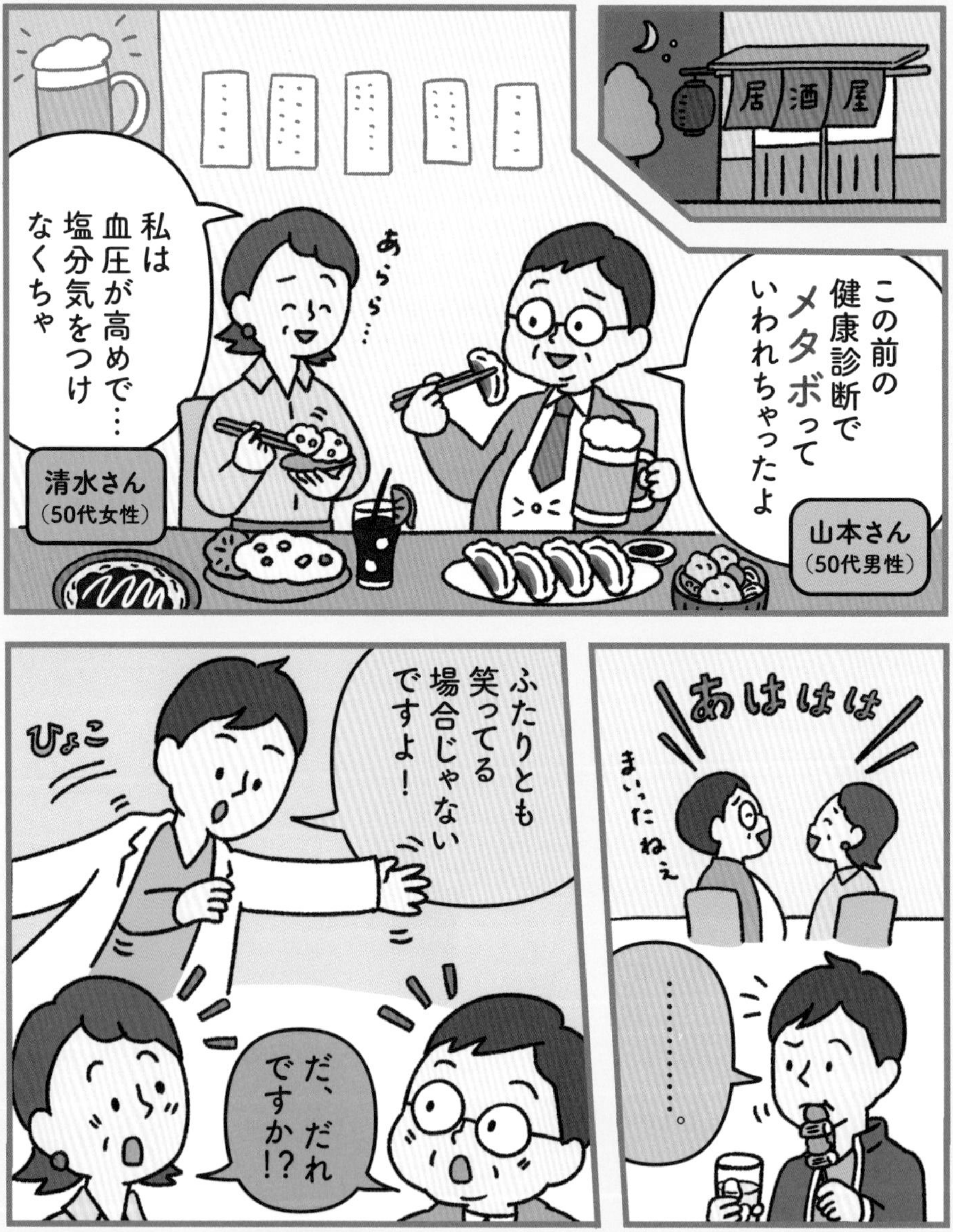

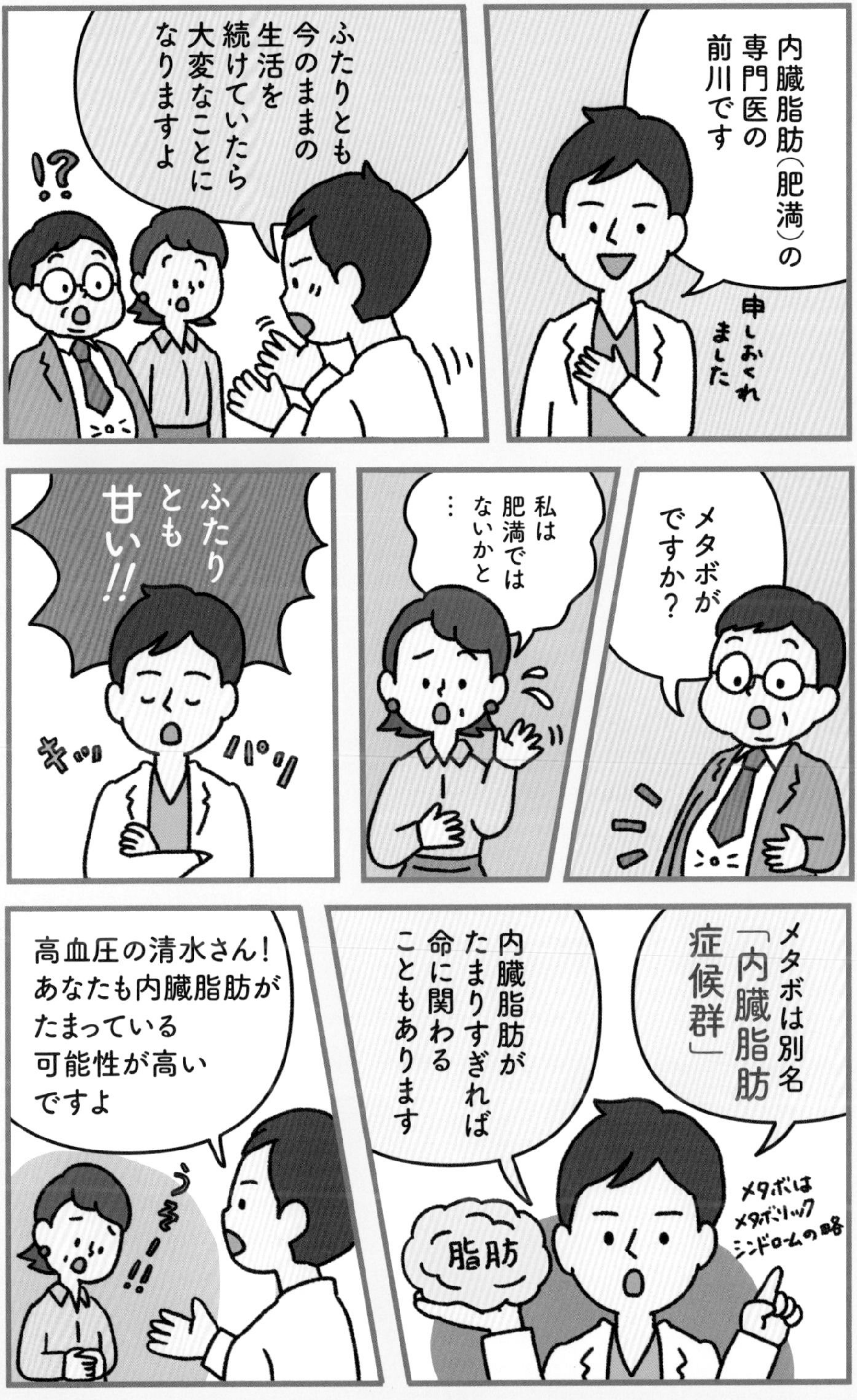
内臓脂肪(肥満)の専門医の前川です
申しおくれました
ふたりとも今のままの生活を続けていたら大変なことになりますよ
!?
メタボがですか？
私は肥満ではないかと…
ふたりとも甘い!!
キッ
パッ
メタボは別名「内臓脂肪症候群」
内臓脂肪がたまりすぎれば命に関わることもあります
脂肪
メタボはメタボリックシンドロームの略
高血圧の清水さん！あなたも内臓脂肪がたまっている可能性が高いですよ
うそー!!

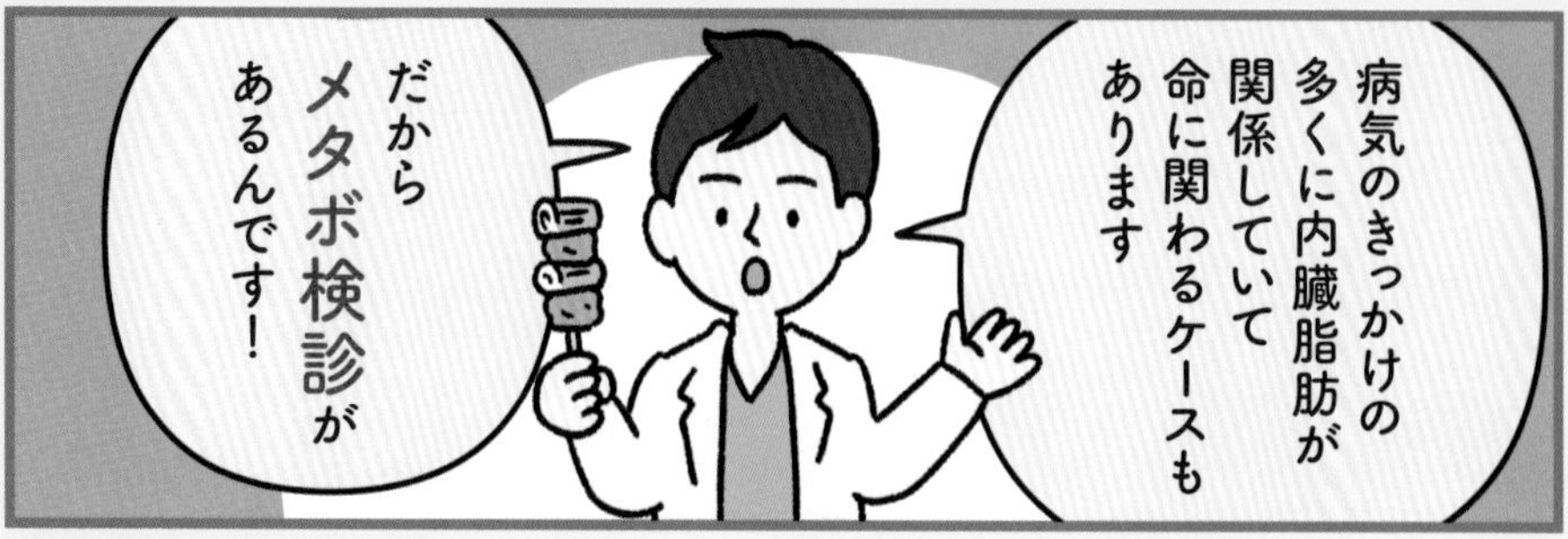
病気のきっかけの多くに内臓脂肪が関係していて命に関わるケースもあります
だからメタボ検診があるんです！

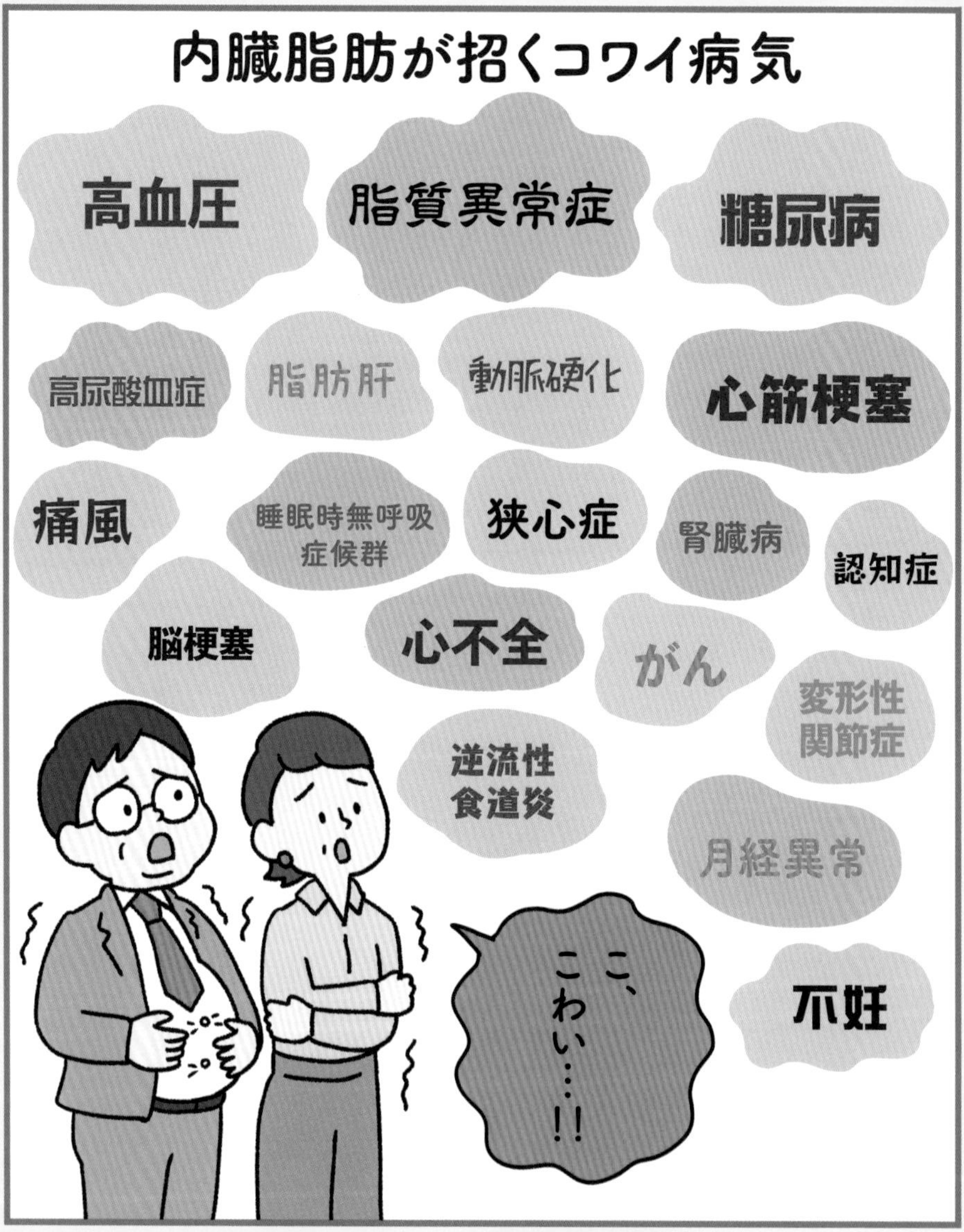
内臓脂肪が招くコワイ病気
高血圧
脂質異常症
糖尿病
高尿酸血症
脂肪肝
動脈硬化
心筋梗塞
痛風
睡眠時無呼吸症候群
狭心症
腎臓病
認知症
脳梗塞
心不全
がん
変形性関節症
逆流性食道炎
月経異常
不妊
こ、こわい…!!

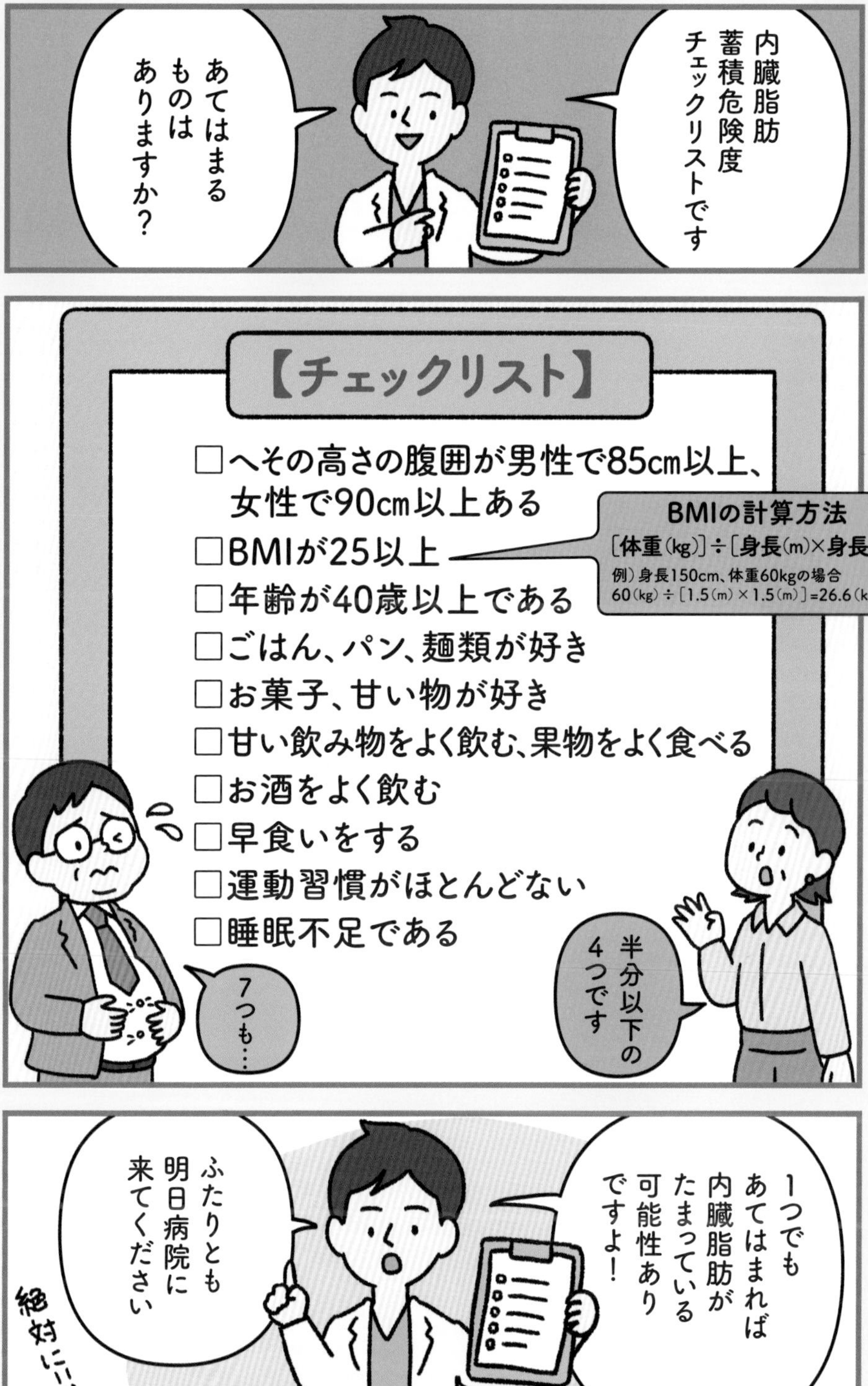
内臓脂肪蓄積危険度チェックリストです
あてはまるものはありますか？
【チェックリスト】
□へその高さの腹囲が男性で85cm以上、女性で90cm以上ある
□BMIが25以上
BMIの計算方法
〔体重（kg）〕÷〔身長（m）×身長（m）〕
例）身長150cm、体重60kgの場合
60（kg）÷〔1.5（m）×1.5（m）〕=26.6（kg/m^2）
□年齢が40歳以上である
□ごはん、パン、麺類が好き
□お菓子、甘い物が好き
□甘い飲み物をよく飲む、果物をよく食べる
□お酒をよく飲む
□早食いをする
□運動習慣がほとんどない
□睡眠不足である
半分以下の4つです
7つも…
1つでもあてはまれば内臓脂肪がたまっている可能性ありですよ！
ふたりとも明日病院に来てください
絶対に!!

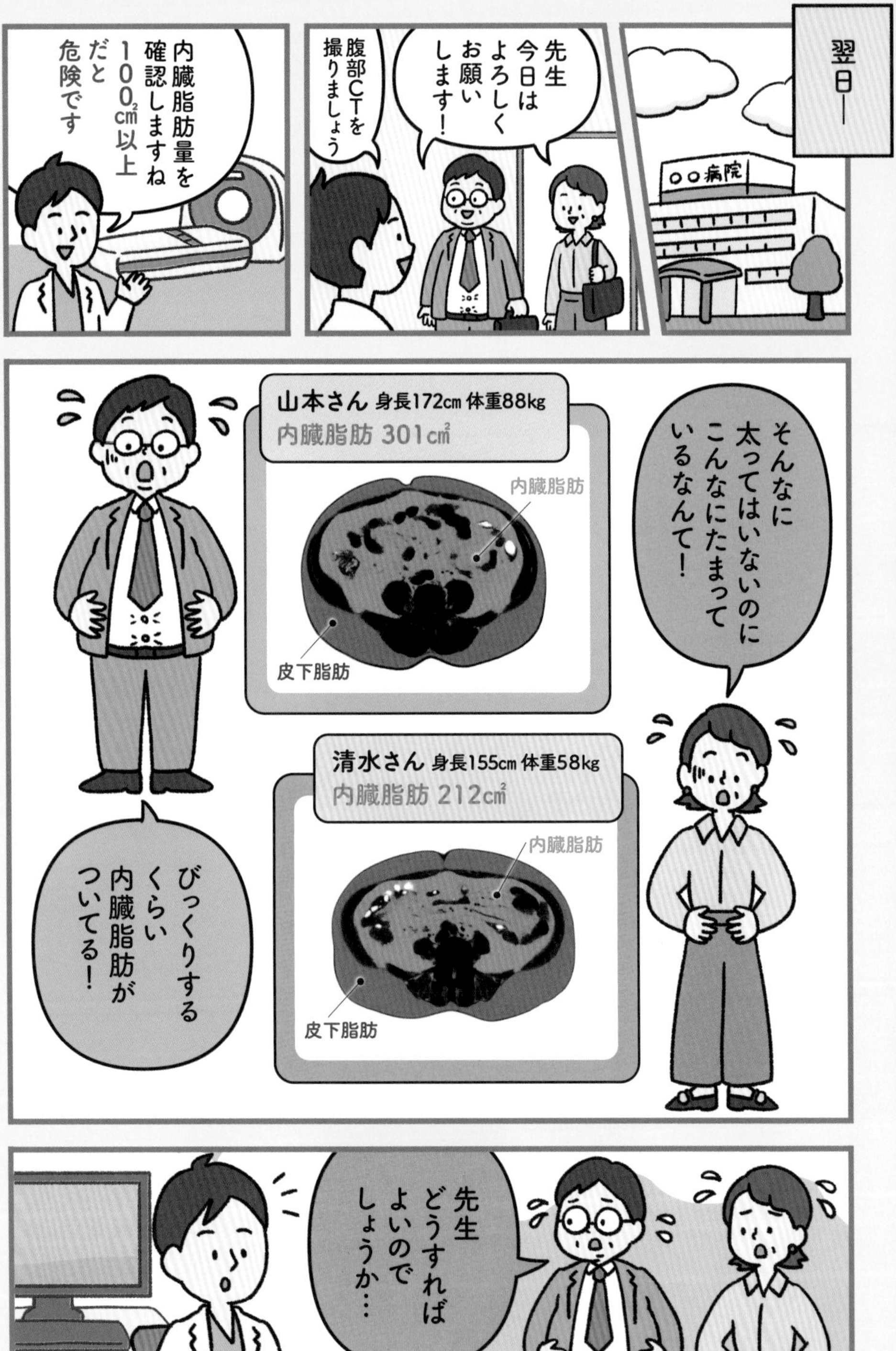

翌日――
○○病院
先生 今日は よろしく お願い します！
腹部CTを 撮りましょう
内臓脂肪量を 確認しますね 100㎠以上 だと 危険です
そんなに 太ってはいないのに こんなにたまって いるなんて！
山本さん 身長172cm 体重88kg
内臓脂肪 301㎠
内臓脂肪
皮下脂肪
清水さん 身長155cm 体重58kg
内臓脂肪 212㎠
内臓脂肪
皮下脂肪
びっくりする くらい 内臓脂肪が ついてる！
先生 どうすれば よいので しょうか…

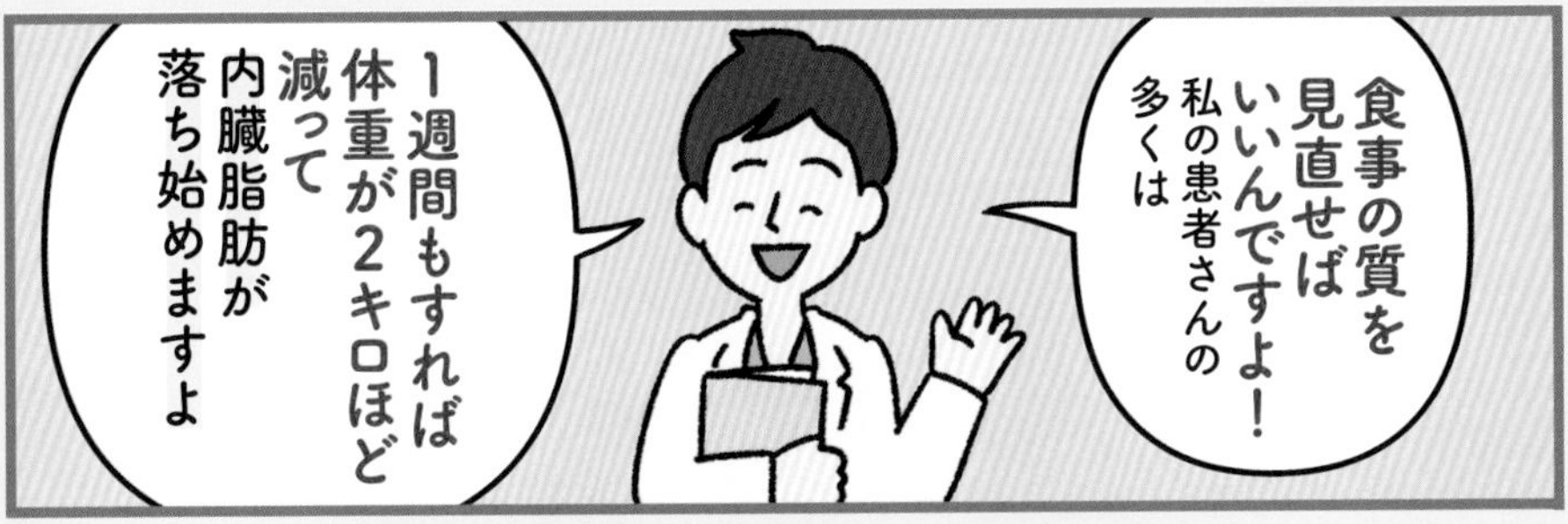
食事の質を見直せばいいんですよ！
私の患者さんの多くは
1週間もすれば体重が2キロほど減って内臓脂肪が落ち始めますよ

〈受診時の平均データ〉

体重	腹囲
体重 78.7kg	腹囲 101.6cm
↓ 1年後の変化	↓
体重 70.2kg	腹囲 92.9cm
−8.5kg	−8.7cm

内臓脂肪

175.4㎠ → 99.8㎠ −75.6㎠

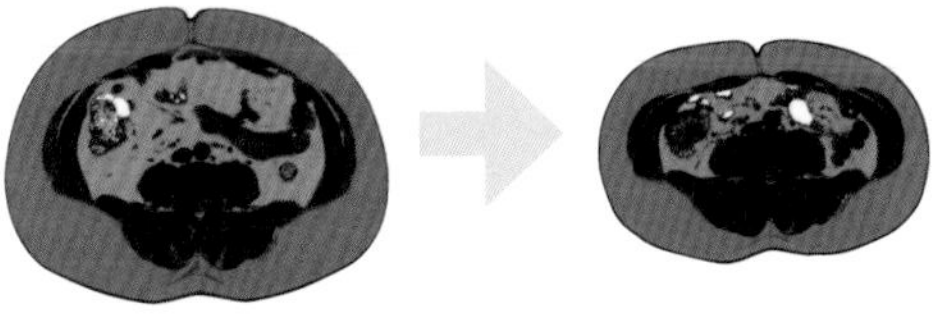

Before　After

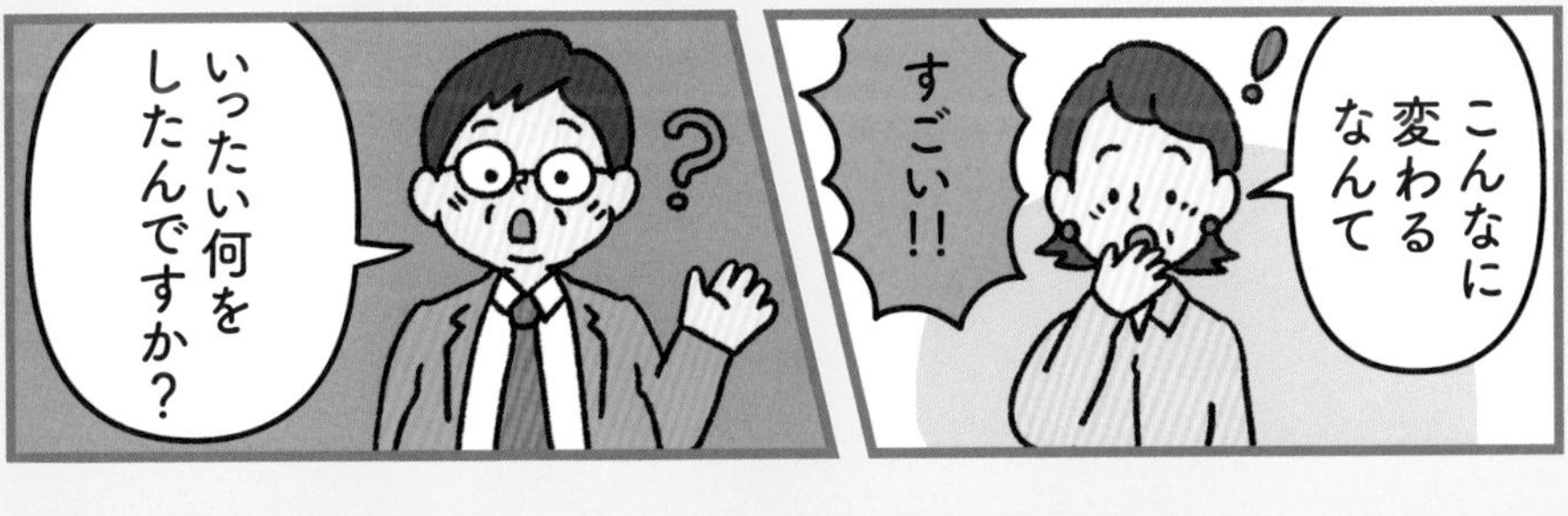

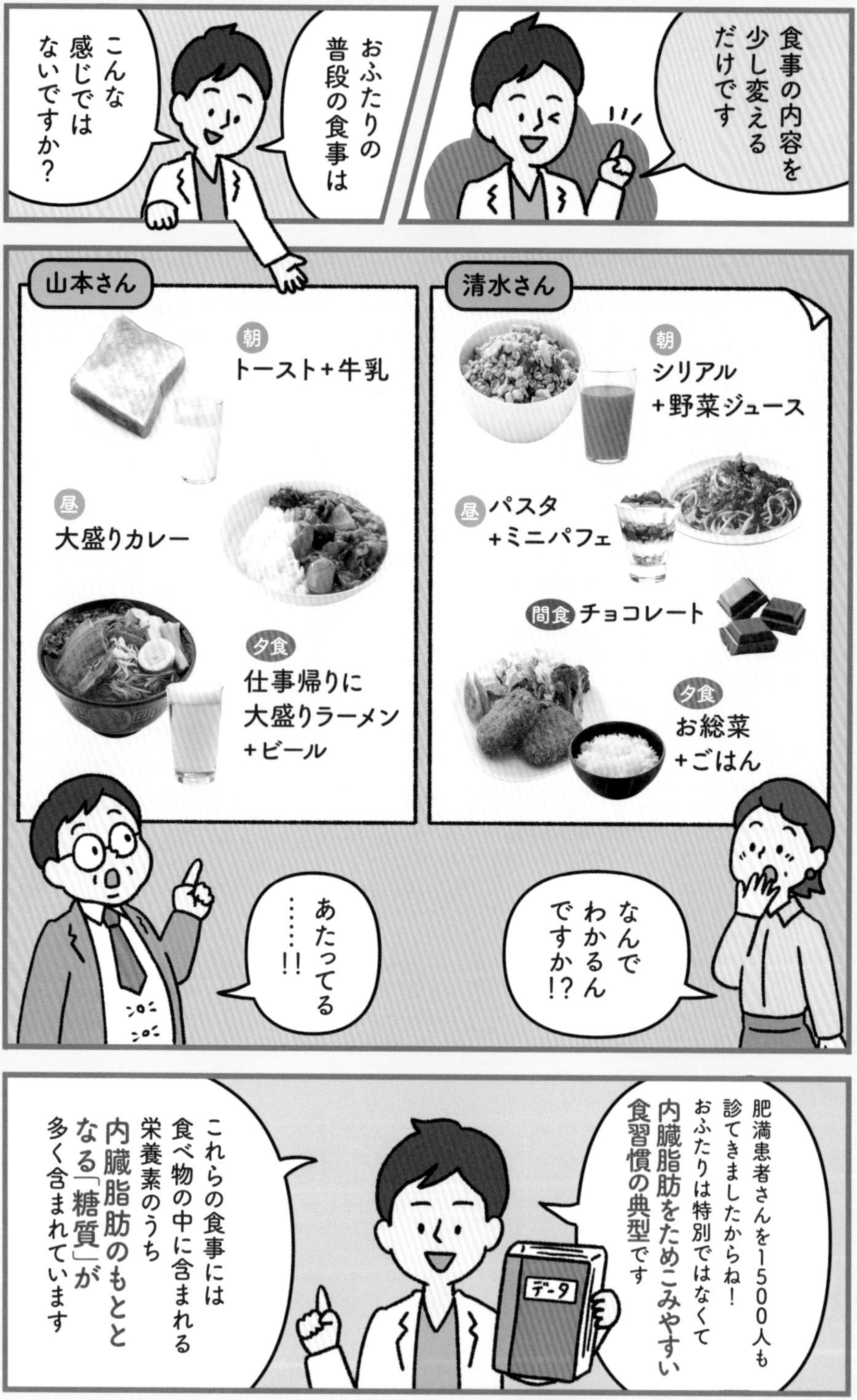
食事の内容を少し変えるだけです
おふたりの普段の食事は
こんな感じではないですか？
山本さん
朝
トースト＋牛乳
昼
大盛りカレー
夕食
仕事帰りに大盛りラーメン＋ビール
清水さん
朝
シリアル＋野菜ジュース
昼
パスタ＋ミニパフェ
間食
チョコレート
夕食
お総菜＋ごはん
なんでわかるんですか!?
あたってる……!!
肥満患者さんを1500人も診てきましたからね！
おふたりは特別ではなくて
内臓脂肪をためこみやすい食習慣の典型です
データ
これらの食事には食べ物の中に含まれる栄養素のうち内臓脂肪のもととなる「糖質」が多く含まれています

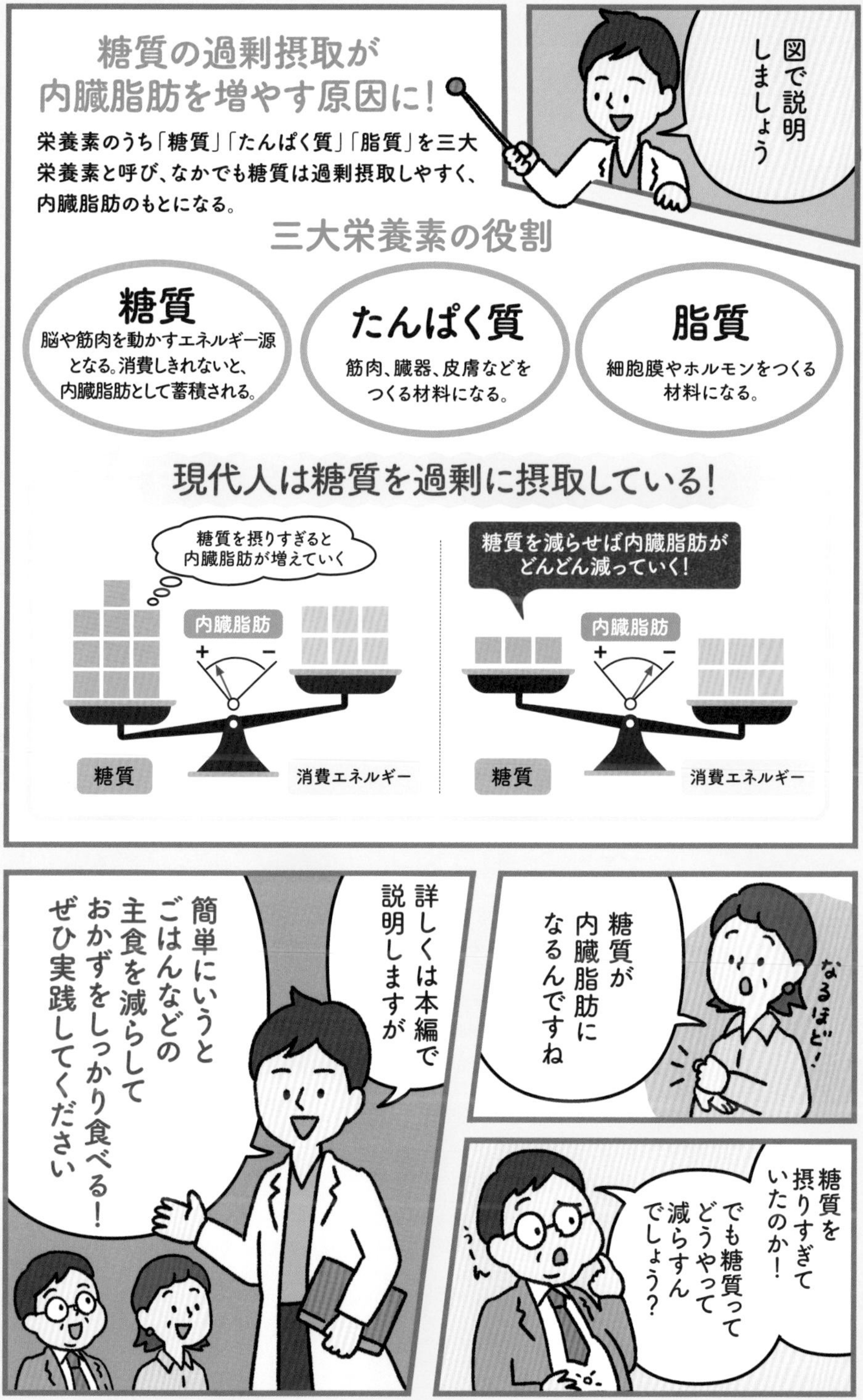

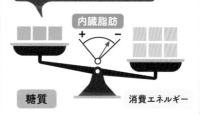

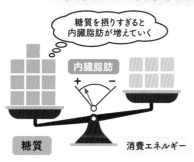

図で説明しましょう
糖質の過剰摂取が内臓脂肪を増やす原因に！
栄養素のうち「糖質」「たんぱく質」「脂質」を三大栄養素と呼び、なかでも糖質は過剰摂取しやすく、内臓脂肪のもとになる。
三大栄養素の役割
糖質
脳や筋肉を動かすエネルギー源となる。消費しきれないと、内臓脂肪として蓄積される。
たんぱく質
筋肉、臓器、皮膚などをつくる材料になる。
脂質
細胞膜やホルモンをつくる材料になる。
現代人は糖質を過剰に摂取している！
糖質を摂りすぎると内臓脂肪が増えていく
内臓脂肪
+
−
糖質
消費エネルギー
糖質を減らせば内臓脂肪がどんどん減っていく！
内臓脂肪
+
−
糖質
消費エネルギー
なるほど！
糖質が内臓脂肪になるんですね
糖質を摂りすぎていたのか！
でも糖質ってどうやって減らすんでしょう？
うーん
詳しくは本編で説明しますが
簡単にいうとごはんなどの主食を減らしておかずをしっかり食べる！ぜひ実践してください

＼しっかり食べて、みるみる減る！／

内臓脂肪を落とす「おかず食べダイエット」

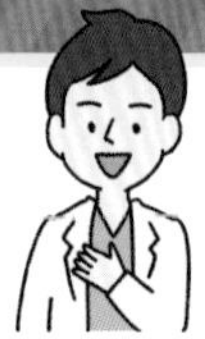

糖質制限はツラくない！ おかずをしっかり食べるダイエットです

内臓脂肪過多の人は、必ずといっていいほど「主食」「甘い物」などの糖質を摂りすぎています。ですから、まずは糖質を制限すべきです。でも「糖質制限」という言葉から、息苦しさを感じる人もいると思います。また、「糖質さえ減らせばいい」と考えて低糖質食品ばかり食べ、つじつま合わせをしている人も増えています。糖質制限は食べられないものばかりではありません。いろいろな種類のおかずをしっかり食べることができます。食事の量をただただ減らすのではなく、食事の質・内容を変えてほしいのです。糖質を控えるかわりに、魚・肉・大豆製品などのたんぱく質の豊富なおかずをしっかり食べましょう。「糖質制限はおかず食べダイエット」という認識を持ってください。内臓脂肪を減らして、健康になりましょう！

大満足！1日の食事はこんな感じ

朝食 Breakfast

お腹がすいていないなら食べなくてもOK！

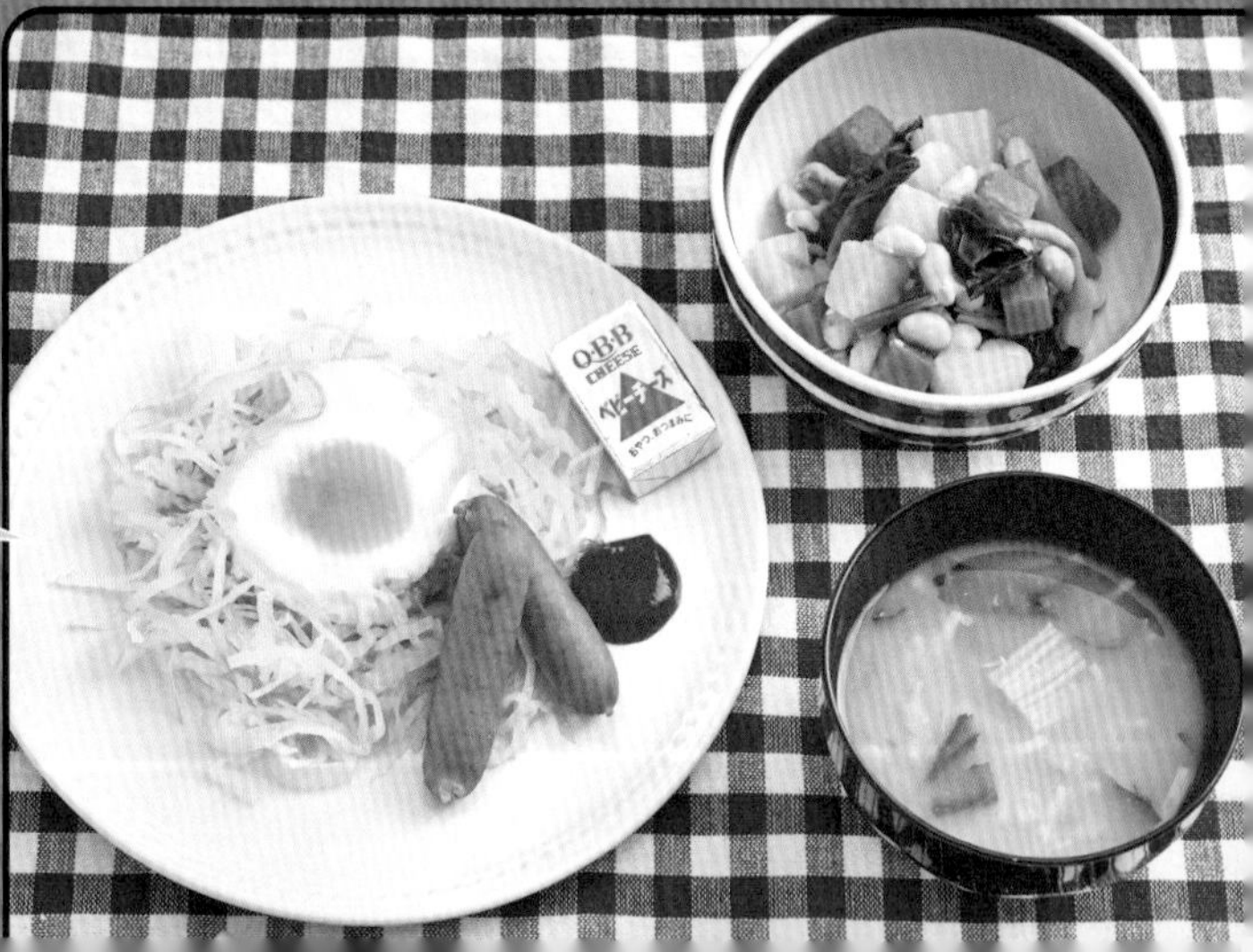

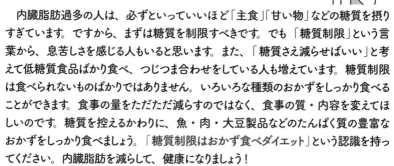

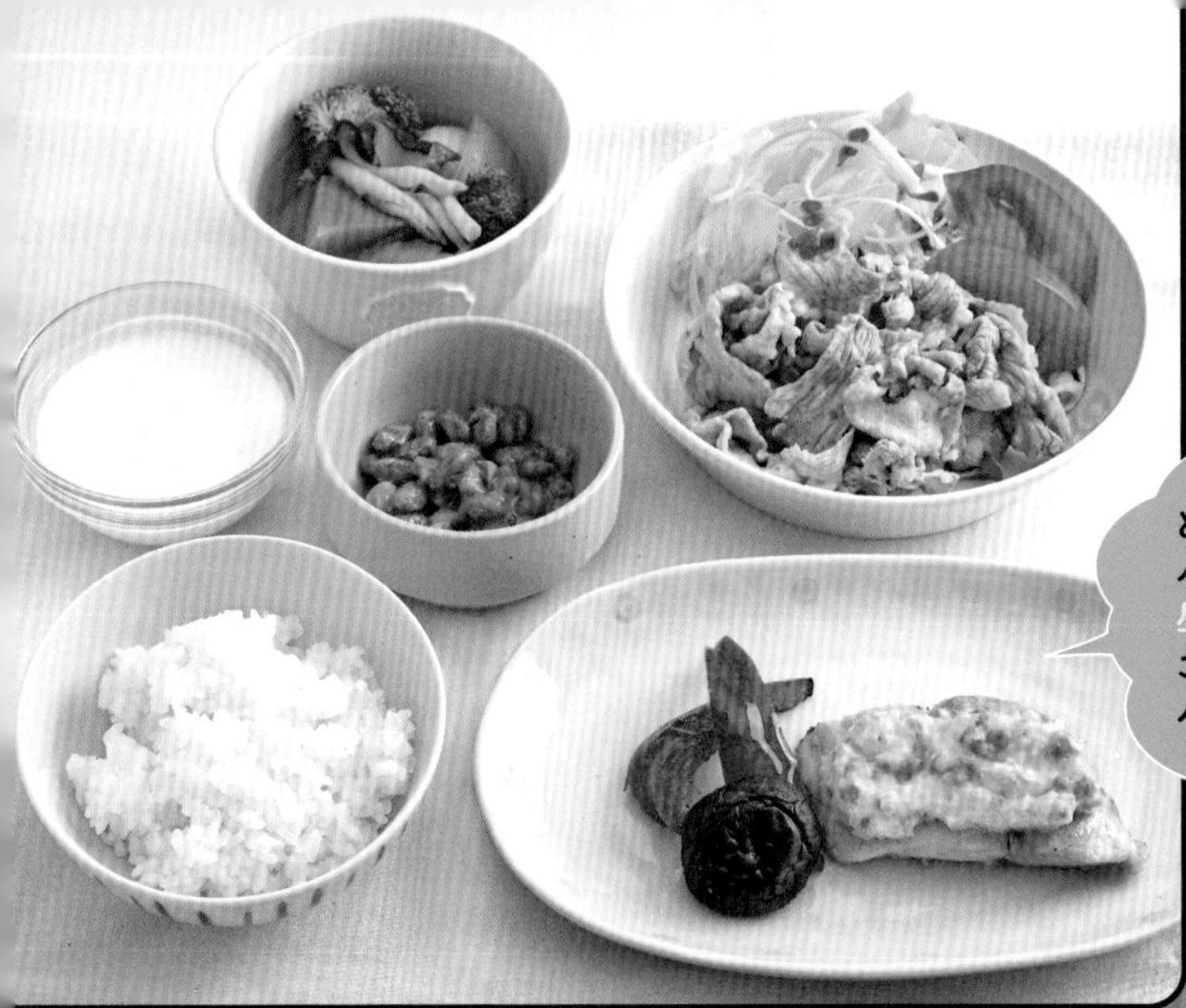

昼食
Lunch

どうしてもごはんや
パンを食べたいときは
昼食ならOK。
ごはんは100g以下、
パンは80g以下に。

夕食
Dinner

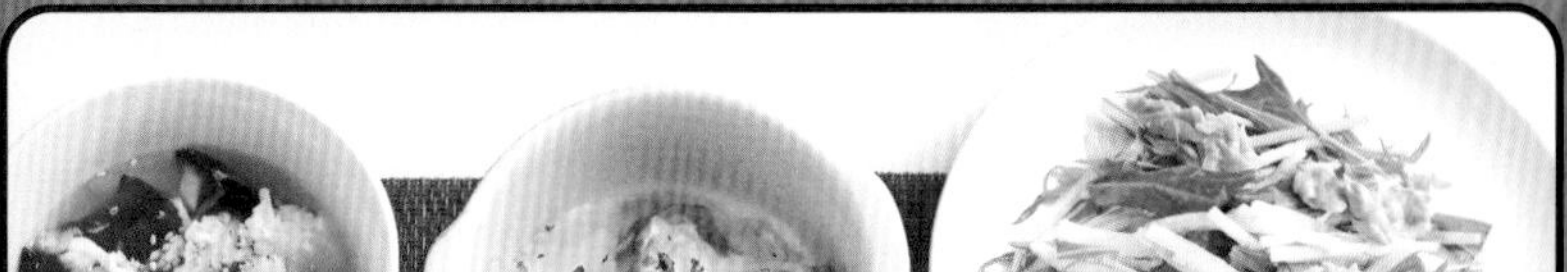

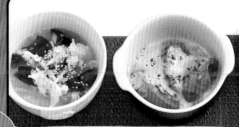

夕食の糖質量を
極力0に近づけると、
ダイエット効果大！

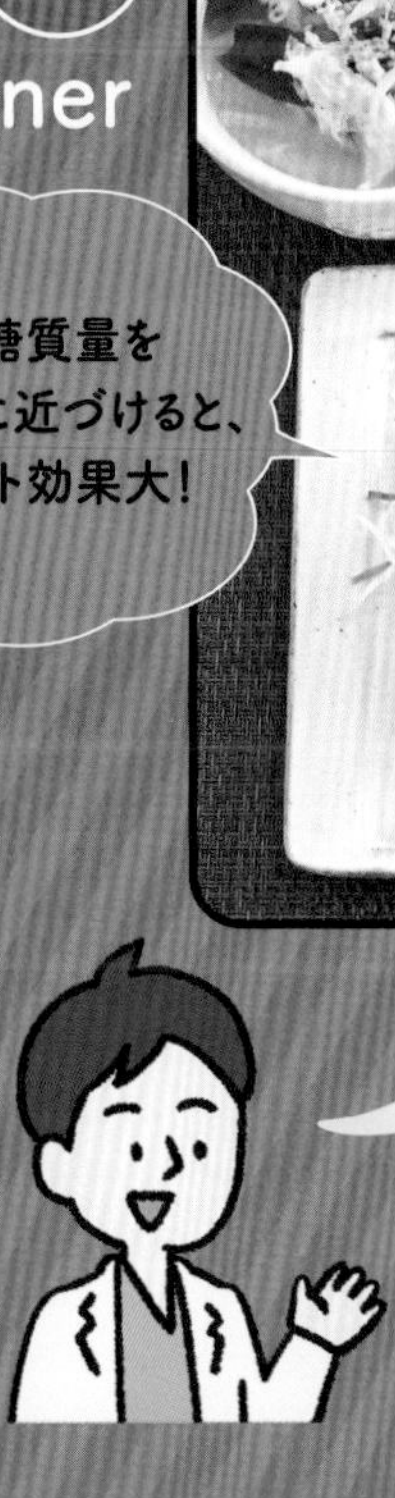

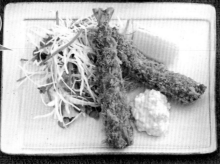

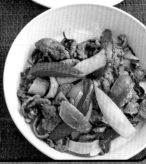

おいしいおかずをしっかり食べて、
内臓脂肪を減らしましょう！
具体的な方法はPART4で解説します

料理／長野松代総合病院 栄養管理部

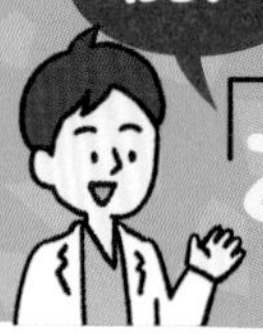

前川式 ＼内臓脂肪が激減!!／「おかずを食べダイエット」体験談

File 1　S.Mさん　年齢／42歳　身長／159㎝

内臓脂肪が67％も減って脂肪肝も改善！

私の呼吸や歩き方がおかしいと心配した親のすすめで、ダイエット科を受診。自分ではまったく体調不良を感じていなかったのですが、検査をしてみると、内臓脂肪は基準値を大幅に超え、脂肪肝に境界型糖尿病など、いろいろな数値が異常でした。前川先生に「このままでは危ない」と言われ、ダイエットを決意。大好きなパスタを封印し、家のお菓子をすべて処分。糖質量事典を持ち歩いて、糖質量を確認しながら1日120g以下おさまるようにしたところ、なんと10か月で－20kg。歩くのが苦ではなくなり、着られる服が増え、おしゃれが楽しくなってうれしいです！

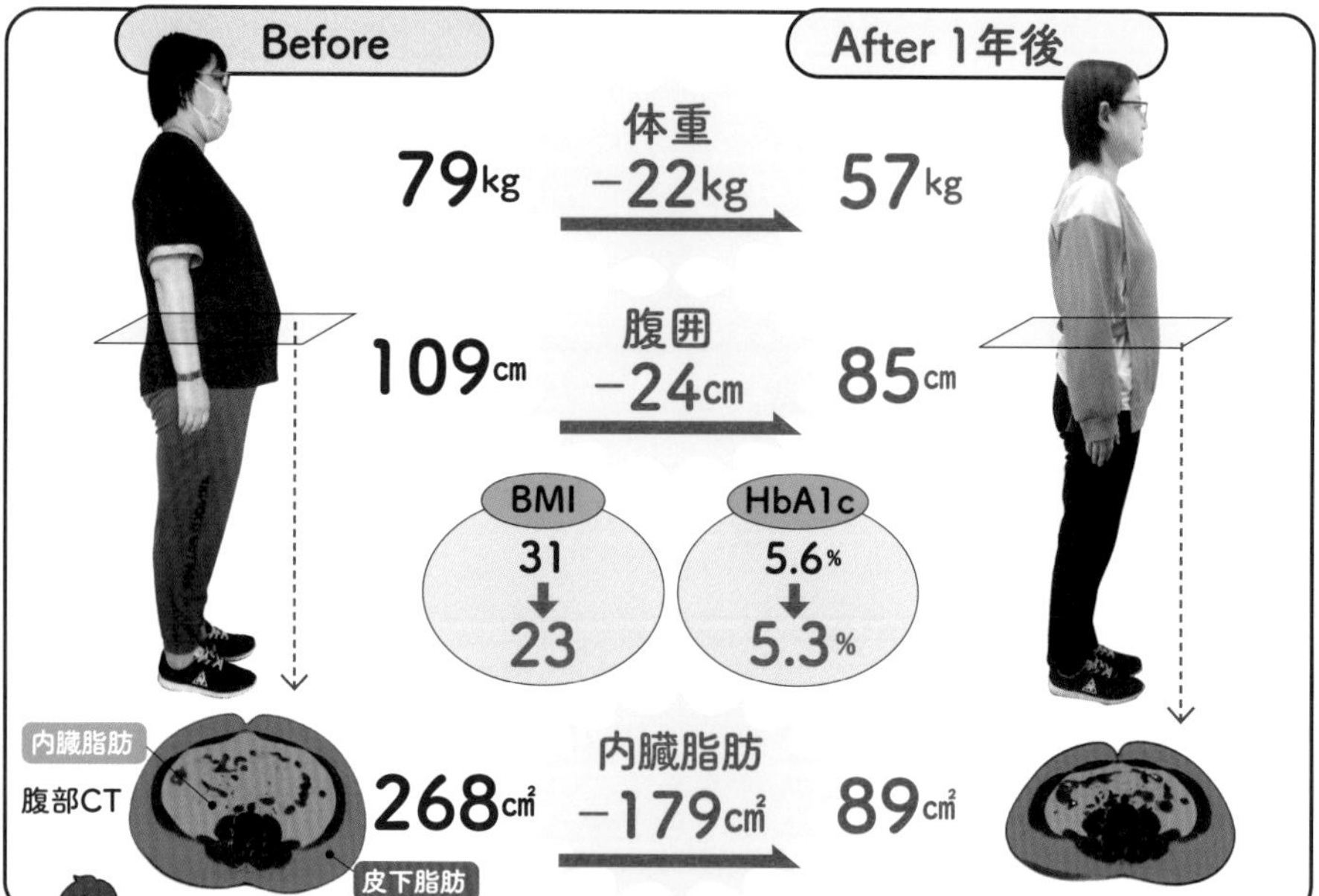

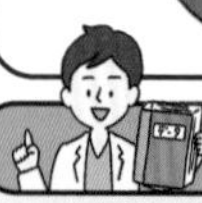

前川Doctor'sカルテ

初診時は典型的な内臓脂肪型肥満でしたが、糖質をなるべく制限し、おかずをしっかり食べるダイエットを実践することで、1年で22kgも減少し、内臓脂肪値も正常化しました。体型もスリムになり、肥満であったことがウソのようです。

- 肥満症⇒治癒
- 内臓脂肪過多⇒治癒
- 脂肪肝⇒改善
- 境界型糖尿病⇒治癒
- 脂質異常症⇒改善
- 高尿酸血症⇒治癒
- 逆流性食道炎⇒改善

File 2　T.Hさん　年齢／29歳　身長／182㎝

合併症寸前の糖尿病が治った！

もともと大食漢だった僕は、朝はおにぎり2個と総菜パン、お昼は大盛りラーメン、夜は牛丼の大盛りを食べた帰りにメガマックセットを買って帰るような毎日でした。健康診断は受けていましたが、毎回届く再検査の通知を「また肥満の指摘だ」と無視し続けていたんです。そんな僕を心配してくれる同僚に背中を押され、ダイエット科を受診したところ糖尿病が発覚！　HbA1cは13.7でかなり深刻な状態でした。思えば異常に喉が渇き、夜も何度も起きて水を飲み、傷は治りにくく、日中異常な眠気とだるさに襲われ、常に疲れている状態でした。どうして太るのか、どうするとやせるのか、メカニズムを理解すると納得して糖質制限に取り組めました。結果、糖尿病が治って、体が本当に快適。普通のお店で服を買え、趣味のスポーツカーの集まりにも参加できるようになり、健康の大切さを痛感しています。

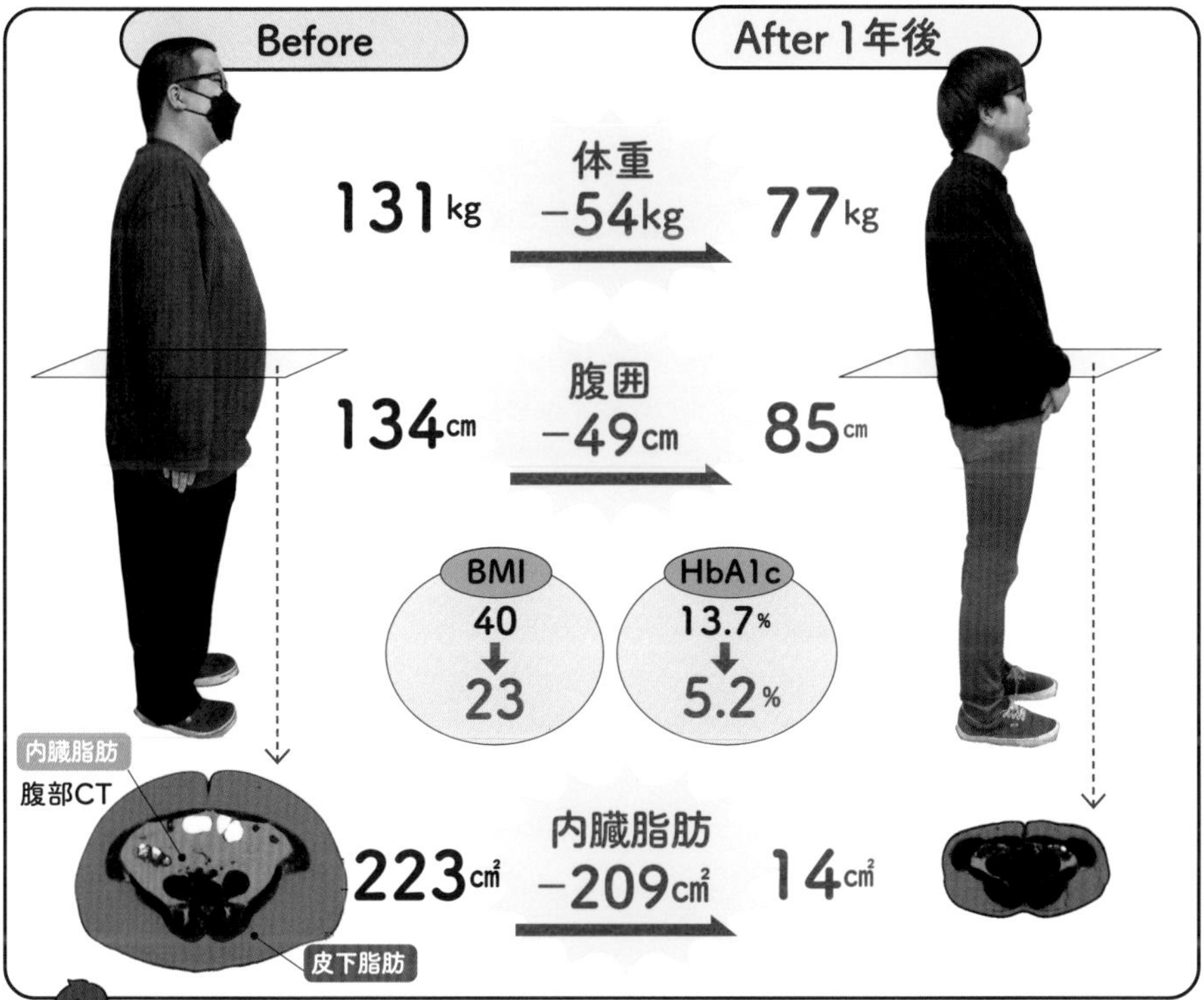

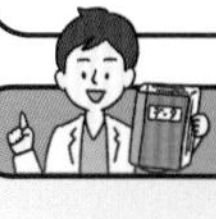

前川Doctor'sカルテ

初診時には高度肥満と重症の糖尿病で、「このままでは長生きできない」と伝えました。その後大好きだった糖質を控え、おかず中心の食生活に変える ことで、無理なく54kgの体重減少に成功。投薬なく糖尿病も治癒できたすばらしい症例です。

- 高度肥満症⇒治癒
- 内臓脂肪過多⇒治癒
- 脂肪肝⇒治癒
- 糖尿病⇒治癒
- 高血圧⇒治癒
- 脂質異常症⇒治癒
- 高尿酸血症⇒治癒

File 3　　Y.Aさん　年齢／54歳　身長／171cm

内臓脂肪が減ったら高血圧の薬が不要に！

高血圧とコレステロールの薬を服用しながら、暴飲暴食の日々を送っていた私。コロナ禍で体重がさらに増えて体はパンパン、妻が「介護になったら抱えられない」と不安がるようになり、前川先生の指導のもと糖質制限を開始しました。糖質制限はお肉や魚、野菜などのおかずをしっかり食べられるので、ストレスがありません。カロリー制限では物足りなさに耐えられず、絶対に続かなかったと思います。結果、体重は20kg減り、高血圧の数値も改善して薬を卒業することができたのです。朝はすっきり目覚められるようになり、妻からは「いびきが静かになった」と喜ばれています。体が重くて遠ざかっていた趣味の登山も再開しました。心筋梗塞や脳梗塞といった健康の不安がなくなり、国の医療費削減にも貢献できていると思うと、これが正しいカタチなのだなとあらためて感じます。

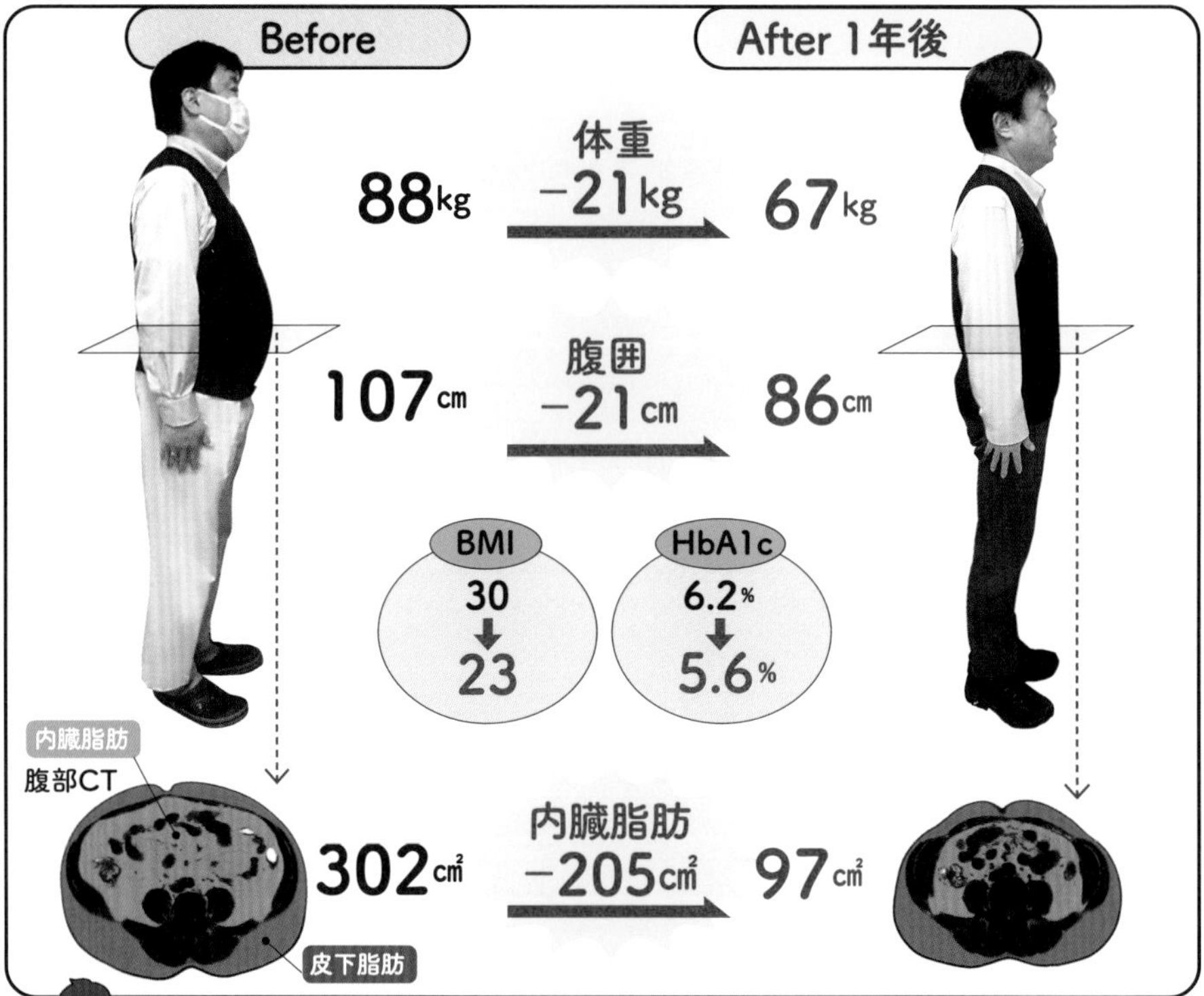

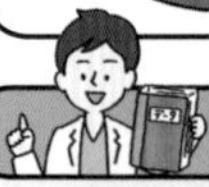

前川Doctor'sカルテ

中年男性に多い内臓脂肪過多による肥満でさまざまな生活習慣病の薬を飲んでいましたが、正しい糖質制限の知識を習得し、おかずをしっかり食べる食生活の実践で、ストレスなく21kgの減量に成功。高血圧の薬を中止することができました。

- 肥満症⇒治癒
- 内臓脂肪過多⇒治癒
- 脂肪肝⇒改善
- 境界型糖尿病⇒改善
- 高血圧⇒改善
- 脂質異常症⇒改善
- 高尿酸血症⇒改善
- 逆流性食道炎⇒改善

File 4　　I.Mさん　年齢／57歳　身長／150cm

家族の支えではじめてダイエットに成功！

バナナ、ヨーグルト、スープ…あらゆるダイエットを試しても体重は減らず、「肥満以外の病気かも…」と不安に駆られた私は、前川先生の病院を受診。「肥満症という病気」だと診断され、内臓脂肪の腹部CTを見せられたとき、その多さに愕然としました。もともと大食いではなかったので、糖質を減らしたくらいでやせられるのか半信半疑ながら実践してみると、驚くほど効果が出始めました。体重が減り、トイレに行く回数、汗をかく量が増え、明らかに代謝がよくなっているのを実感。夕方になるとひどいむくみに悩まされていたのが、解消されました。以前は体型がコンプレックスで、洋服を買いに行くのも人前に出るのも嫌だった私。しかし、服のサイズは15号から9号になり、人前に出るのが恥ずかしくなくなりました。自身の健康と向き合ったことで、未来の可能性が広がったと感じています。

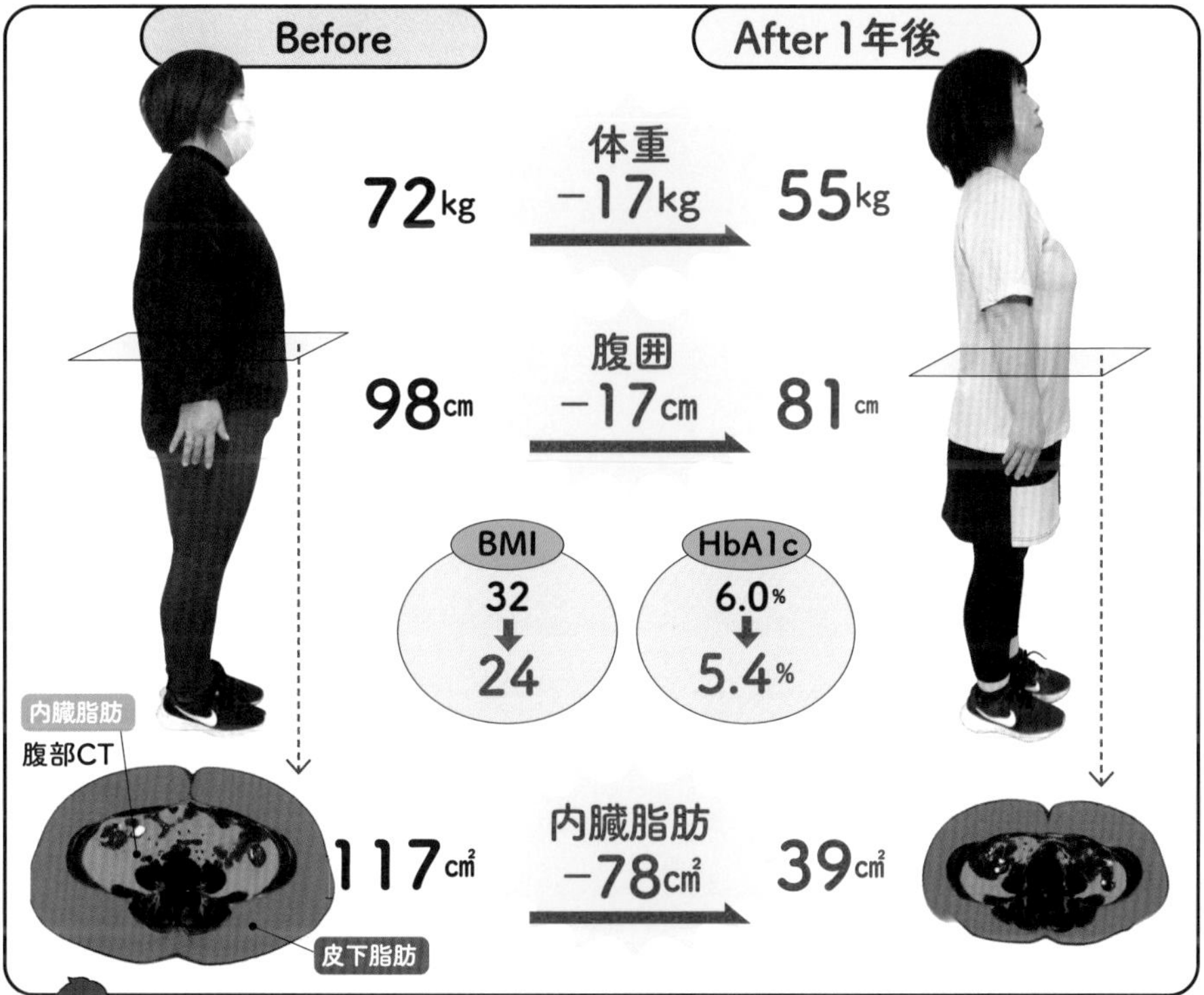

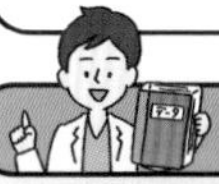

前川Doctor'sカルテ

さまざまなダイエットに失敗した経緯をお持ちでした。食事量は多くないものの、糖質に偏った食事が肥満の原因であったため、糖質を制限し、その分おかずをしっかり食べるという食事の質の改善が奏功し、正常体型に戻ることができました。

- 肥満症⇒治癒
- 内臓脂肪過多⇒治癒
- 脂肪肝⇒改善
- 境界型糖尿病⇒改善
- 脂質異常症⇒治癒
- 高尿酸血症⇒治癒

Contents 目次

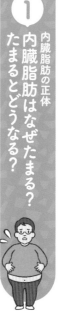

PART 3
内臓脂肪の重大リスク
内臓脂肪の放置が招く恐ろしい病気

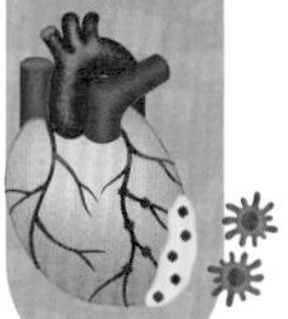

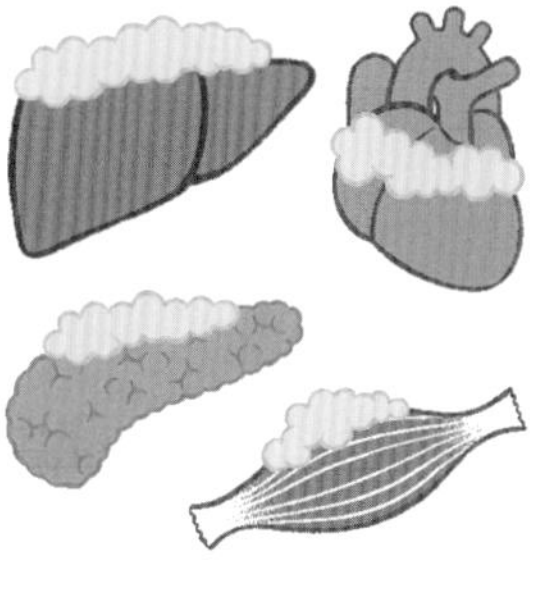

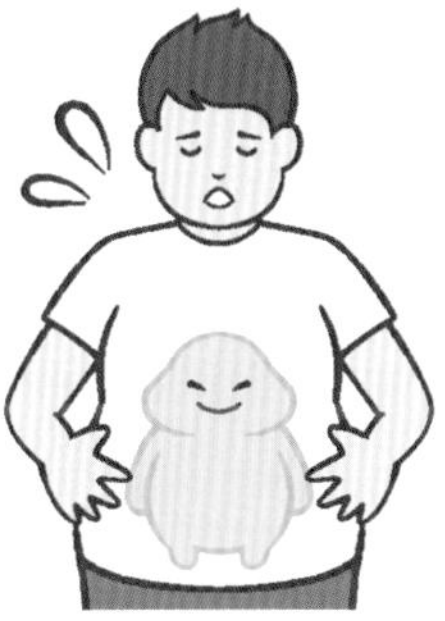

PART 4
内臓脂肪の落とし方
内臓脂肪を確実に落とす「おかず食べダイエット」

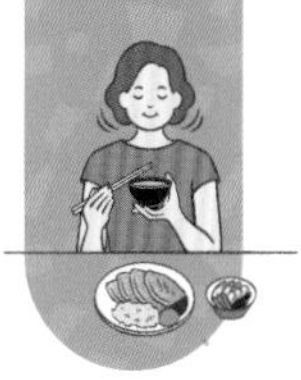

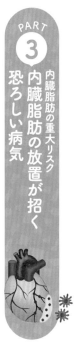

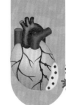

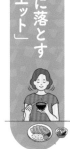

PART 5
内臓脂肪のウソ・ホント
巷でよく聞く「内臓脂肪を落とす○○」は本当？

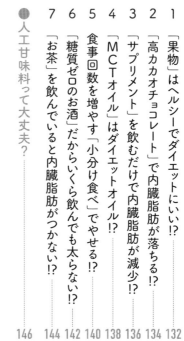

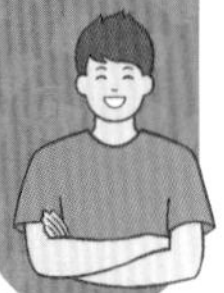

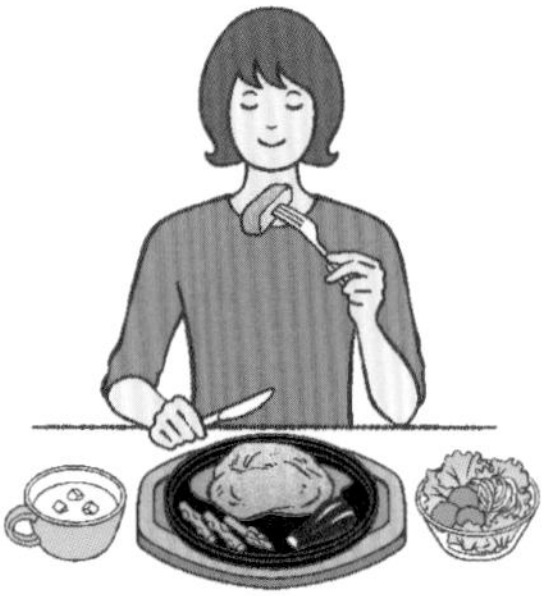

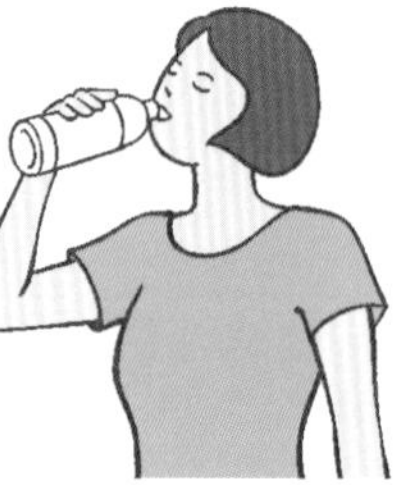

PART 6
内臓脂肪の撃退法
内臓脂肪を寄せつけない最強の生活習慣

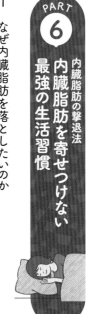

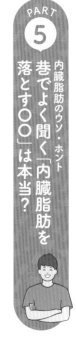

本書について

●本書は特に明記がない限り2024年3月31日時点の情報に基づいています。

●本書掲載の栄養成分の数値は、一部を除き、日本食品標準成分表2020年度版（八訂）に基づいて制作された、『いちばん見やすい！糖質量大事典2000』に準じて算出しています。

●持病や基礎疾患のある方が糖質制限を行う場合は、必ず医師の診断を受けて適切に行ってください。特に左記の方は注意してください。

・糖尿病の治療で内服薬やインスリン注射を行っている人
・重度の肝硬変がある人　・活動性の膵炎の人
・長鎖脂肪酸代謝異常症の人

PART 1

内臓脂肪の正体

内臓脂肪は
なぜたまる?
たまるとどうなる?

1 ぽっこりお腹の正体は「内臓脂肪」

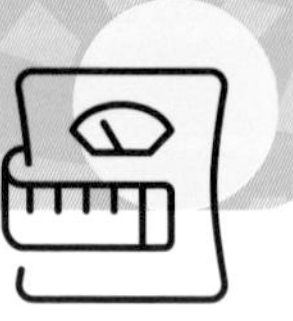

リンゴ型肥満の人は要注意！

「最近お腹が出てきました。大丈夫でしょうか」という相談を外来でよく受けます。**ぽっこり突き出したお腹の正体は「内臓脂肪」です。**内臓脂肪は、言葉のイメージから内臓の中にある脂肪だと思っている人が多くいますが、そうではなく胃や腸など内臓のまわりに蓄積する脂肪のことをいいます。蓄積するとお腹がぽっこり張り出した体型になることから、内臓脂肪が多い肥満体型は、リンゴ型肥満と呼ばれることもあります。**内臓脂肪はたまりすぎると生活習慣病のリスクが増加する厄介な脂肪です。**女性より男性につきやすく、短期間で蓄積されるのが特徴です。

そもそも体脂肪（脂肪）は人間にとって必要なもので、通常、人体の約20％は体脂肪でできています。大きく分けると「内臓脂肪」のほかに「皮下脂肪」と「異所性脂肪」（→P42）があります。皮下脂肪は、その名の通り、皮膚のすぐ下につき、見た目にもついていることがわかりやすい脂肪です。全身につきますが、特にお尻や太ももなど下半身に集中してつくため、皮下脂肪が多い肥満体型は、洋ナシ型肥満と呼ばれることがあります。皮下脂肪は、男性より女性に蓄積されやすい傾向があります。少しずつ蓄積され、体温の維持や、内臓や骨を保護する働きがあるため、落としにくいという特徴があります。内臓脂肪と皮下脂肪を簡単に識別するには、手でつまめる脂肪かどうかでわかります。**つまめない脂肪は内臓脂肪で、つまめる脂肪は皮下脂肪です。**

そして、もう1つは異所性脂肪です。内臓脂肪、皮下脂肪に次ぐ第三の脂肪と呼ばれ、**肝臓や心臓、膵臓《すいぞう》、筋肉など本来たまるはずのない場所に蓄積されます。**さまざまな病気と関わってくることから、近年注目されています。

内臓脂肪と皮下脂肪、どう違う？

体脂肪

通常時は人体の約20%

生活習慣病につながる

内臓脂肪

胃や腸などの臓器のまわりに蓄積される脂肪。エネルギーに変換される脂肪で、たまりやすく減らしやすい。

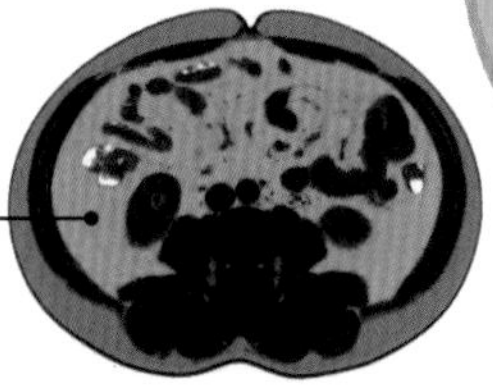

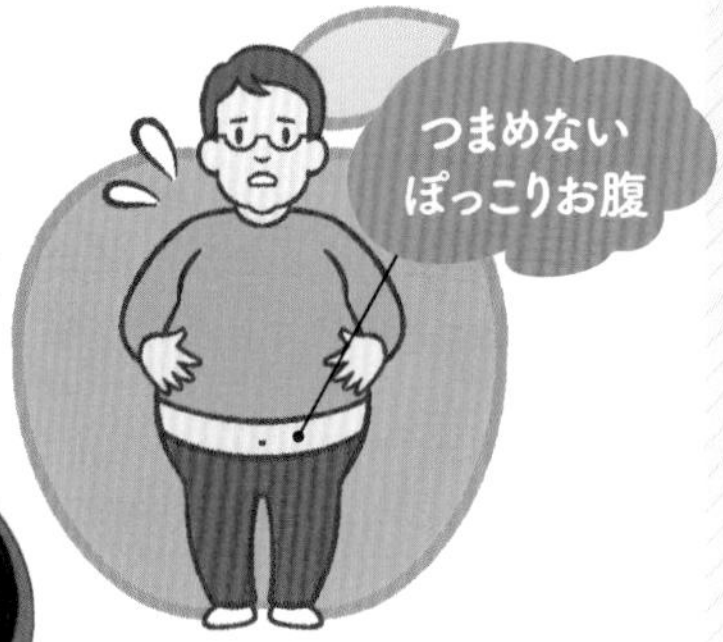

体の重みが増しトラブルにつながる

皮下脂肪

下腹部や腰、お尻などの皮膚のすぐ下につく脂肪。体温の維持や内臓、骨を保護する。少しずつ蓄積されて減りにくい。

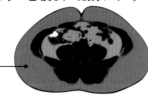

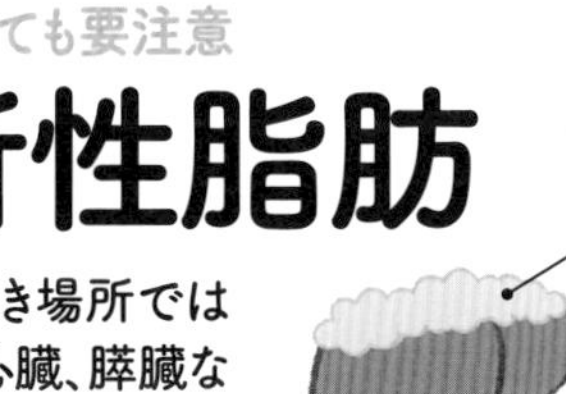

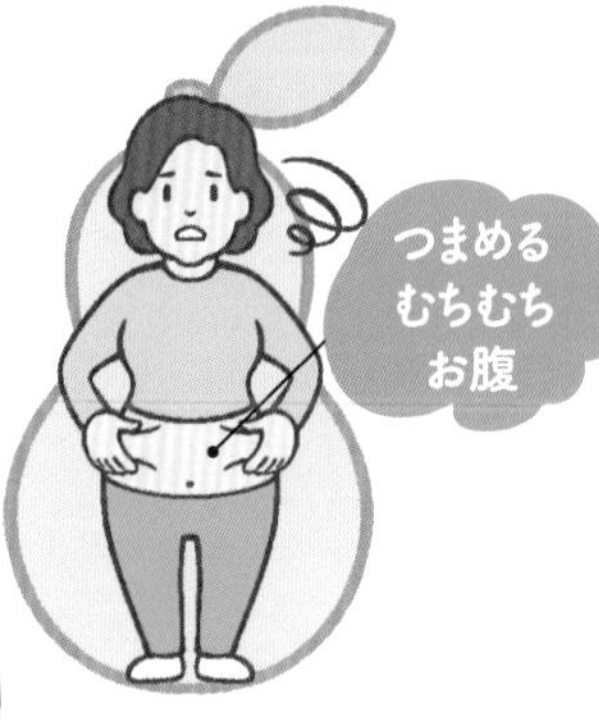

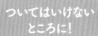

太っていなくても要注意

異所性脂肪

本来たまるべき場所ではない肝臓や心臓、膵臓などの臓器や筋肉に蓄積される脂肪。糖尿病や脂肪肝などの疾患と関わっているとされている。

→ P42

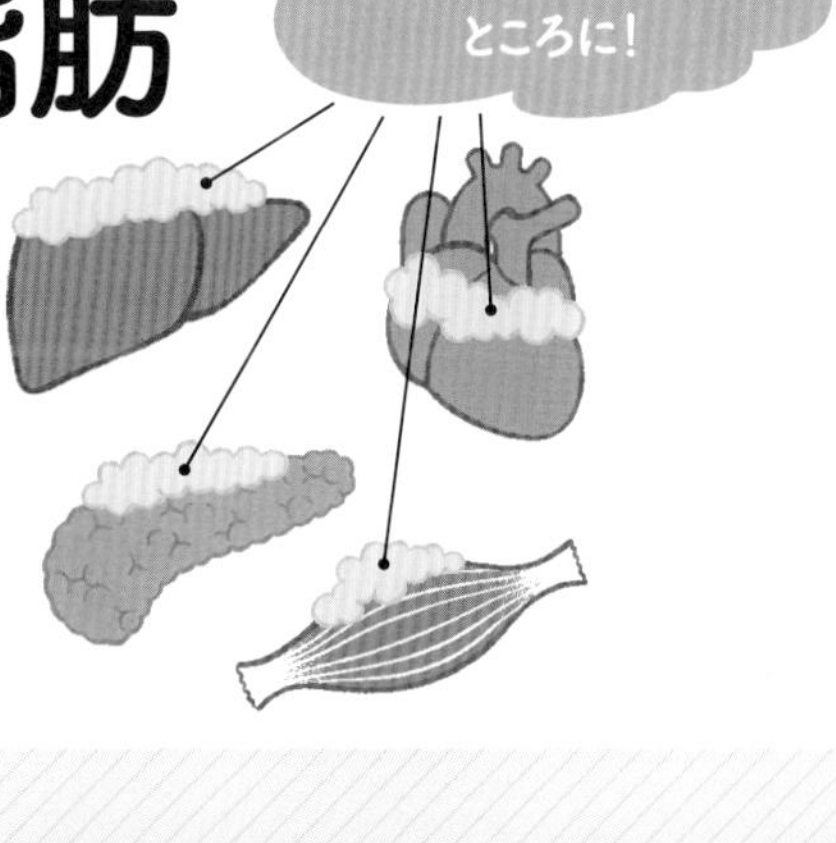

2 「過剰エネルギー」が内臓脂肪になる！

生活習慣病のリスクが増大

食事などで摂取した「摂取エネルギー」が、日常生活で消費する「消費エネルギー」を超えると、余ったエネルギーはすべて肝臓で中性脂肪に合成されます。この中性脂肪は、健康診断の血液検査で測定されるものと同じものです。**肝臓で合成された中性脂肪は血液中を流れて、内臓脂肪や皮下脂肪などの体脂肪になります。**このため、食べすぎや飲みすぎを続けるとエネルギーが余り、内臓脂肪が蓄積されるのです。運動不足の場合も摂取したエネルギーが消費しきれず余ってしまうので、内臓脂肪蓄積の原因となります。

体脂肪には内臓脂肪、皮下脂肪、異所性脂肪の3種類がありますが、最初に蓄えられるのは、皮膚のすぐ下にある皮下脂肪です。皮下脂肪として蓄えきれなかった中性脂肪は、内臓のまわりにつく内臓脂肪として蓄えられます。さらに、内臓脂肪として蓄えきれず余った中性脂肪は、異所性脂肪として蓄えられることになります。

注意すべきは糖質

食事から得る三大栄養素（糖質、脂質、たんぱく質）は消費しきれないと体脂肪になりますが、この中で最も体脂肪になりやすいのは糖質です。後述しますが（→P26）、脂質やたんぱく質は体の構成成分で新陳代謝に利用されるのに対し、**糖質はエネルギー源にしかならないため最も余りやすく、体脂肪になりやすいのです。**体脂肪には本来、エネルギー不足に陥った際のエネルギー貯蔵という役割があります。ただ現代日本では飢餓状態になることがほとんどないため、貯蔵した体脂肪は使われることなく蓄積され続け、生活習慣病などのリスクが増大してしまうのです。

余ったエネルギーは体脂肪に！

食事などから摂取するエネルギーが消費されるエネルギーより多いと、
余ったエネルギーは体脂肪になって蓄積される。

摂取エネルギー ＞ 消費エネルギー

↓

余ったエネルギーは中性脂肪に

↓

血液中を流れ、全身の体脂肪に

体脂肪は皮下脂肪から蓄積される

① 皮下脂肪として皮膚の下に蓄積

例えるなら…
定期預金型
一度たまると減りにくいため、「出し入れしにくい定期預金型」の脂肪といえる。

BANK

蓄えきれなかったものが…

↓

② 内臓脂肪として内臓のまわりに蓄積

CASH

例えるなら…
普通預金型
素早くエネルギーに変換されるため、いわば「すぐに出し入れできる普通預金型」の脂肪。

蓄えきれなかったものが…

↓

③ 異所性脂肪として臓器や筋肉に蓄積

3 日本人は「内臓脂肪型肥満」になりやすい

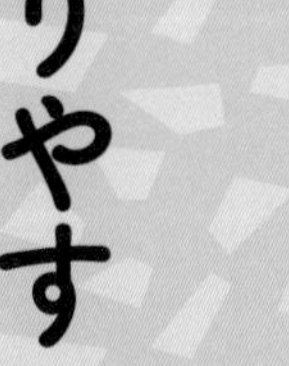

見た目で判断できないことも

内臓脂肪と皮下脂肪のどちらが多いかで、内臓脂肪が多い内臓脂肪型肥満（リンゴ型肥満）と皮下脂肪が多い皮下脂肪型肥満（洋ナシ型肥満）に大別されます。西洋人は皮下脂肪型肥満が多いのに対し、日本人を含む東洋人は内臓脂肪型肥満が多い傾向にあります。

皮下脂肪型肥満の人の多くは、見た目は太っているのに、血液検査など健康診断では異常を認めない方が多いという特徴があります。それに対し、内臓脂肪型肥満は、そんなに太って見えないのに、さまざまな生活習慣病を合併することが多く、その主たる原因が内臓脂肪過多によるものです。**内臓脂肪型肥満が多い日本人は、西洋人と比較して、肥満の程度が比較的軽度の段階から生活習慣病を発症しやすいといわれています。**

この背景にあるのは、糖質を含む食事をしたときに膵臓から追加分泌されるインスリンというホルモンの分泌力の違いです。インスリンは余ったエネルギーを脂肪細胞へ誘導して体脂肪として蓄積する働きがありますが、体脂肪の中でも特に皮下脂肪をためる作用が強い特徴があります。**日本人は体質的にインスリンの分泌力が西洋人と比べて弱く、皮下脂肪にためるのが苦手なので、あふれた分が危険な内臓脂肪や異所性脂肪としてたまってしまうのです。**

内臓脂肪の基準値は腹部ＣＴで内臓脂肪面積が１００㎠未満で、これを超えると内臓脂肪型肥満と判定されます。内臓脂肪と比較して皮下脂肪が多い場合でも、内臓脂肪面積が１００㎠以上ある場合には、皮下脂肪型肥満・内臓脂肪型肥満の両方を合併しています。私のダイエット外来に来られる方の大半が内臓脂肪型肥満で、日本人が内臓脂肪をためやすい傾向があることがわかります。

日本人は西洋人より内臓脂肪をためやすい！

西洋人は皮下脂肪をためやすい一方、東洋人は内臓脂肪をためやすいため、生活習慣病を発症しやすい傾向がある。

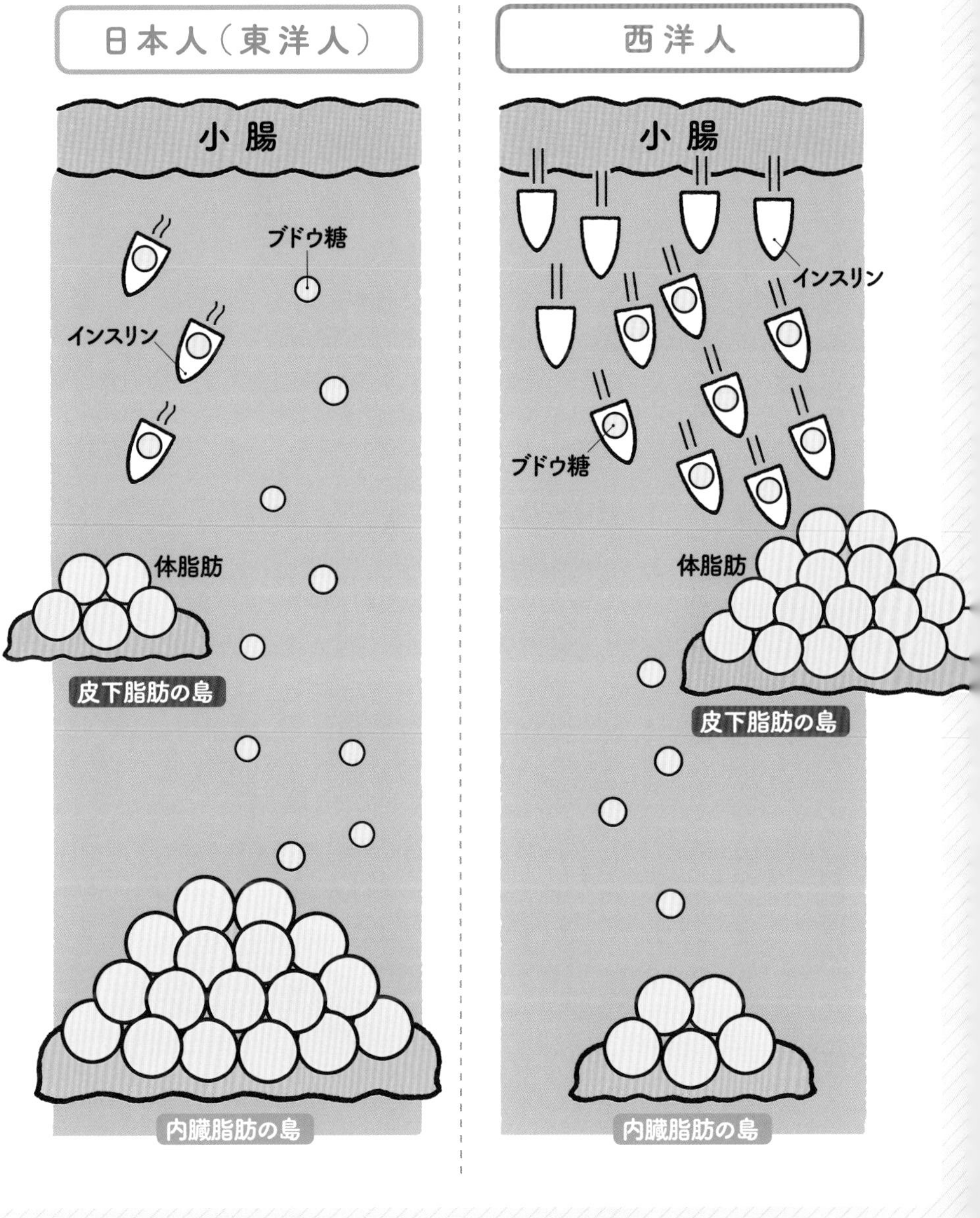

4 「糖質」は最も体脂肪になりやすい栄養素

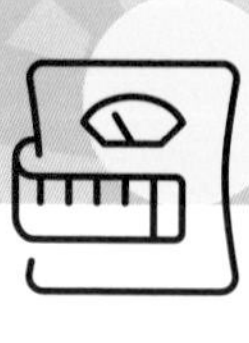

糖質は余計に摂ってしまいがち

内臓脂肪がたまる原因は、「食べすぎ、飲みすぎ、運動不足」です。皮下脂肪や異所性脂肪も同様です。これは医療関係者でなくても、多くの方がご存じでしょう。私が診察した1500人以上の肥満患者さんにこの3つの原因を順位づけすると、**①食べすぎ、②運動不足、③飲みすぎの順になります。**そして、食べすぎている栄養素の中で、最も内臓脂肪など体脂肪増加の原因となるのは糖質です。

それでは、どうして糖質が内臓脂肪などの体脂肪の一番の原因になるのでしょうか？ 食事における三大栄養素である、糖質、たんぱく質、脂質についてみていきましょう。

糖質は、ごはんやパン、麺類などの主食、いも類、根菜類、果物、お菓子、砂糖などに多く含まれます。**糖質は脳や筋肉のエネルギー源として重要な役割を果たしていますが、体の構成成分にはなりません。**たんぱく質は、私たちの筋肉や臓器、皮膚、毛髪、爪など体の原料であり、肉や魚、卵、大豆製品などに含まれます。脂質は、細胞膜やホルモンの構成成分で、肉の脂肪、調理用油、バター、ナッツなどに含まれます。つまりたんぱく質や脂質は体の構成成分であるのに対し、糖質はエネルギー源にしかならないため最も余りやすく、体脂肪になりやすいのです。そして、「シメの○○」「甘いものは別腹」というように、食べなくてもいいのに余計に摂ってしまうものに糖質が多いのも、糖質が体脂肪増加につながる原因です。

運動不足も摂取したエネルギーを消費しきれなくなるため、内臓脂肪増加の原因になります。ただしデスクワークが主流となった現代人にとっては、十分な運動量を確保することは困難であり、**糖質の摂りすぎに注意することが、最も有効な内臓脂肪蓄積の予防になります。**

糖質はなぜ体脂肪になりやすい？

たんぱく質、脂質と違い、糖質はエネルギー源にしかならないため、余りやすく体脂肪になりやすい。

三大栄養素の役割

糖質

脳や筋肉を動かす
エネルギー源

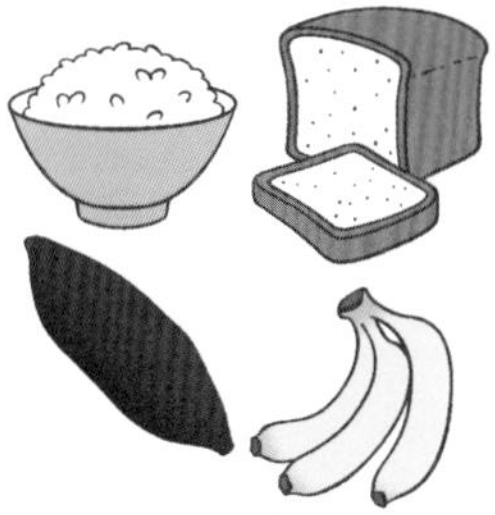

体の
構成成分にならず
体脂肪としてたまる

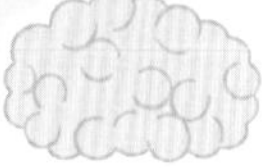

たんぱく質

筋肉、臓器、皮膚
などを構成

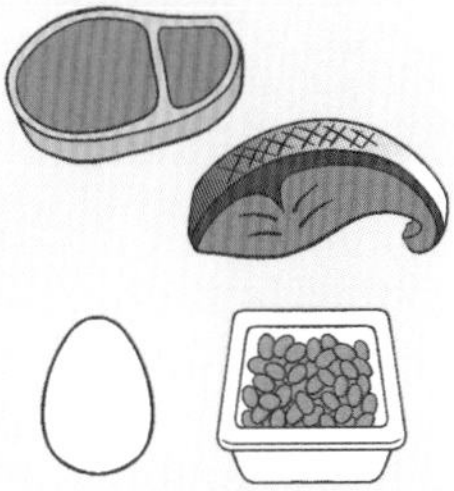

体の構成成分
になる

脂質

細胞膜やホルモンを
構成

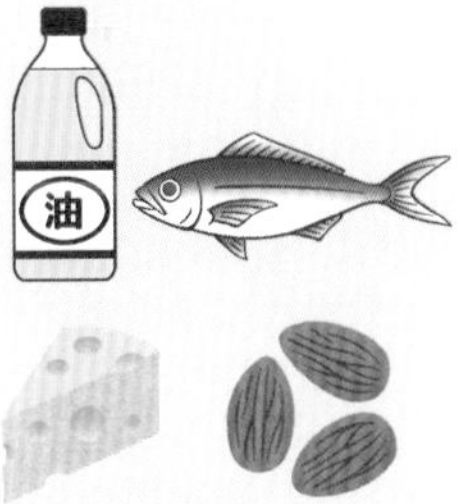

体の構成成分
になる

「シメの○○」「甘いものは別腹」は内臓脂肪のもと

「お酒を飲んだ後のシメのラーメン」、「食後のデザートは別腹」など、すでにお腹いっぱいにも関わらず、ついつい食べてしまう糖質を過剰摂取することでどんどん内臓脂肪が増えていく。また、食事のメインに菓子パンを食べる人がいるが、体の構成成分にならないという点で「食事」とはいい難いので、糖質の偏りすぎに注意が必要。

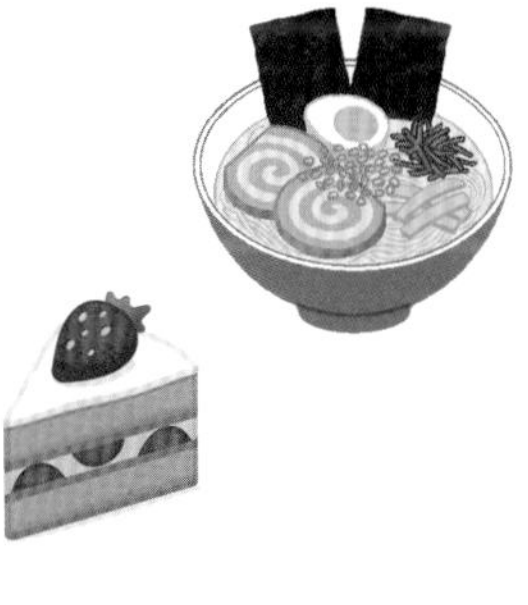

5 メタボリック症候群は「内臓脂肪の蓄積」から起こる!

血糖値が下がらなくなる「インスリン抵抗性」

「メタボ」を気にして本書を手にされた方もいらっしゃると思います。ところが、ダイエット外来を受診された方に「メタボって、どういう意味ですか?」と聞いても、まともに答えられる方はほぼゼロです。**メタボリック症候群とは別名「内臓脂肪症候群」ともいい、内臓脂肪が蓄積することで、高血糖・高血圧・脂質異常を複数併せ持った状態のことをいいます。**メタボリック症候群は、動脈硬化を進行させ、脳卒中や心臓病など重篤な病気を含めた生活習慣病のリスクが高まります。要は内臓脂肪の蓄積がさまざまな病気の諸悪の根源であるということです。

それでは、どうして内臓脂肪の蓄積が、高血糖・高血圧・脂質異常を起こしてしまうのでしょうか? それに触れる前に、まずインスリンについて理解しましょう。インスリンは膵臓から分泌され、食後に上昇する血糖値を正常範囲まで下げることができる唯一のホルモンです。内臓脂肪が蓄積すると、脂肪細胞から放出されるアディポサイトカインという物質の分泌異常の影響で、血糖値を下げるのに過剰なインスリンを必要とします。そうすると、**働きが悪く、質の悪いインスリンが血液中で増加する「インスリン抵抗性」(→P56)が起こります。**

インスリン抵抗性が進行すると、いくらインスリンが増加しても血糖値が下がらなくなり、高血糖・糖尿病を引き起こす原因に。また、内臓脂肪蓄積によるインスリンの過剰分泌が、交感神経を刺激し血圧を上昇させ、高血圧をきたします。

さらに、内臓脂肪の量が増えることで、血液中の中性脂肪や超悪玉の小型LDLコレステロールが増え、逆に善玉のHDLコレステロールが減少し、脂質異常症をきたします。

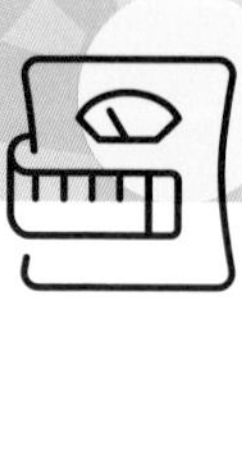

メタボリック症候群の診断基準

ウエスト周囲

男性 85cm以上
女性 90cm以上

▼

内臓脂肪
面積100㎠以上
に相当

＋

3つのうち2項目以上

① 高トリグリセライド血症 150mg/dℓ 以上
かつ／または
低HDLコレステロール血症 40mg/dℓ未満

② 収縮期（最大）血圧 130mmHg以上
かつ／または
拡張期（最小）血圧 85mmHg以上

③ 空腹時高血糖 110mg/dℓ以上

つまり…メタボリック症候群＝「内臓脂肪症候群」

メタボリック症候群になるとインスリンの働きが悪くなる

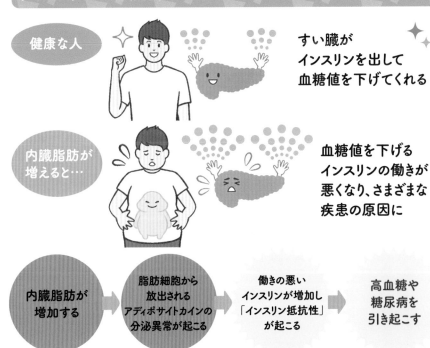

健康な人

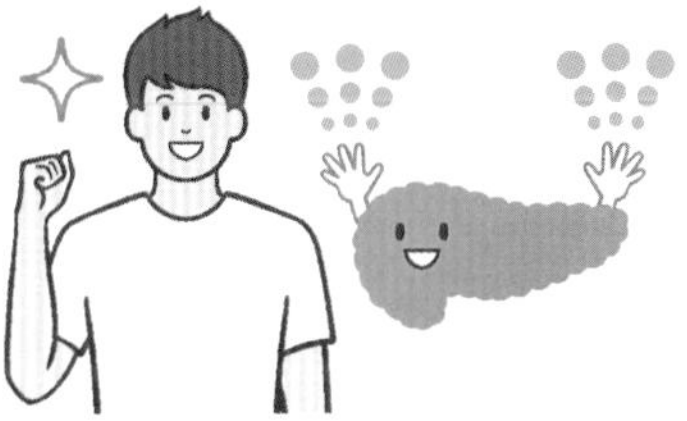

すい臓が
インスリンを出して
血糖値を下げてくれる

内臓脂肪が
増えると…

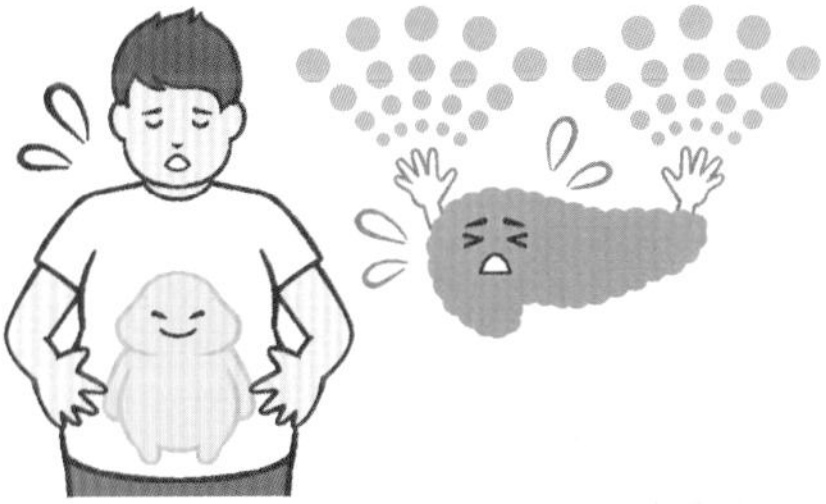

血糖値を下げる
インスリンの働きが
悪くなり、さまざまな
疾患の原因に

内臓脂肪が増加する → 脂肪細胞から放出されるアディポサイトカインの分泌異常が起こる → 働きの悪いインスリンが増加し「インスリン抵抗性」が起こる → 高血糖や糖尿病を引き起こす

6 家庭用体脂肪計で正しい体脂肪率は測れない!?

ベストなのは医療機関で腹部CT撮影

内臓脂肪の蓄積がさまざまな病気と関わるとお伝えしていますが、では、内臓脂肪はどうやって測ればいいのでしょうか？　最も正確なのは内臓脂肪測定の腹部CTでお腹の断面を撮影することです。腹部CTで内臓脂肪面積が100㎠以上の場合は危険のサインで、「内臓脂肪型肥満」と診断されます。この腹部CTは病院やクリニックの人間ドックなどで測定できます。

内臓脂肪の量は腹囲でもおおよその推定は可能です。へその位置でのウエストが男性で85㎝以上、女性で90㎝以上がメタボリック症候群における腹囲の基準とされています。しかし、**腹囲の測定のみでは、「内臓脂肪型肥満」なのか、「皮下脂肪型肥満」なのかを判別することはできません。**さらに、腹囲が正常であるものの、内臓脂肪面積が100㎠以上あるような「隠れ肥満」（→P38）の方も判別できないため、腹部CTで測定するのがベストです。

家庭での正確な測定は難しい

内臓脂肪測定の別の方法として、生体インピーダンス法というものもあります。これは、家庭用体脂肪計にも使われている体脂肪率計測方法です。脂肪は筋肉に比べ電気を流しにくい性質があるため、脂肪が多い人ほどインピーダンス（電気抵抗値）が高くなります。そこで、生体インピーダンス法では、微弱な電流を体内に流し、インピーダンスと身長・体重を組み合わせることで体脂肪率を計測します。ただし、現代の技術では脂肪の量を正確に測定できないため、表示される体脂肪率、内臓脂肪量などはすべて推定値です。**家庭用体脂肪計は誤差が大きく、あくまで目安とすべきでしょう。**

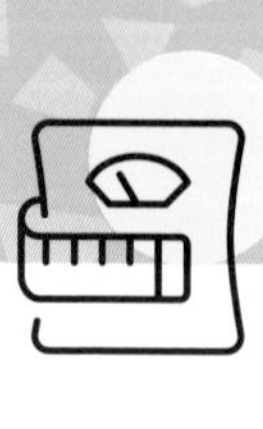

内臓脂肪の蓄積を確認しよう！

内臓脂肪の量は、腹囲やBMIの数値でおおよそ確認することができる。

腹囲で確認する

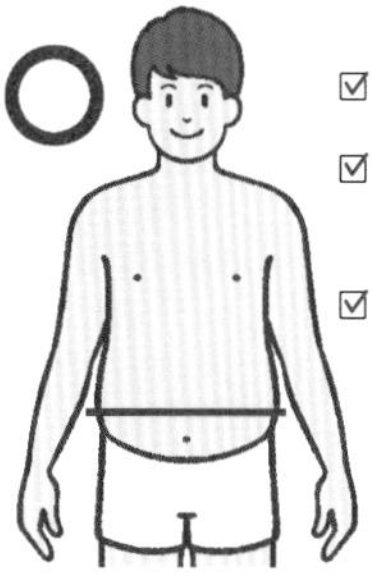

☑ 呼吸は浅く
☑ お腹に力を入れない
☑ リラックス

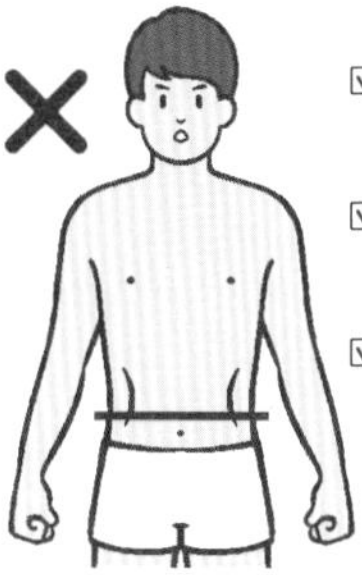

☑ 息を吸いこむ
☑ 息を吐き出す
☑ お腹をへこませる

腹囲
男性85cm以上
女性90cm以上
BMI 25以上

⬇

内臓脂肪面積が100㎠以上の可能性が高い！

BMIで確認する

体重(kg)÷[身長(m)×身長(m)]

例）身長160cm、体重75kgの場合
75（kg）÷［1.6（m）×1.6（m）］＝29.3（kg/㎡）
肥満（1度）

BMI値の基準

BMI	判定
18.5未満	低体重
18.5～25未満	普通体重
25～30未満	肥満（1度）
30～35未満	肥満（2度）
35～40未満*	肥満（3度）
40以上*	肥満（4度）

*BMI35以上は高度肥満

日本肥満学会「肥満症診療ガイドライン2022」

正確な内臓脂肪量は腹部CTでわかる

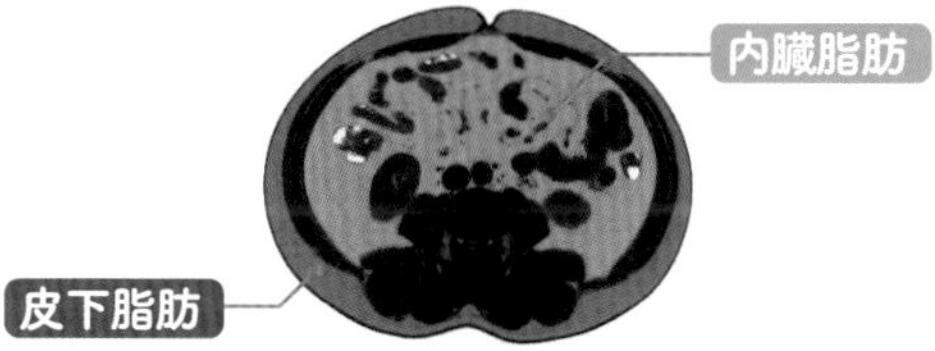

X線を使ってお腹の断層写真を撮影する検査方法。人体を透過したX線をコンピューターで処理して体の輪切り像をつくる。内臓脂肪量と皮下脂肪量を正確に測定することができる。

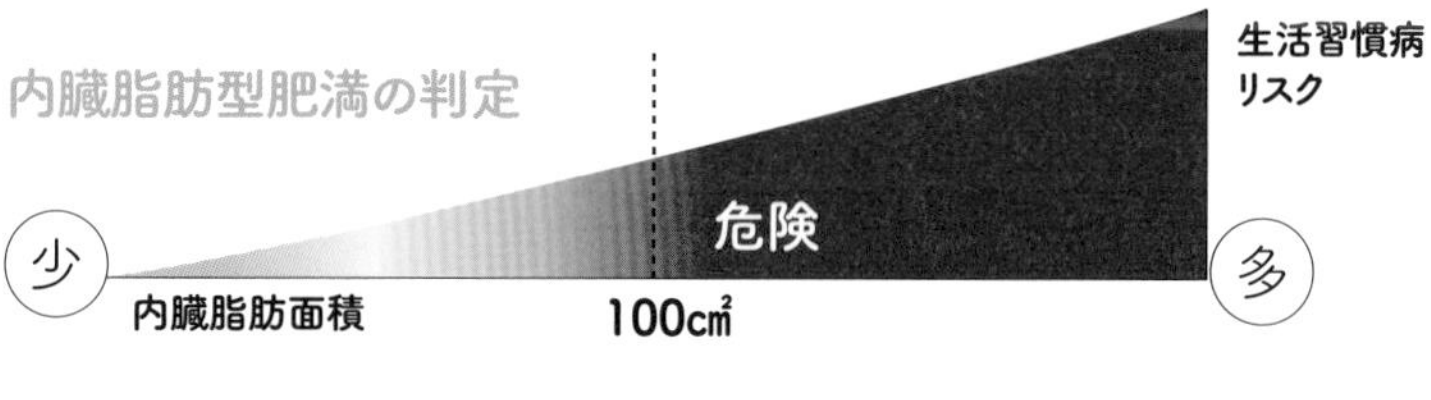

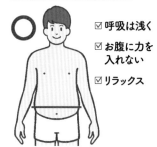

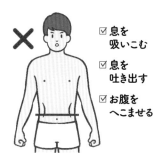

7 内臓脂肪がたまりやすい「中高年」

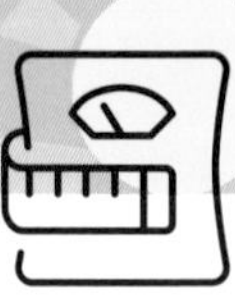

基礎代謝量は年齢とともに低下

「食べる量は変わっていないのに、体重が徐々に増加している」など、中高年の方が感じやすい体型の変化には、年齢に伴う基礎代謝量の低下が大きく関係しています。基礎代謝とは、生きていくのに必要なエネルギー消費のことをいいます。代表的なものに呼吸や心拍動、体温調整などがあり、寝ている間も休むことなくエネルギーが消費されています。

基礎代謝は年齢を重ねるにつれて低下しますが、一般的に10代（男性は15～17歳、女性は12～14歳）をピークに年齢とともに筋肉量が減少し、各臓器のエネルギー消費も少なくなることで低下していきます。驚くことに**基礎代謝量は1日に消費するエネルギーのおよそ60～70％を占めており、基礎代謝が低下すると全体的なエネルギー消費量も低下します。**にも関わらず若いころと同じ食事量（摂取エネルギー量）を摂っていると、当然太ってしまいます。さらに日本人は内臓脂肪が蓄積しやすい体質のため、中高年になると内臓脂肪を蓄積してしまうのです。

加齢で運動量が減ることも原因

内臓脂肪増加の原因は、基礎代謝の低下ばかりではありません。中高年になると活動量（運動量）が大幅に減ることも大きな要因です。若い頃は積極的に運動していたけれど、年齢を重ねるにつれ、足腰の不調なども相まって、運動しなくなる方が多くみられます。その場合でも、筋力トレーニングを行うなど筋肉量の増加に努めれば、運動によるエネルギー消費（運動代謝）に加え、基礎代謝の低下も抑えることができますが、十分な運動量を維持できる人は少数派。**やはり食事などの摂取エネルギーを抑えることが、内臓脂肪増加を防止する近道です。**

必要以上にエネルギーを摂取している!?

1日あたりの基礎代謝量と実際に摂取しているエネルギー量には差があり、エネルギーを摂りすぎている傾向があることがわかる。

1日の基礎代謝量とエネルギー摂取量の比較

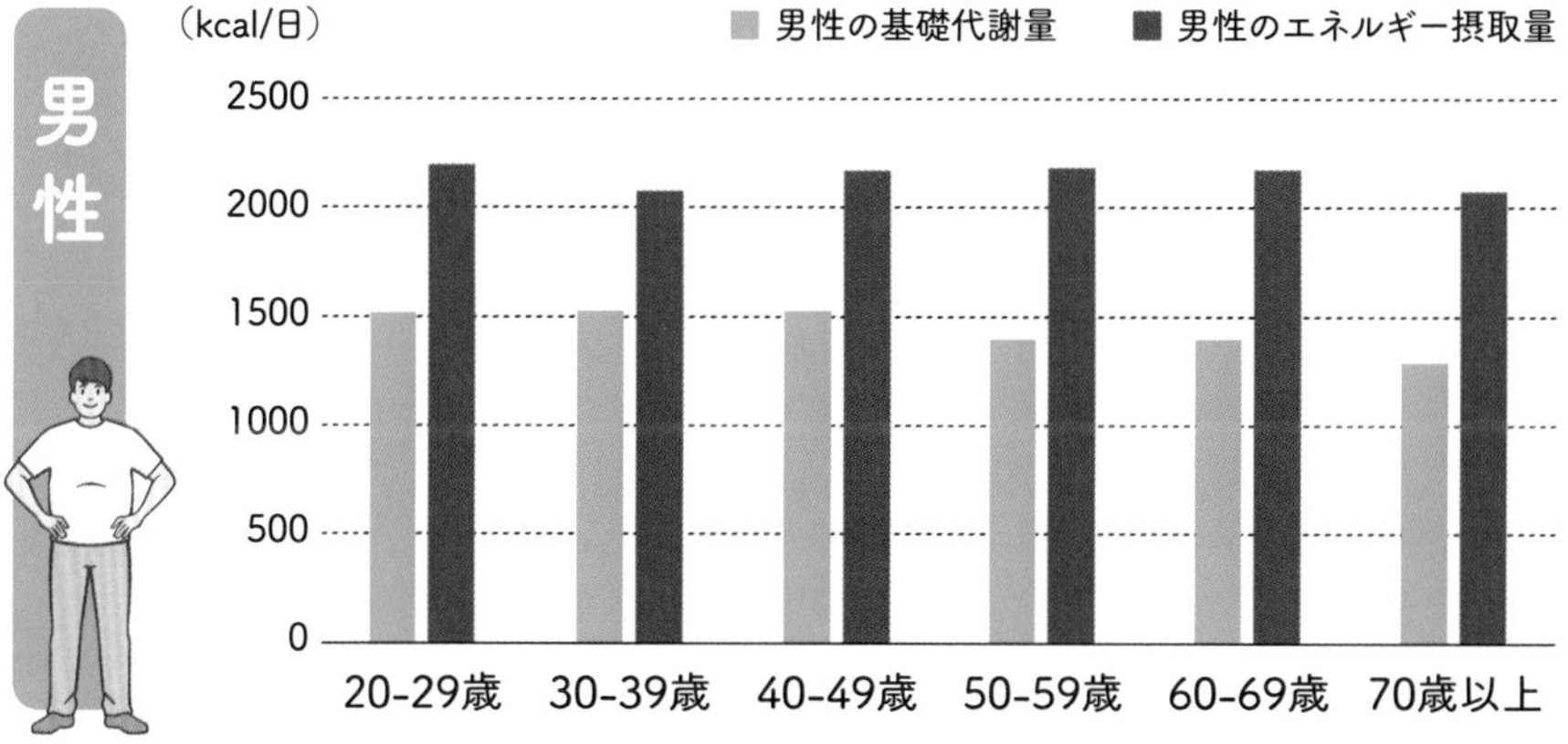

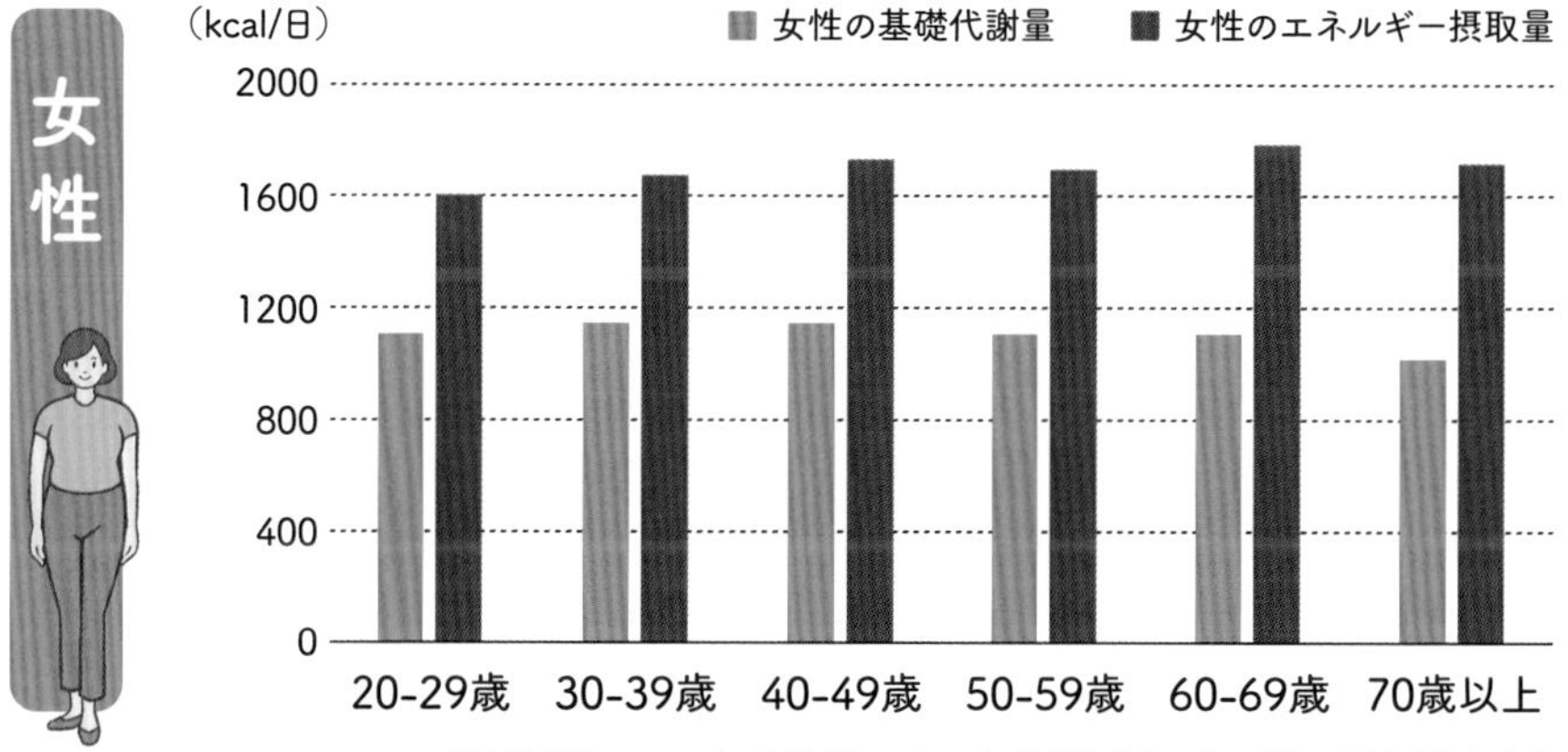

厚生労働省e-ヘルスネット「加齢とエネルギー代謝」、健康日本21（第二次）分析評価事業、「エネルギー摂取量の平均値・標準偏差の年次推移（性・年齢階級別）」をもとに作成

男女ともに全年齢でエネルギーを摂取しすぎている！

8 内臓脂肪が筋肉を減らす!?

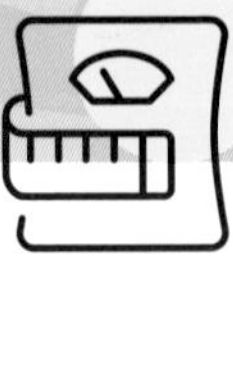

使わない筋肉は「いらない物」にされる

ダイエット外来を受診する人の大半が、内臓脂肪過多に加え筋肉量が少ないという特徴があります。「年をとって運動しなくなったから、筋肉が脂肪になった」という人もいますが、実際には筋肉が脂肪に変わることは（その逆も）ありません。ではなぜ、同じ体型なのに、あたかも筋肉が脂肪に置き換わったかのようになってしまうのでしょう。

このようなことは、食事などからの「摂取エネルギー」が、日常の活動での「消費エネルギー」を超えることで起こります。つまり、今までは運動（活動）することでエネルギーを消費していたのが、加齢などで運動量が減ったことでエネルギーの消費量が減り、余ったエネルギーが体脂肪として蓄積されている状態です。また、時間がたつにつれ、使われなくなった筋肉は「いらない物」として減らされていきます。筋肉量が減ると基礎代謝が下がって消費エネルギーが減るため、やせにくい体になるという負の連鎖が起こります。結果として、**筋肉が脂肪に変わるのではなく、筋肉が減り、脂肪が増えるということになります。**

ひどい場合は日常の動作が困難に

サルコペニアという言葉はご存じでしょうか。サルコペニアとは、加齢による筋肉量の減少を指します。サルコペニアになると、歩く、立ち上がるなどの日常生活の基本的な動作に影響が生じ、転倒しやすくなったり介護が必要になったりします。また、**筋肉の減少と体脂肪蓄積を併せ持つものを「サルコペニア肥満」といい、心血管系の病気のリスクや死亡リスクが高まります。**サルコペニアと肥満症は互いに関連し合っており、筋肉量が落ちがちな高齢者は特に内臓脂肪の蓄積に注意が必要です。

サルコペニアに陥る悪循環

加齢などで運動（活動）量が減少すると、それに伴い、筋肉量も減少。どんどん動きづらくなっていき、運動量が減少するという負のサイクルに。

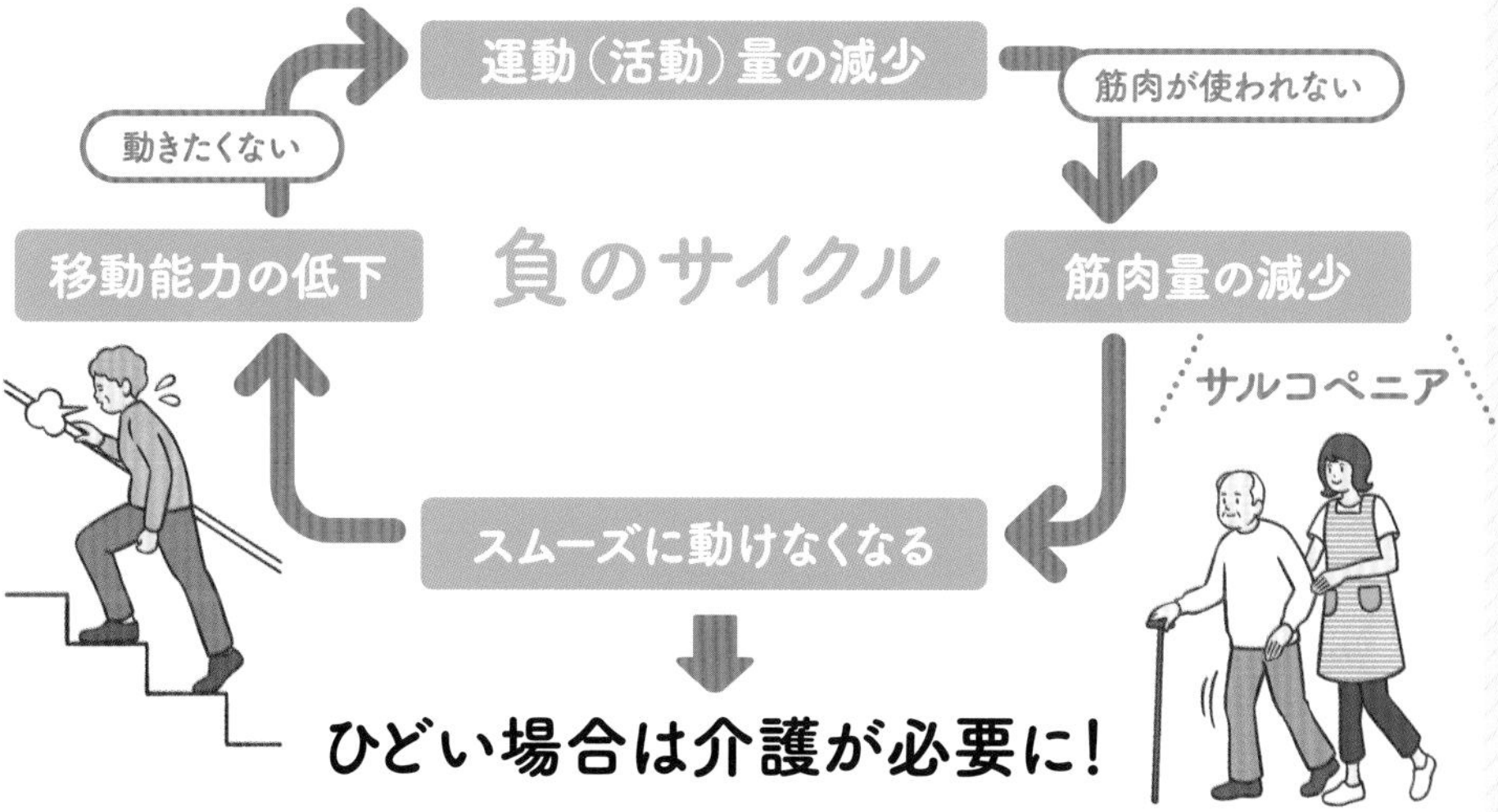

内臓脂肪とのダブルパンチでサルコペニア肥満に

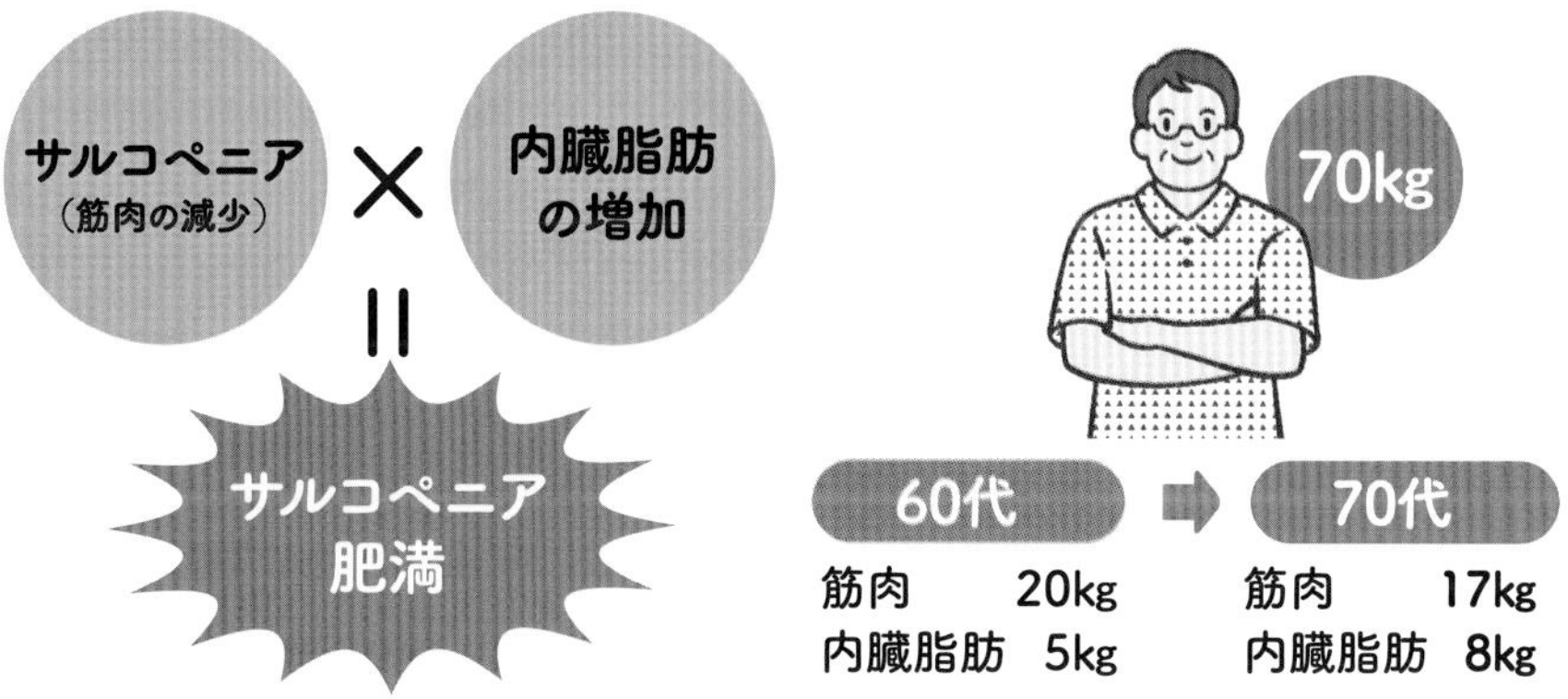

筋肉の減少と脂肪の増加が同時に起こると危険！

サルコペニアと同時に、内臓脂肪などの体脂肪が増加した状態をサルコペニア肥満という。体重や体型に大きな変化がなく、気づきにくいのが特徴。

9 皮下脂肪がつきやすい「女性」内臓脂肪がつきやすい「男性」

内臓脂肪をつきにくくするホルモン作用

一般に、女性は男性に比べて皮下脂肪が多い代わりに内臓脂肪がつきにくい傾向にあります。それには女性ホルモンが関係しています。女性ホルモンにはエストロゲンとプロゲステロンがあり、それぞれ排卵や妊娠をサポートする役割を果たします。このうち**エストロゲンは、皮下脂肪を厚くして女性らしい丸みを帯びた体型をつくり出し、逆に内臓脂肪をつきにくくする作用があります。**

ところが、**閉経前後から女性ホルモンが減ると内臓脂肪がたまり出し、なかでも子宮や卵巣の周囲に蓄積しやすくなります。**もともと女性は、子宮と卵巣を守るために下腹部の皮下脂肪が厚くなっていますが、お腹の中に内臓脂肪がつくことで、下腹部がいっそう膨れてきます。それでも女性は同年代の男性と比べると内臓脂肪量が少ない傾向にあり、生活習慣病のリスクは低いといえます。

男性は加齢だけでなくストレスにも注意

男性は残念ながら内臓脂肪がつきやすい傾向にあります。ただし、男性にも体脂肪がつきにくくなる男性ホルモンがあります。それはテストステロンというホルモンで、筋肉を発達させて男性らしい体をつくり、体脂肪を燃焼させる働きを持っています。ところが**テストステロンは30代に入ると減り始め、それとともに内臓脂肪が増加します。**20代では暴飲暴食をしても体型が維持できていたのに、40代になるとぽっこりお腹が出るようになったというのには、テストステロンの減少が関与しています。また、テストステロンはストレスを受けることでも分泌が減ってしまいます。したがって、職場などでストレスを受けることが多い中年以降の男性は、内臓脂肪がつきやすくなってしまうのです。

ホルモンの減少が内臓脂肪を増やす

性ホルモンの分泌量が減る中年以降は、太りやすい傾向があるので要注意。

女性

エストロゲンの減少とともに、子宮や卵巣周囲に
内臓脂肪が蓄積しやすくなる。

加齢に伴うエストロゲンの分泌量の変化と
メタボ症候群の割合

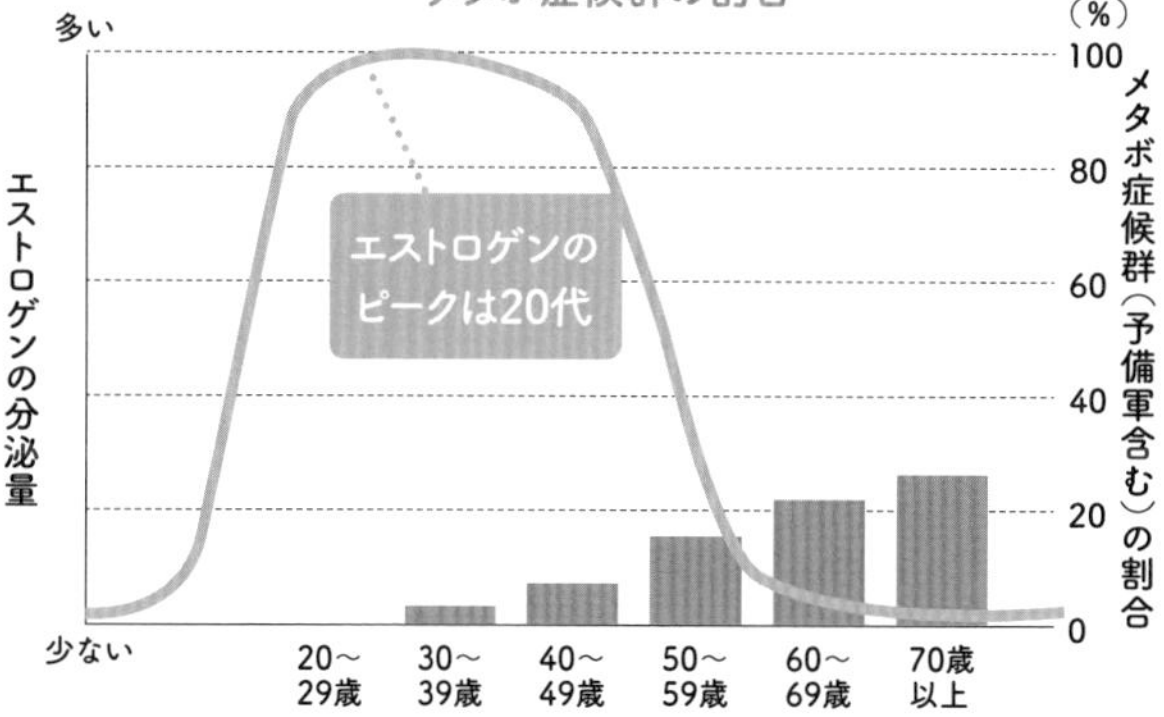

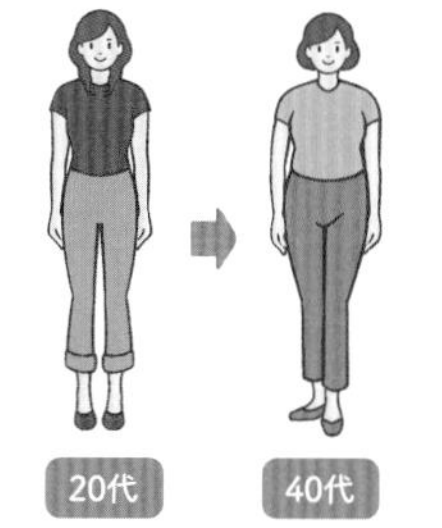

もともと下腹部の皮下
脂肪が厚くなっている
うえに内臓脂肪がつ
いて膨れ上がってくる。

男性

テストステロンは30代から減少し始め、
筋肉が減少し内臓脂肪がつきやすくなる。

加齢に伴うテストステロンの分泌量の変化と
メタボ症候群の割合

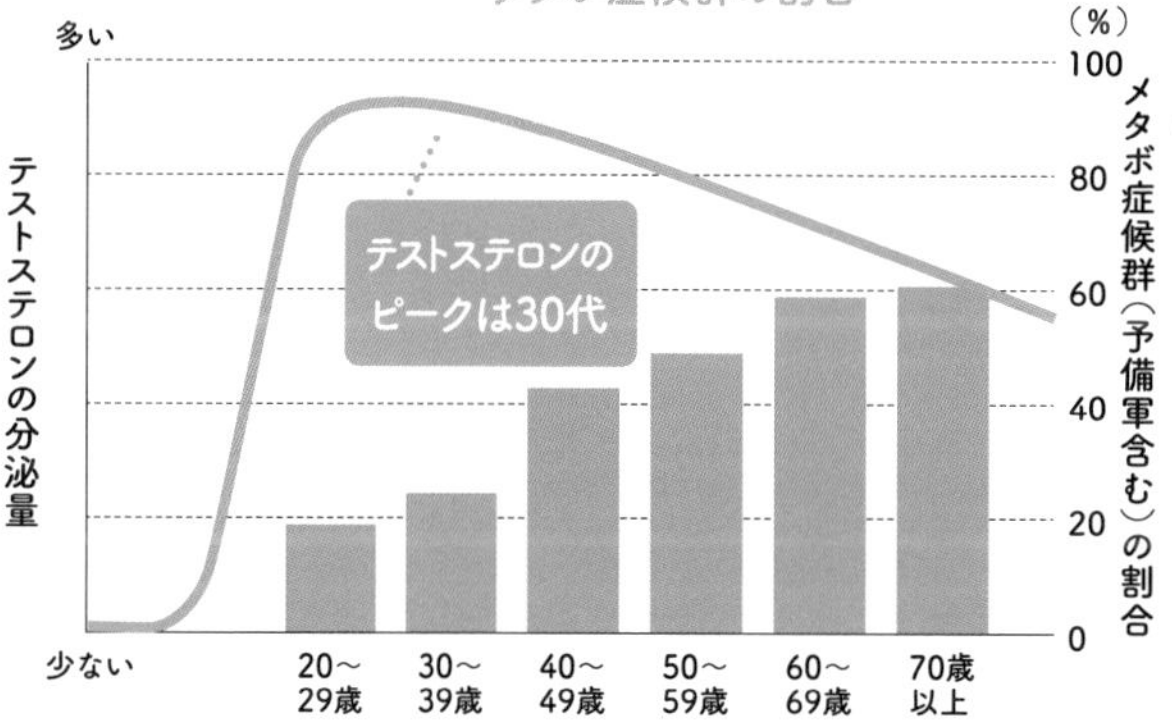

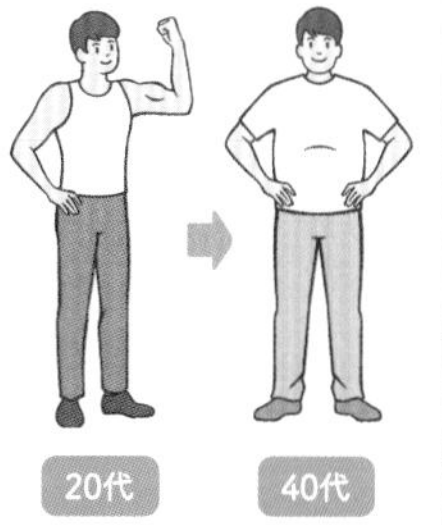

30代以降、テストス
テロンの分泌量が減
るとともに、内臓脂肪
が増加する。

一般社団法人日本内分泌学会「男性更年期障害（加齢性腺機能低下症、LOH症候群）」、
厚生労働省「令和元年 国民健康・栄養調査報告書」をもとに作成

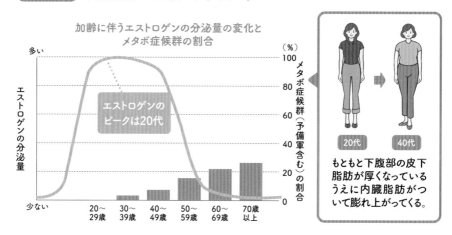

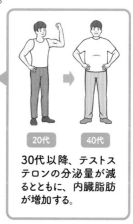

10 体型やＢＭＩではわからない内臓脂肪たっぷりの「隠れ肥満」

やせ気味なのにメタボだった男性患者

「ＢＭＩは25未満だから肥満ではないので自分は健康体」と考えている方、油断は禁物です。実は内臓脂肪が蓄積されている、ということがあるからです。

左ページの画像は、内臓脂肪過多でダイエット入院されていた70代前半の男性の腹部CTです。皮下脂肪と比べて、内臓脂肪がずいぶん多いことがわかると思います。この男性は身長176㎝、体重62㎏、ＢＭＩ20、腹囲84㎝と標準体型で、見た目はやせ気味でした。けれどこの男性の内臓脂肪面積は131㎠であり、基準値の100㎠を超えていたのです。

なぜ、このようなことが起こるのでしょうか？　それは、筋肉量が少なく、相対的に体脂肪、特に内臓脂肪の量が多くなっているからです。近年、ＢＭＩや腹囲の数値は正常で、

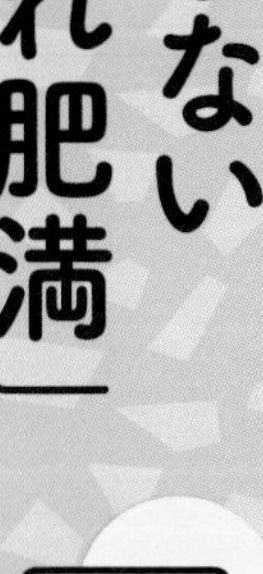

見た目も太っていないにも関わらず、実は内臓脂肪をたっぷりたくわえている「隠れ肥満」が増えてきています。

隠れ肥満は、ＢＭＩや腹囲サイズではわからないので、健康診断などでも発見されにくく厄介です。また、筋肉量が減っているため、基礎代謝が低下して、脂肪の蓄積が起こりやすいという悪循環に陥りがちです。隠れ肥満は、もともと筋肉量が少ない女性や高齢者に起こりやすいのですが、運動不足や過度のカロリー制限によるダイエットも、筋肉量が減ってしまうため隠れ肥満を引き起こすおそれがあります。隠れ肥満に近い言葉として、**「やせメタボ」という言葉もあります。腹囲は正常だけれども、高血糖・高血圧・脂質異常のうち2つ以上の異常をきたす人のことをいい、こちらも近年増加傾向にあります。**ぜひ一度、人間ドックなどで内臓脂肪測定の腹部CTを受けてみてください。やせ型でも内臓脂肪過多の人が多数いると思います。

やせて見えていても内臓脂肪にはご用心

太っている人だけが内臓脂肪過多とは限らない。見えない肥満に注意！

隠れ肥満

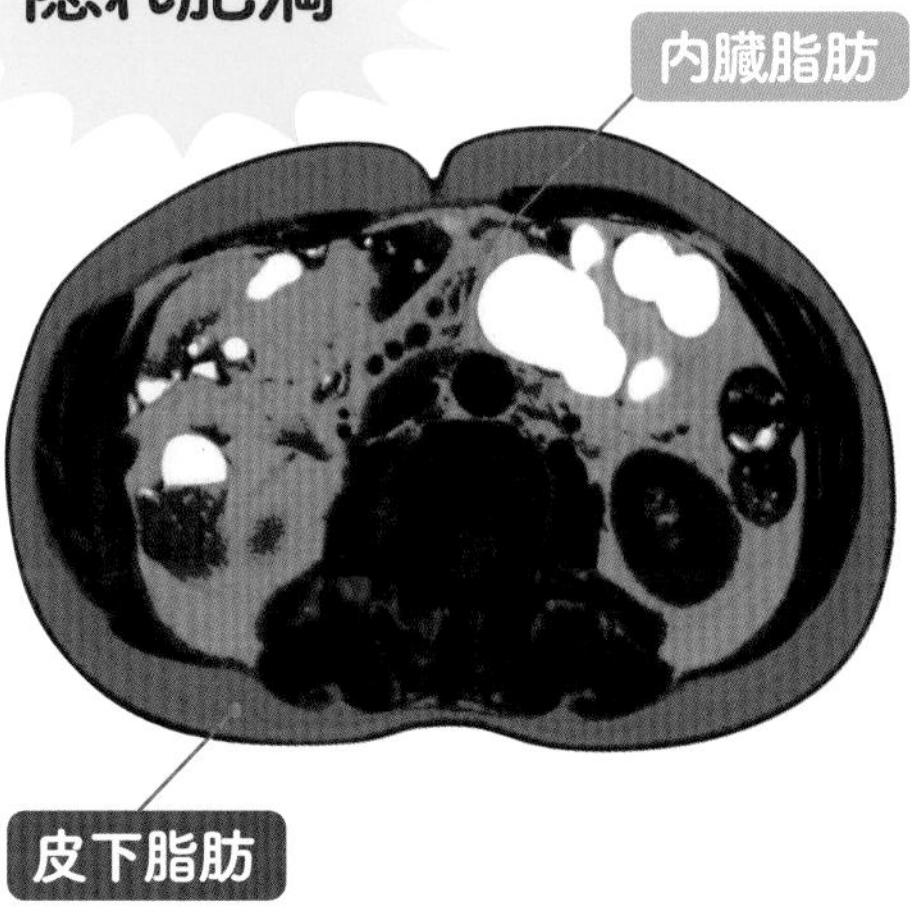

70歳代男性

身長	176cm
体重	62kg
BMI	20
腹囲	84cm

しかし！
内臓脂肪面積
131cm²
（基準値の100cm²を超える）

見た目はやせているので
発見されにくい

「隠れ肥満」「やせメタボ」が疑われる人

- 栄養が糖質に偏っている人
- 運動不足の人
- 筋肉量が少ない人
- 高齢者
- 過度なカロリー制限をしている人

見た目は太っていない「隠れ肥満」や「やせメタボ」の人も、肥満の人と同様に内臓脂肪過多による健康リスクがあるので注意が必要です。

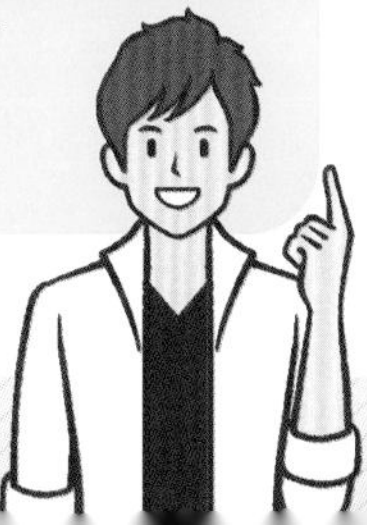

11 内臓脂肪が増えるほど「食欲」が抑えられなくなる

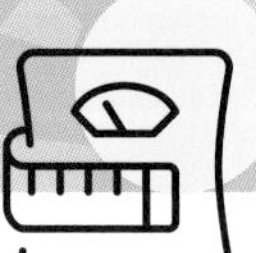

満腹中枢に働くホルモンの質が低下

「太ってきたから体重を落とさなければと思うけど、食欲が止まらない」という人は少なくないと思います。実は、「内臓脂肪が増えれば増えるほど、食欲が抑えづらくなる」という困った現実があるのです。その原因の1つに考えられるのが「レプチン」というホルモンです。レプチンは脂肪細胞から分泌されるホルモンで、脳の満腹中枢に作用し食欲を抑える効果を持ち、ある程度エネルギーを確保したら「もうこれ以上食べなくても大丈夫」と脳に働きかけます。私たちが食事を適量食べれば満足できるのは、このレプチンのおかげでもあります。

しかし、**内臓脂肪が増えすぎてしまうと、レプチンが正常に働かなくなります。**そうすると、食欲も正常に抑えられなくなり、結果、食べすぎて太ってしまうのです。

「でも、レプチンが脂肪細胞から分泌されるホルモンなら、太れば太るほどたくさん分泌されて、より食欲が抑えられるんじゃないの？」と思った方、なかなか鋭いです。たしかに、**内臓脂肪が増加すれば相対的にレプチンの分泌が増えますが、うまく作用しない質の悪いレプチンが増えてしまうのです。**これを「レプチン抵抗性」といい、内臓脂肪が増えれば増えるほどレプチンが正常に機能しなくなるので、食欲が抑えられなくなります。結果的にさらに太ってしまう、負の肥満スパイラルが起きます。

私のダイエット外来に通院されている方は、初診時に比べて1年後の内臓脂肪量と血中レプチンの平均値が約半分になります。つまり、内臓脂肪が減少することで「レプチン抵抗性」も改善しているのです。「レプチン抵抗性」の負のスパイラルから抜け出すには、正しいダイエットを行って、内臓脂肪を落とすことが必要です。

レプチンが食欲のカギ

脳の満腹中枢に働きかけて食欲をコントロールするレプチン。
内臓脂肪が増えると正常に機能しなくなる。

内臓脂肪が増えると
レプチンの働きが悪くなる

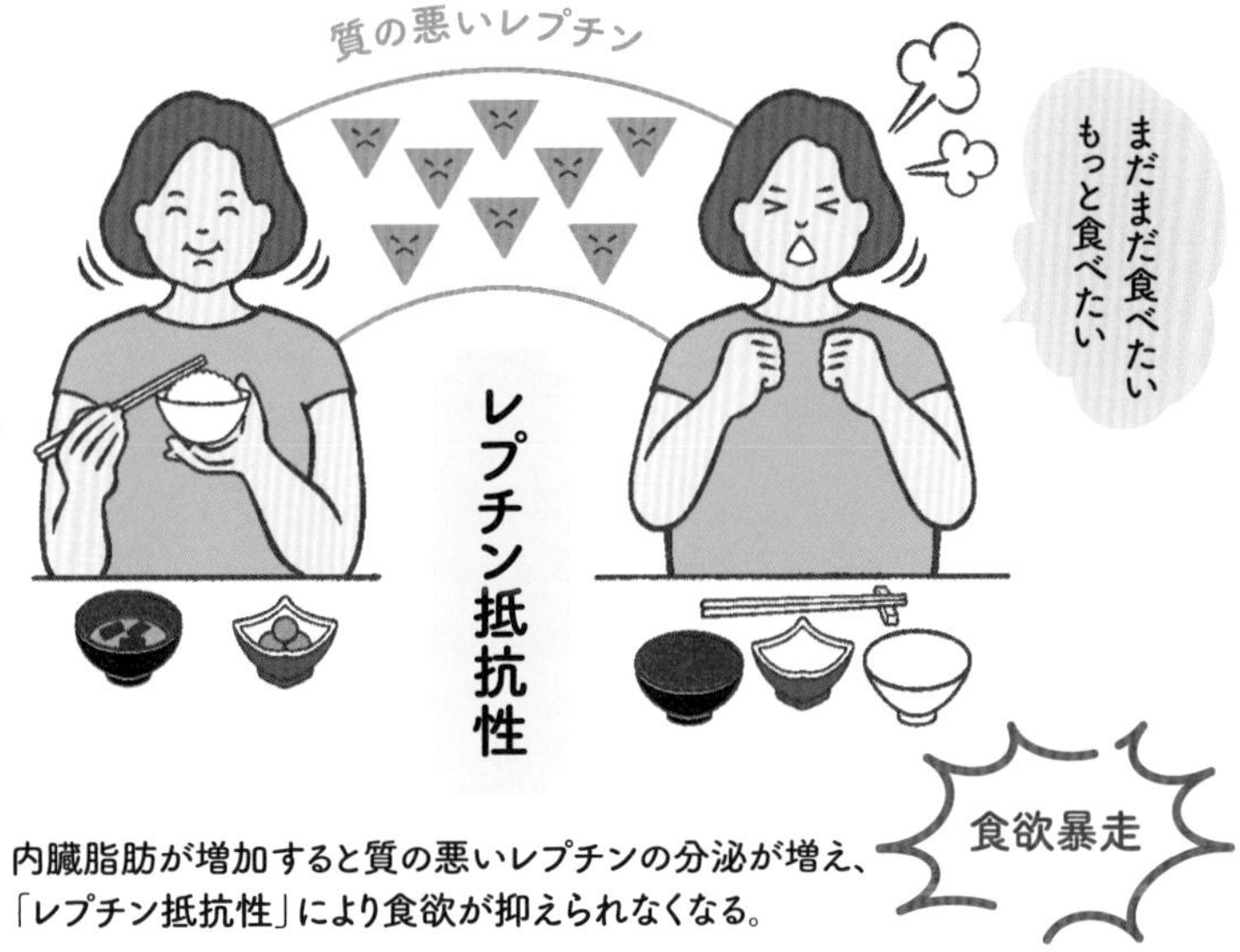

内臓脂肪が増加すると質の悪いレプチンの分泌が増え、
「レプチン抵抗性」により食欲が抑えられなくなる。

内臓脂肪が減ると
レプチンが正常に働く

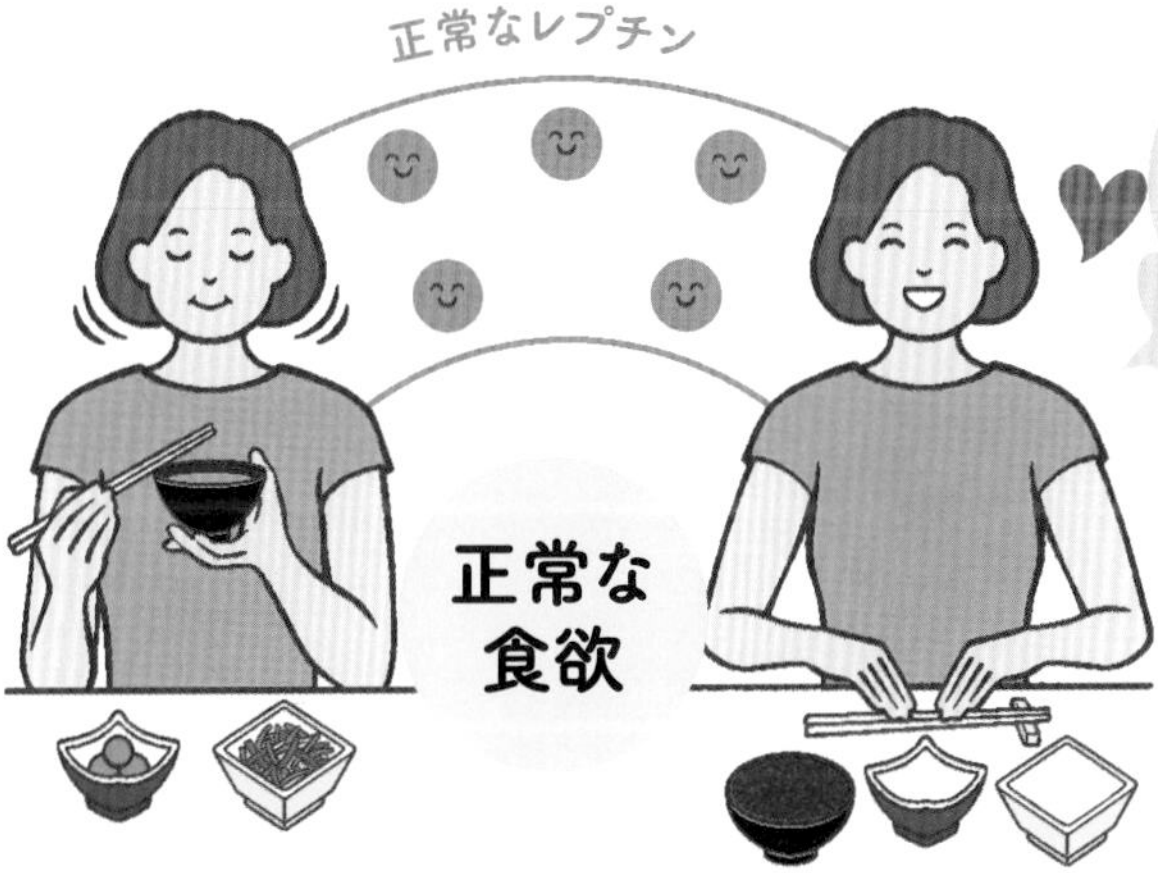
正常なレプチン
お腹いっぱい
ごちそうさま
正常な
食欲

内臓脂肪が減少すると「レプチン抵抗性」が改善され、
満腹中枢に正しく作用するようになる。

12 怖い病気をもたらす「異所性脂肪」

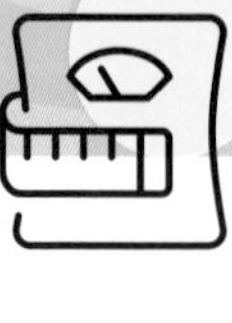

内臓脂肪の蓄積と比例して起こる

内臓脂肪、皮下脂肪に次ぐ第三の脂肪として、「異所性脂肪」というものがあります。異所性脂肪は肝臓や心臓、膵臓、筋肉など本来たまるはずのない場所に蓄積された脂肪のことをいい、さまざまな病気と関わりがあります。

異所性脂肪の代表的なものが「脂肪肝」です。**お酒を飲まない人でも脂肪肝になる場合があり、多くは肥満や糖尿病に合併しています。**脂肪肝の人のなかには、進行性で肝硬変や肝臓がんになってしまう方もいます。私はダイエット専門医であるとともに肝臓専門医でもあり、脂肪肝が原因で肝硬変や肝臓がんになってしまった方を数多く診てきました。決して脂肪肝を軽んじてはいけません。

異所性脂肪は心臓の周辺、心筋、心外膜周囲にも付着します。すると心臓に酸素や栄養を運ぶ血管に悪影響を与えることがあり、最悪の場合、心筋梗塞などの原因になると考えられています。また、心臓の収縮力や拡張力を低下させ、心不全が起こりやすくなります。私の患者さんにも、20代前半にも関わらず、高度肥満による異所性脂肪の影響で心不全を発症した方がいます。

異所性脂肪が膵臓内に蓄積した状態を「脂肪膵」と表現することがあります。膵臓に脂肪が蓄積すると、血糖を下げるホルモンであるインスリンの合成が低下することで、糖尿病の発症につながります。臓器以外で異所性脂肪が蓄積されるのが筋肉です。筋肉に異所性脂肪がたまると、インスリンによる筋肉への糖のとり込みが低下し、脂肪膵同様、糖尿病の発症につながります。これらの**異所性脂肪の蓄積の程度は、内臓脂肪の蓄積と比例していることがわかっています。**つまり、内臓脂肪を減らすことが、異所性脂肪による恐ろしい病気を減らすことにつながるのです。

「異所性脂肪」がたまるとどうなるの？

本来たまるはずのないところにたまる内臓脂肪は、脂肪肝、心筋梗塞、心不全など、さまざまな疾病を引き起こす原因に。

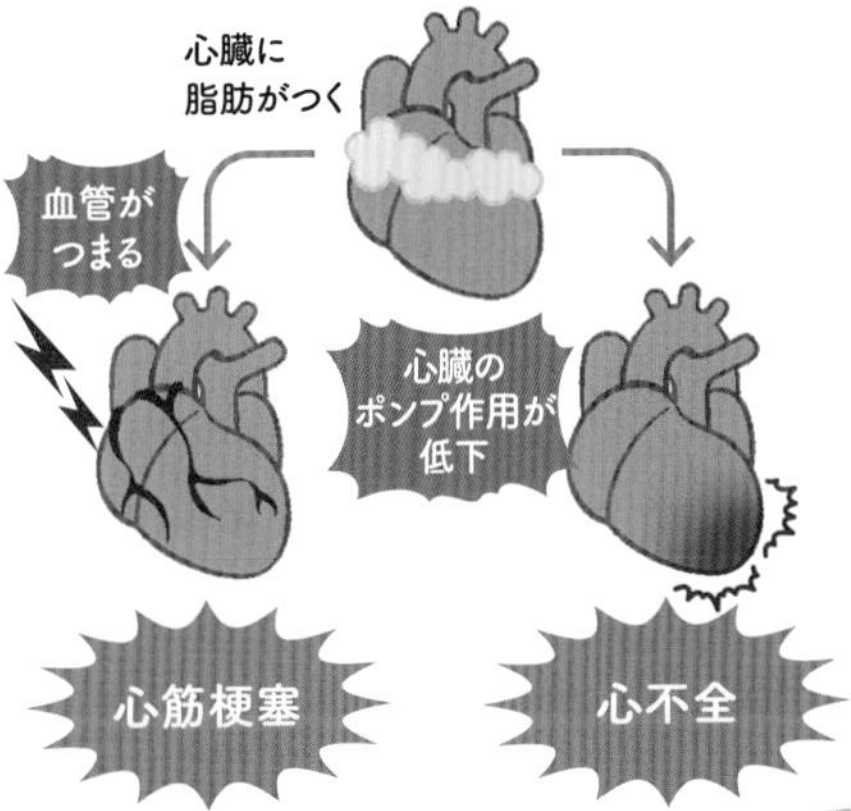

異所性脂肪のうち、心臓の近くにたまるものを心臓周囲脂肪といい、心筋梗塞や心不全などを引き起こす。

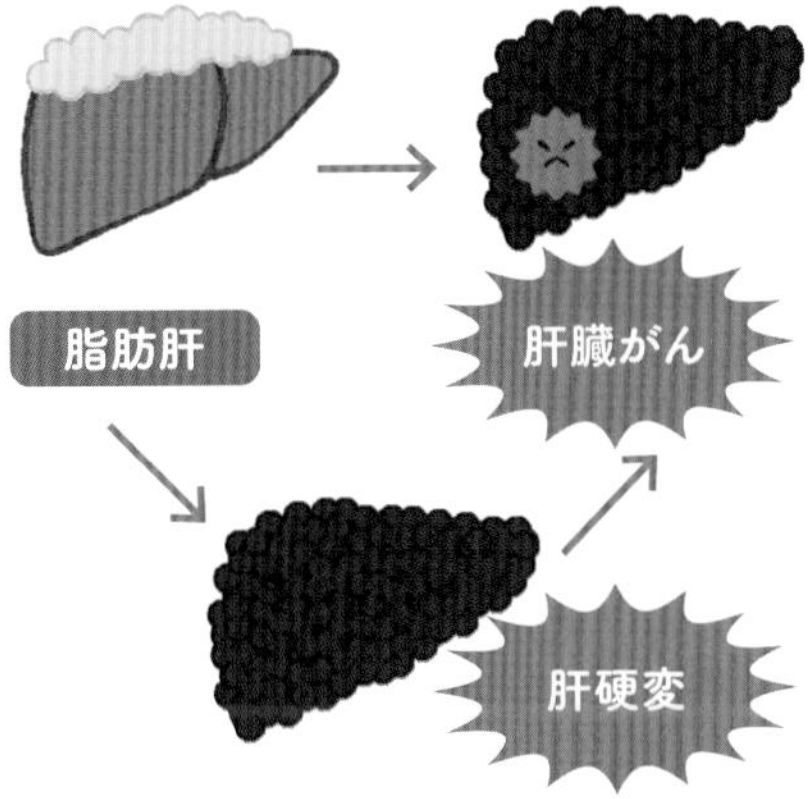

異所性脂肪が最もたまりやすいのが肝臓で、脂肪肝と呼ぶ。進行すると肝硬変や肝臓がんになるケースも。

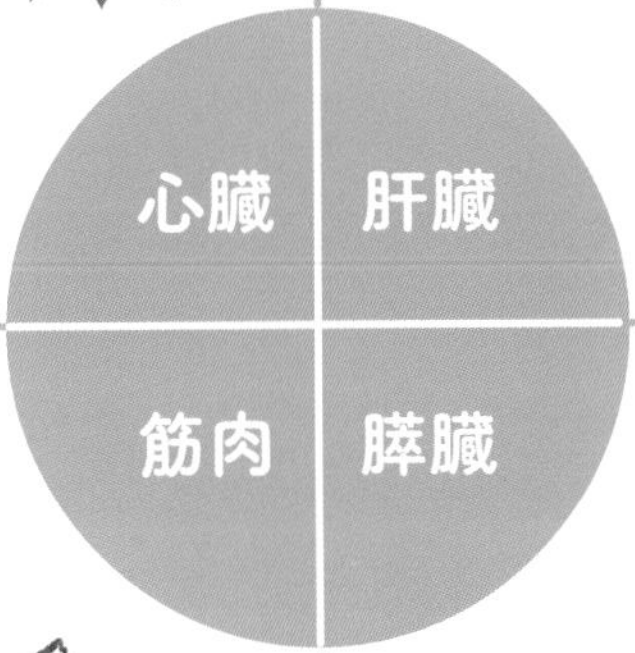

臓器以外に筋肉に脂肪がたまることがある。糖をとり込む機能が低下し、糖尿病の原因になることも。

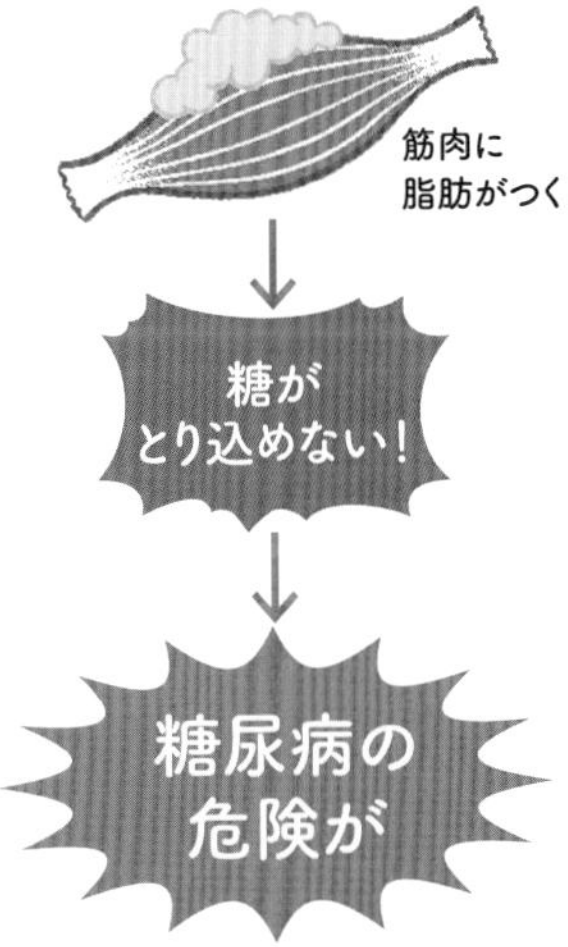
筋肉に
脂肪がつく
糖が
とり込めない！
糖尿病の
危険が

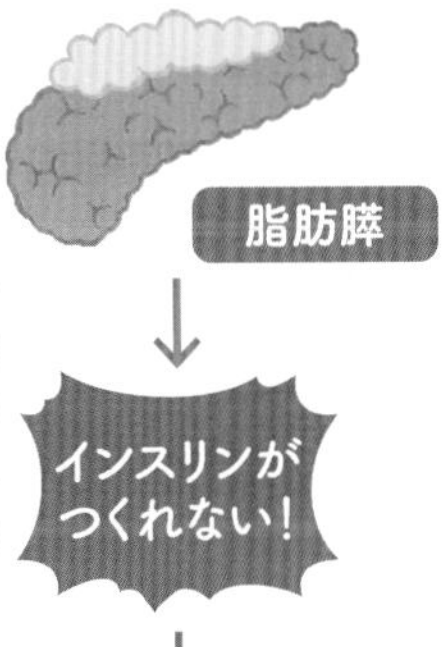
脂肪膵
インスリンが
つくれない！

膵臓に脂肪がたまった状態を脂肪膵といい、インスリンの合成能力が低下して、糖尿病の引き金となる。

糖尿病に…

13 「糖質を含まないお酒」でも内臓脂肪が増えるワケ

アルコールは優先的にエネルギーにされる

お酒は、「醸造酒」「蒸留酒」に大別されます。醸造酒とは、大麦や白米、ブドウなど原料に糖質を多く含むお酒のことで、ビール、日本酒、ワインなどがあります。蒸留酒とは、醸造酒を蒸留したお酒のことで、アルコールと香味成分のみを抽出するため、糖質がほとんど含まれません。焼酎、ウイスキー、ブランデーなどがあります。**内臓脂肪をためないようにするには、糖質を多く含む醸造酒ではなく蒸留酒にしたほうがいいといえます。**実際、こうした知識のある方は蒸留酒を好んで飲んでおり、特にウイスキーでつくるハイボールは太りにくいお酒として人気があります。

しかし、最近では蒸留酒ならいくら飲んでもいいと思って飲みすぎてしまい、ダイエットがうまくいかない方も大勢います。それはどうしてでしょうか？　人間が摂取したエネルギーは、アルコール→糖質→脂質→たんぱく質の順で利用されるからです。つまり、**アルコールを多く摂取していると、アルコールのエネルギーで活動できてしまうため、内臓脂肪を燃焼しエネルギー源として利用するメガニズムが働かず、減量がうまくいかなくなります。**

アルコールを飲むと中性脂肪が増える

加えて、アルコールが分解される過程で中性脂肪の合成が高まることがわかっています。そのため**アルコールを過剰に摂取すると、脂肪肝や内臓脂肪過多になるリスクを高めてしまいます。**アルコールのエネルギーは真っ先に消費されるので、適量を摂取した場合、内臓脂肪として蓄積されることはありません。しかし、多量の飲酒は、お酒に含まれる糖質や、同時に摂取したおつまみや食事のエネルギーの消費が後回しにされ、内臓脂肪として蓄積されてしまうのです。

糖質が含まれないお酒でも飲みすぎれば太る！

**摂取したエネルギーはアルコール→糖質→脂質→たんぱく質の順に
消費されるので、アルコールを摂取しすぎると、
糖質などの栄養素が消費しきれず、体脂肪となって蓄積する。**

エネルギー消費順

アルコールを飲む人

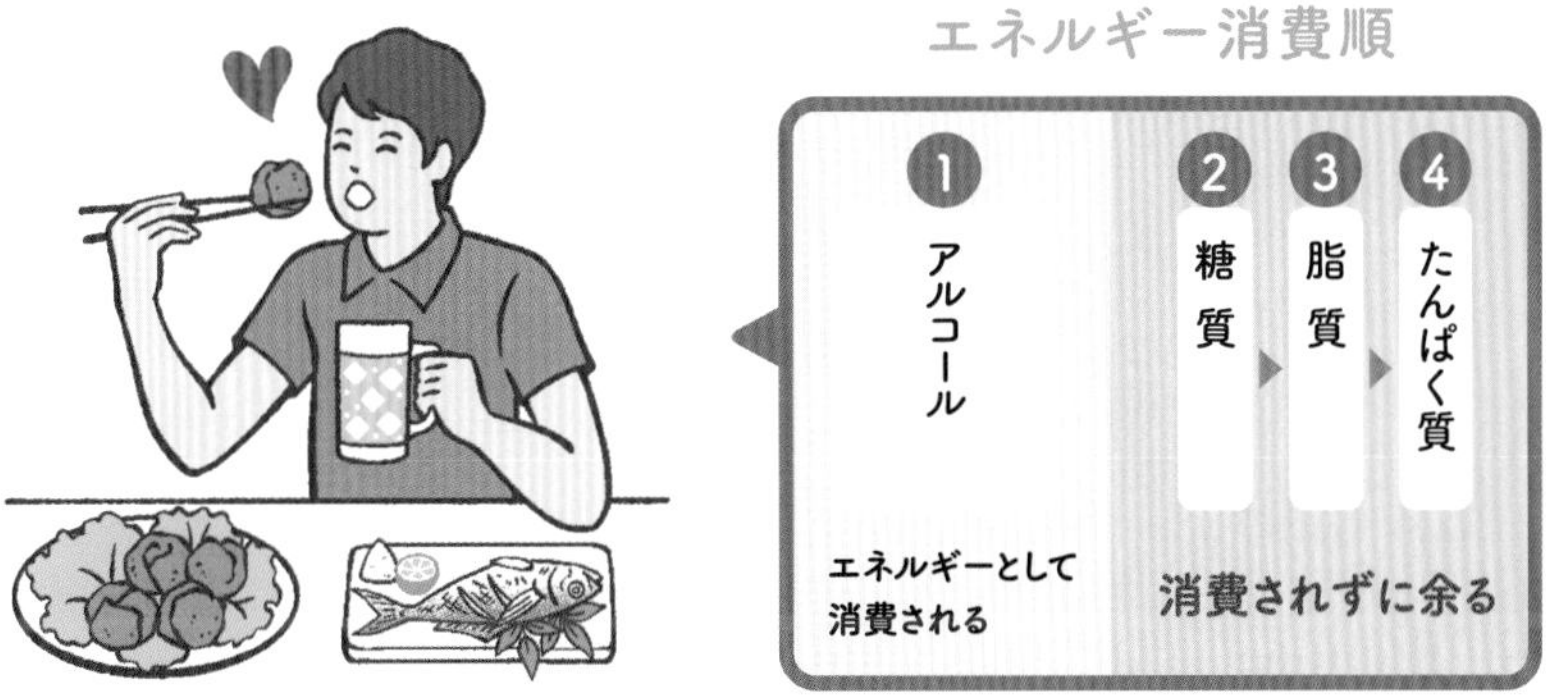
1
アルコール
エネルギーとして
消費される
2
糖質
3
脂質
4
たんぱく質
消費されずに余る

アルコールを飲まない人

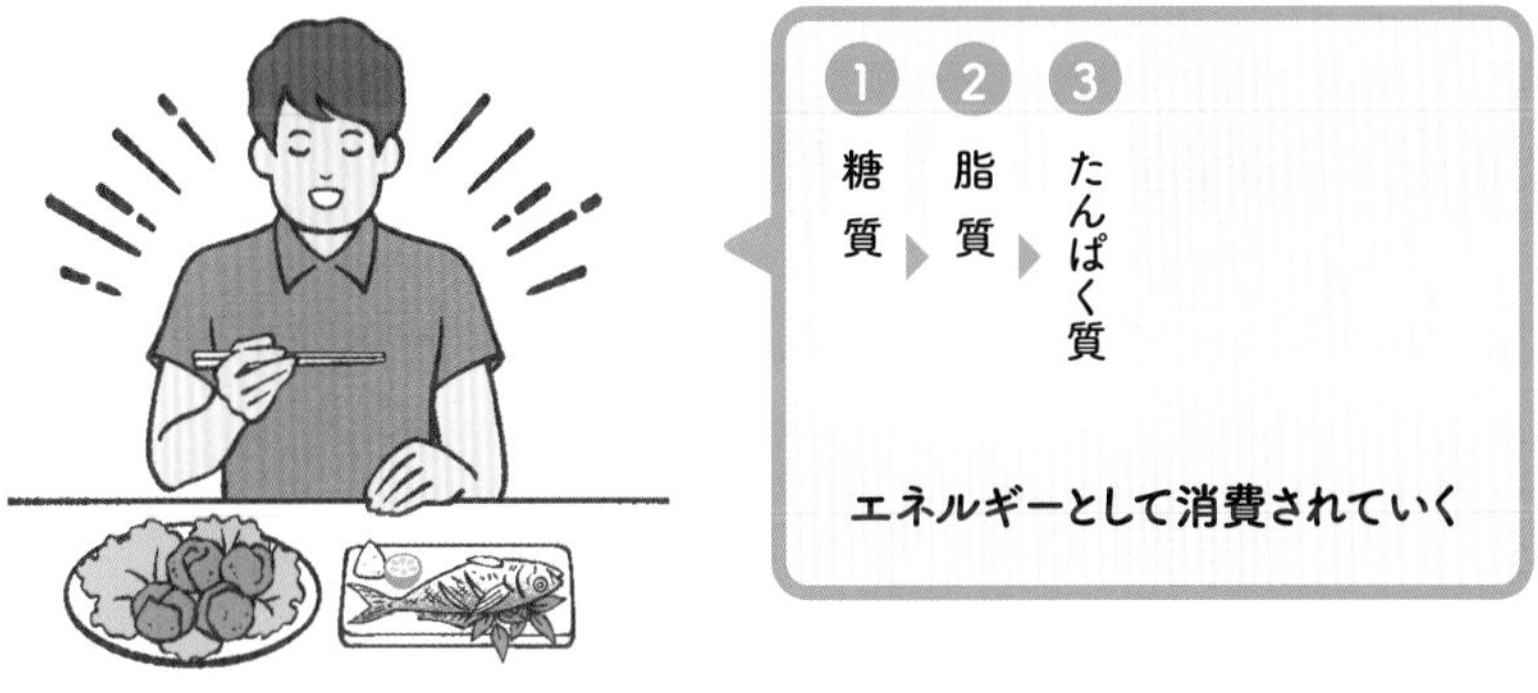
1
糖質
2
脂質
3
たんぱく質
エネルギーとして消費されていく

アルコールを飲んだ分だけ
食べたものが内臓脂肪になるのです

エネルギーの消費はアルコールから行われるので、飲めば飲むほどほかの栄養素が余って体脂肪になりやすくなります。また、アルコールを飲まなかったとしても、糖質を摂取しすぎれば、同じことが起こります。

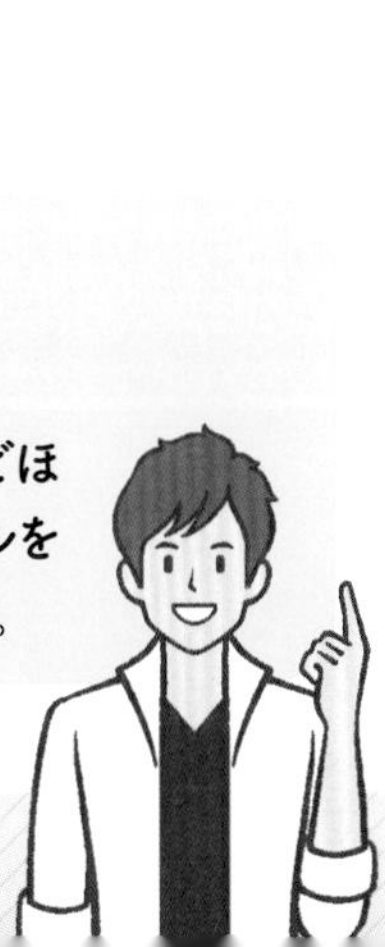

14
内臓脂肪は「正しい食事制限」ですぐに減らせる

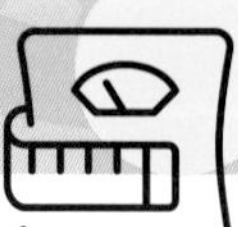

エネルギーの出し入れが容易な内臓脂肪

内臓脂肪は胃や腸などの内臓のまわりに蓄積する脂肪であり、エネルギーの出し入れをしやすくするために、多くの血管が通っていて血流が豊富です。そのため**内臓脂肪は活性が高く分解と合成が盛んで、たまりやすいが減らしやすいという特徴があります。**一方、皮膚のすぐ下につく脂肪である皮下脂肪は、毛細血管が少し通っているだけなので、血流が少なく、内臓脂肪ほど活性が高くないため、蓄積も代謝もされにくい傾向があります。

つまり、内臓脂肪は体のエネルギーが不足した際に素早くエネルギーに変換される、いわば普通預金型のエネルギー源です。一方、皮下脂肪はたまると減りにくい、いわば定期預金型のエネルギー源です。したがって、食事制限をすると内臓脂肪から減ってきます。

悪玉のアディポサイトカインに注意

体脂肪を構成する脂肪細胞からはアディポサイトカインという生理活性物質が分泌されており、健康維持に役立つ善玉と、病気のリスクを高める悪玉があります。善玉には、インスリンの効きをよくするアディポネクチンや、食欲を抑制するレプチンなどがあり、悪玉には、インスリンの効きを悪くするＴＮＦ-αや動脈硬化を促進するＰＡＩ-１、血圧を上昇させるアンジオテンシノーゲンなどがあります。

内臓脂肪は皮下脂肪よりも悪玉のアディポサイトカインを増加させやすい特徴があります。悪玉の増加は善玉を減らしたり、機能を阻害するため、さまざまな生活習慣病の原因となってしまいます。日ごろから過食、特に糖質の摂りすぎに注意することが大切です。

活性しやすい内臓脂肪はたまりやすいが落としやすい

内臓の周囲は血流が豊富なため、血流にのって運ばれてくる脂肪のもとが蓄積しやすい一方、分解されたものが運び出されやすく、減らしやすい特徴がある。

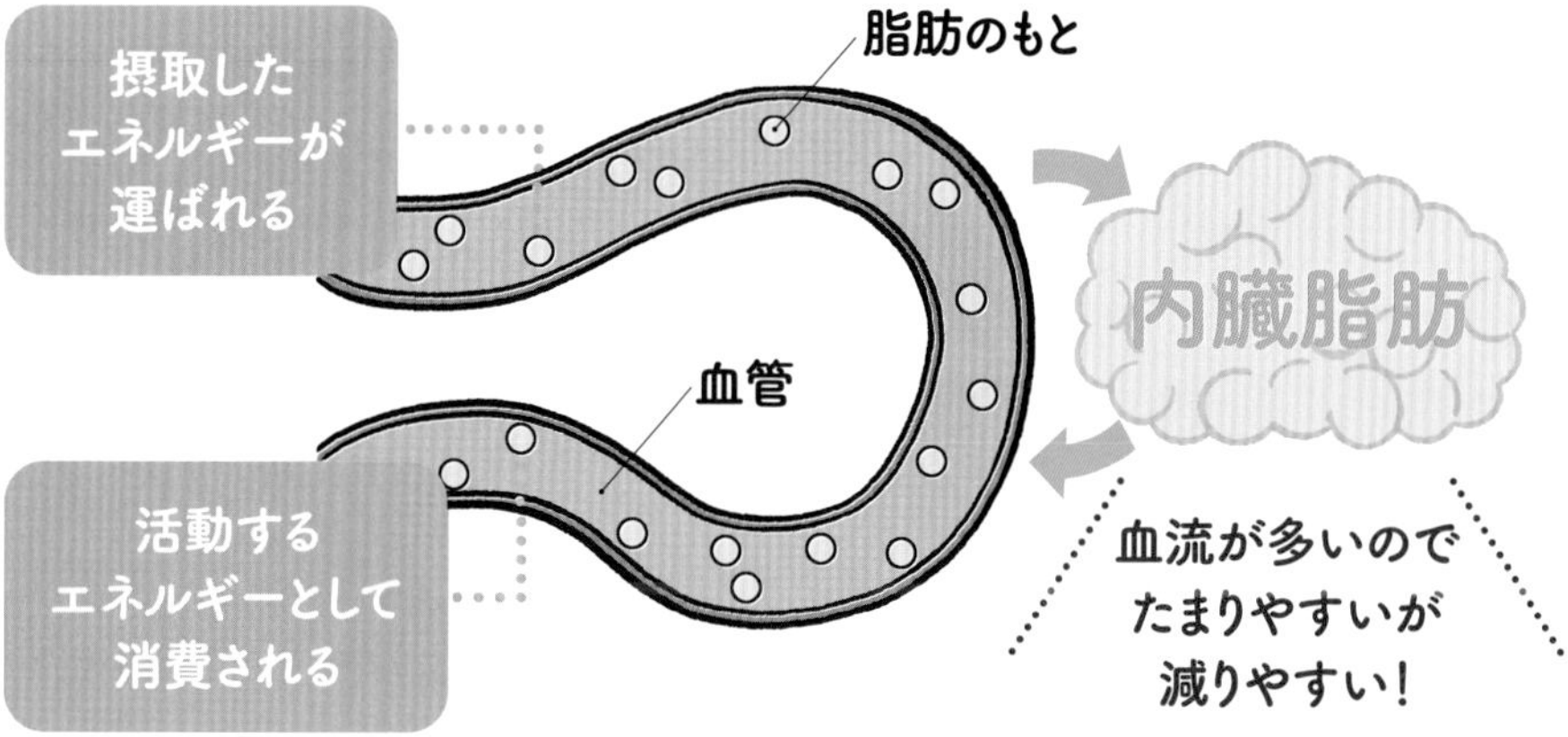
摂取した
エネルギーが
運ばれる
脂肪のもと
内臓脂肪
血管
活動する
エネルギーとして
消費される
血流が多いので
たまりやすいが
減りやすい！

アディポサイトカインのバランスが崩れると病気のリスクが高まる

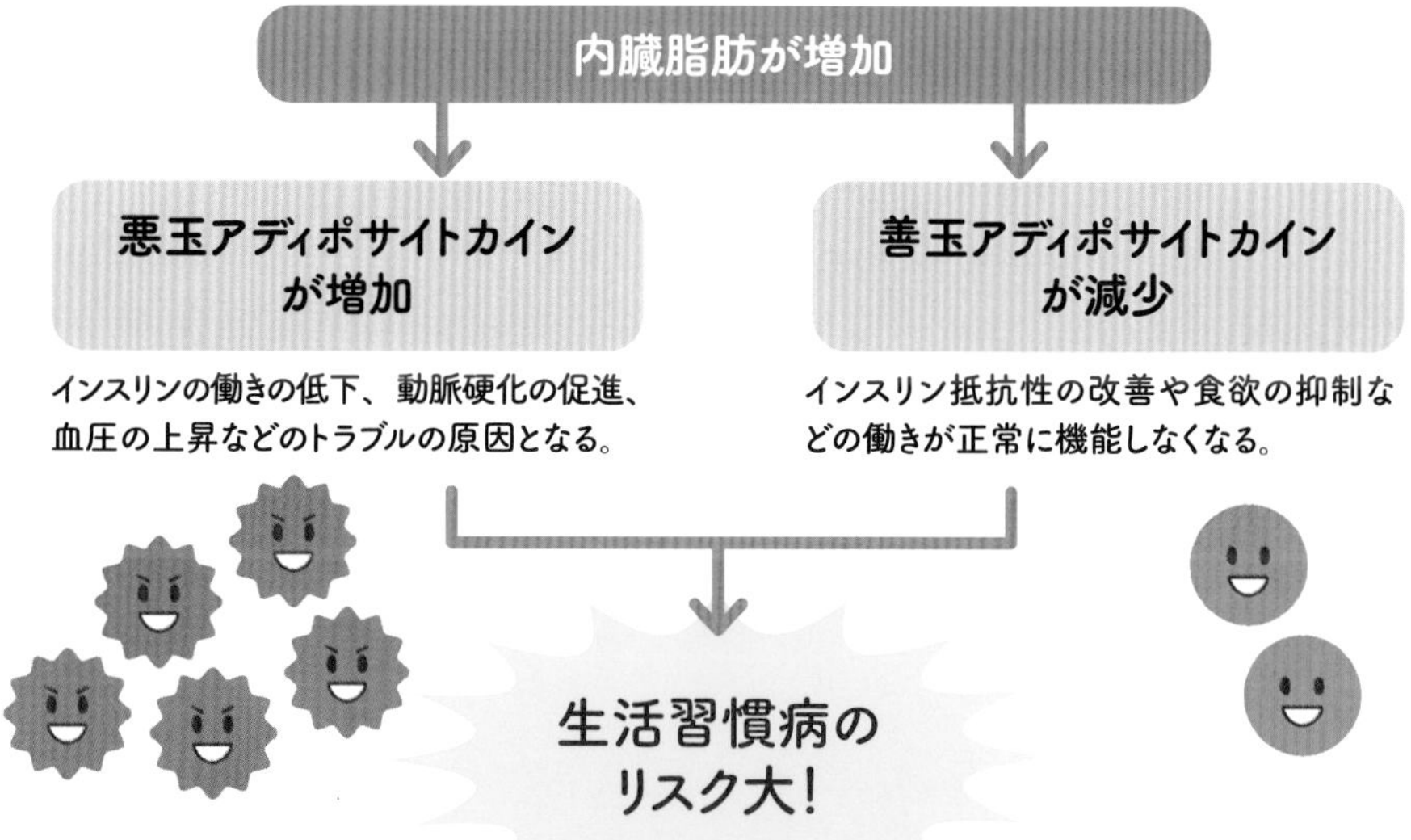
内臓脂肪が増加
悪玉アディポサイトカイン
が増加
インスリンの働きの低下、動脈硬化の促進、
血圧の上昇などのトラブルの原因となる。
善玉アディポサイトカイン
が減少
インスリン抵抗性の改善や食欲の抑制な
どの働きが正常に機能しなくなる。
生活習慣病の
リスク大！

15 「全身に炎症」を起こす内臓脂肪型肥満

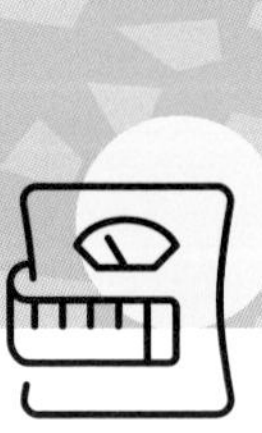

体内で起こる慢性炎症が病気のリスクを高める

内臓脂肪や皮下脂肪などの体脂肪は、脂肪細胞という細胞で構成されています。皮下脂肪の脂肪細胞は小型のまま増えるのに対し、内臓脂肪は新たに増殖できる脂肪細胞が皮下脂肪に比べて少ないことが最近の研究でわかっており、もともとある脂肪細胞に負荷がかかることで大型化すると考えられています。**大型化した脂肪細胞からは多くの炎症性物質が放出され、一過性で治まるはずの炎症反応が弱い状態で長引いてしまう「慢性炎症」が引き起こされます。**内臓脂肪型肥満の方に血液検査で炎症の指標（CRP）を測定すると、大半は自覚症状がないまま、軽度上昇しています。

内臓脂肪の脂肪細胞から血液中に炎症性物質が放出されると、血管壁が炎症を起こし、盛り上がって「プラーク」というこぶをつくります。プラークが次第に大きくなると、それを覆っている膜は薄くなって、破れやすくなります。膜が破れると、傷口を塞ぐために血液の塊である血栓ができ、それが血管を詰まらせます。これが脳の血管で起これば脳梗塞、心臓の血管で起これば心筋梗塞です。

感染症の重症化を招くことも

内臓脂肪型肥満の人は、新型コロナウイルスなどの感染症がより重症化しやすいことが知られています。ウイルスに感染すると、免疫細胞がウイルスと闘うことによって、肺や血管など、体内のさまざまな部位で炎症が生じます。**内臓脂肪型肥満がある人はもともと慢性炎症があるため、炎症が急激に増強されやすく重症化しやすいのです。**感染症の重症化予防のためにも、内臓脂肪を抑える生活習慣の改善が肝心です。

内臓脂肪が慢性炎症を引き起こす

体を守るための防御反応である炎症。自覚症状がない軽度の炎症が長期にわたり体内で続く「慢性炎症」はさまざまな病気と関連している。

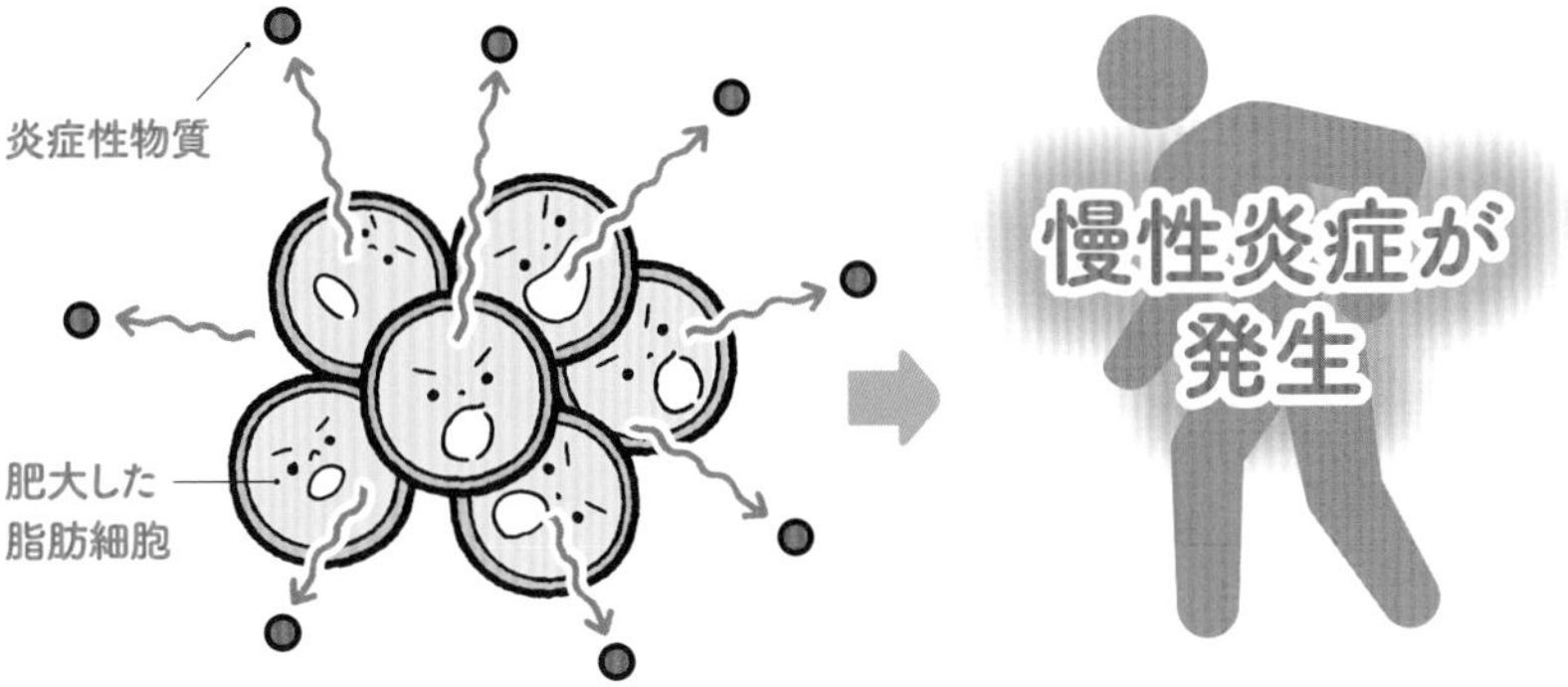

内臓脂肪の脂肪細胞が肥大し、炎症性物質が放出される。

炎症性物質が慢性炎症を引き起こし、全身に影響する。

内臓脂肪型肥満の人の血管は破れやすい

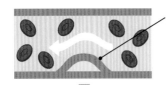

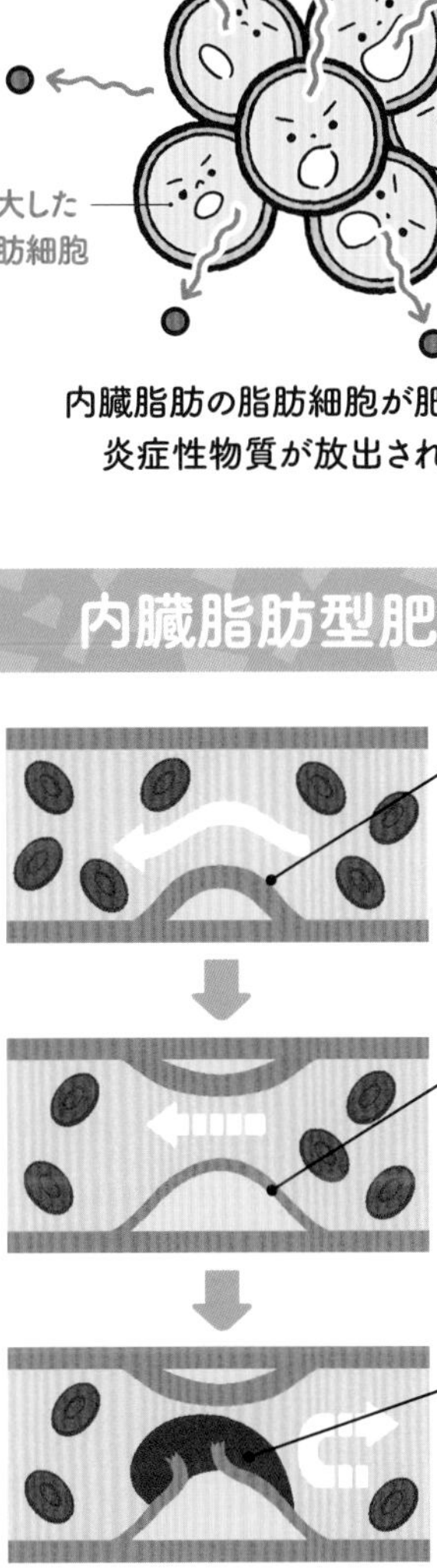

血管壁が炎症を起こしてプラークになる

内臓脂肪から血液中に放出された炎症性物質により血管壁が炎症を起こして盛り上がる。

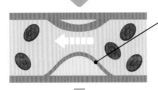

プラークが成長して破れる

プラークを覆っている膜は薄く、破れやすくなっている。

破れを防ぐために血栓ができる

血栓が血管を詰まらせやすくする。

16 「加齢」と「内臓脂肪」のダブルパンチが怖い

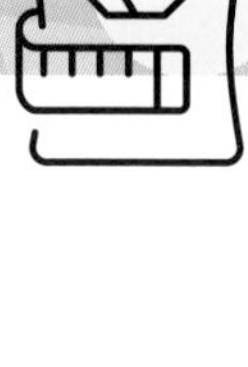

慢性炎症で老化が加速

前項で、慢性炎症が内臓脂肪の増加によって起こることを説明しましたが、じつは、加齢も原因となります。

加齢による慢性炎症は、死んでしまった細胞を処理しきれないことで発生します。加齢とともに死んでしまう細胞が増えていくのですが、通常であれば免疫細胞の一種である「マクロファージ」によって迅速に処理され、消失します。しかし、マクロファージの機能は加齢によって低下。すると、**死んだ細胞を処理しきれず「食べ残し」が生じることに。これが免疫細胞を働かせる刺激となり、炎症が収束しなくなります。**つまり、内臓脂肪の増加に加齢も加わると、ダブルパンチで慢性炎症が発生し、老化が加速します。そして、がん、脳梗塞、心筋梗塞、糖尿病、認知症、白内障、骨粗しょう症などさまざまな病気につながるのです。また、加齢に伴い、限界まで分裂した「老化細胞」が増え、「細胞老化関連分泌因子（SASP因子）」という炎症・老化シグナルが分泌されるようになり、これも臓器の機能低下や発がんにつながります。

中高年が気にする加齢臭も関連

加齢臭も、内臓脂肪と関係しています。加齢臭は、文字通り加齢に伴って生じるニオイで、古本や枯れ草のようなニオイにたとえられています。加齢臭の原因となるのは「ノネナール」という成分で、これは血中の脂肪（遊離脂肪酸）が分解されてできます。皮下脂肪に比べて内臓脂肪は分解されやすいため、**内臓脂肪が多くなると血中の脂肪が増えて、ノネナールの量も増えることになります。**逆に、年を重ねても内臓脂肪を増やさないでいると、加齢臭とは無縁で、かつ、若々しい容姿を保てます。

内臓脂肪の増加と加齢がさまざまな病気の原因に！

**加齢によって内臓脂肪や異所性脂肪が蓄積し、
そこで慢性炎症を引き起こすことになる。**

内臓脂肪の増加 × 加 齢

↓

慢性炎症を
引き起こす

病気のリスクが上がり…

↓

がん　脳梗塞　心筋梗塞　糖尿病　認知症

などに！

内臓脂肪が増えると加齢臭が悪化！

加齢臭の原因である ノネナールを含んだ皮脂が 分泌されやすくなる

内臓脂肪が増加すると血液中の脂肪も増加。これが分解されたものがノネナールという成分のもととなる。皮脂とともに分泌されると、加齢臭を引き起こす。

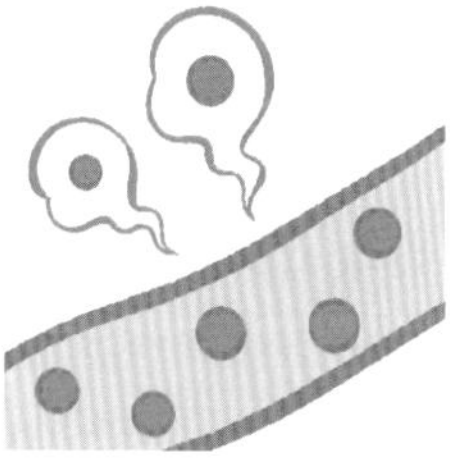

血液中に脂肪が増加

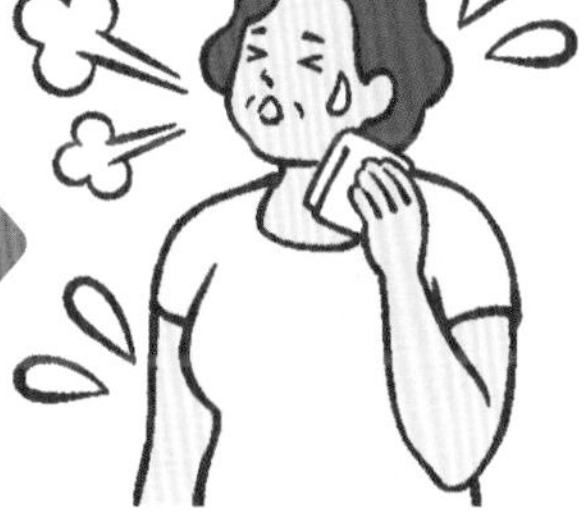

加齢臭を発生する皮脂が分泌

健康診断の検査表の見方

内臓脂肪の増加に深く関わる検査項目と見方を紹介します。健康診断はさまざまな病気の早期発見・予防につながるので、定期的に受けて自分の体の状態を把握してください。

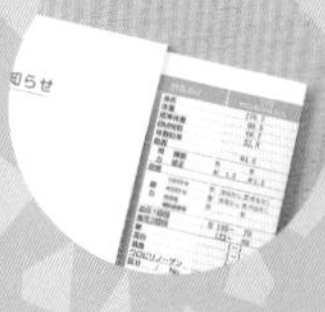

日本人間ドック学会の指針をもとに作成

肥満度がわかる（BMI・腹囲）
高値の場合、内臓脂肪過多が疑われる。

血管への負担がわかる（血圧）
高値の場合、高血圧症、動脈硬化症、心疾患、脳卒中などの疑いがあり。

血液中の脂質量がわかる（中性脂肪・HDLコレステロール・LDLコレステロール・Non-HDLコレステロール）
高値の場合、脂質異常症、家族性高コレステロール血症、甲状腺機能低下症などの疑いがあり。

肝機能の状態がわかる（AST・ALT・γ-GT）
AST、ALT が基準値から外れた場合、脂肪肝、肝炎、肝硬変、肝臓がんなど、γ－GTはアルコール性肝障害、胆道炎などの疑いがあり。

糖代謝の状態がわかる（空腹時血糖・HbA1c・尿糖）
高値の場合、糖尿病の疑いがあり。

腎機能の状態がわかる（尿蛋白・クレアチニン・eGFR）
高値の場合、腎臓病などの疑いがあり。

痛風や腎臓病の有無がわかる（尿酸）
高値の場合、痛風や高尿酸血症、腎臓病などの疑いがあり。

検査項目	単位	基準値	要注意	要受診
BMI (身長・体重)	—	18.5以上25未満	25以上	
腹囲	cm	男性 85未満 女性 90未満	男性 85以上 女性 90以上	
血圧	mmhg	収縮期血圧130未満 拡張課血圧 85未満	収縮期血圧 130～139 拡張課血圧 85～89	収縮期血圧 140以上 拡張課血圧 90以上
中性脂肪	mg/dL	150未満	150～299	300以上
HDL コレステロール	mg/dL	40以上	35～39	34以下
LDL コレステロール	mg/dL	120未満	120～139	140以上
Non-HDL コレステロール	mg/dL	150未満	150～169	170以上
AST（GOT）	U/L	30以下	31～50	51以上
ALT（GPT）	U/L	30以下	31～50	51以上
γ-GT （γ-GTP）	U/L	50以下	51～100	101以上
空腹時血糖	mg/dL	100未満	100～125	126以上
HbA1c (NGSP)	%	5.6未満	5.6～6.4	6.5以上
尿糖	—	(－)	(±) 以上	
尿蛋白	—	(－)	(±)	(＋) 以上
クレアチニン(Cr)	mg/dL	男性 1.00以下 女性 0.70以下	男性 1.01～1.29 女性 0.71～0.99	男性 1.30以上 女性 1.00以上
eGFR	mg/分/ 1.73㎡	60.0以上	45.0～59.9	44.9以下
尿酸	mg/dL	7以下	7.1～8.9	9.0以上

「基準値」から外れた場合でも、糖質制限で十分改善することはできる！
「要受診」は自己判断は危険なのですぐに病院に行き、治療を始めましょう。

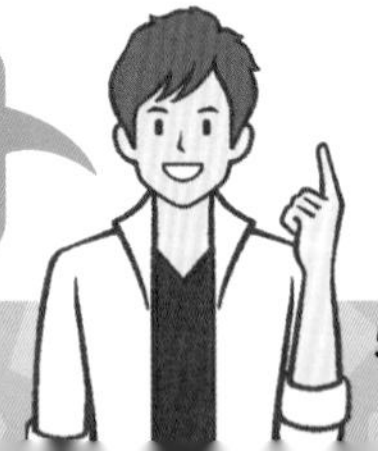

PART 2

内臓脂肪と生活習慣病

実は内臓脂肪が原因！さまざまな病気とトラブル

1 「生活習慣病」は内臓脂肪が関係している

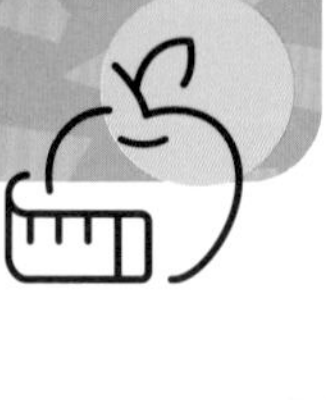

摂りすぎた糖質が原因

「生活習慣病」とは、食習慣、運動習慣、飲酒、喫煙、ストレスなどの「生活習慣」が、その発症や進行に大きく関与している病気のことをいいます。代表的なものとして、高血圧、糖尿病、脂質異常症、高尿酸血症、心疾患、脳血管疾患、がんなどがあります。**生活習慣病の恐ろしいところは、日常の習慣が少しずつ体へ悪影響を及ぼし、気がついたら介護が必要になったり、死につながる病気になったりしていることです。**また、病気の要因が身についた習慣であるため、それをとり除きにくい面もあり、病気が慢性化して進行していってしまいます。

この**生活習慣病のほぼすべてに内臓脂肪過多が関係しています。**したがって、内臓脂肪の増加が生活習慣病の予兆であり、内臓脂肪が多い内臓脂肪型肥満こそが生活習慣病に最も悪影響を及ぼします。そして、その内臓脂肪増加の主たる要因は、「糖質の摂りすぎ」によることが多いとPART1で述べてきました。食習慣は何気なく体に悪いものを摂取していることが多く、「そんなに食べてないのに、肥満になった」と嘆いている患者さんを多数診察してきました。しかし、詳しく食習慣を問診すると、**「食後のデザートは必須。甘いものは別腹」「ごはんや麺類がなければ、食事とは言えない」「間食のおやつがないと調子がでない」**というように、**糖質の摂りすぎの食習慣をお持ちの方ばかりでした。**習慣化しなければ病気にまでならないのが生活習慣病ですが、「糖質」「飲酒」「喫煙」は中毒性が強く、常習化していまい、思いもよらない重病にまで至ってしまうのです。

生活習慣病をお持ちの方は、体質や遺伝、年齢のせいにするのでなく、生活習慣、特に食習慣を見直してみましょう。きっと何か問題があるはずです。

内臓脂肪が関係する生活習慣病

内臓脂肪型の肥満はほとんどの生活習慣病に関係し、悪影響を及ぼす。

高血圧

血管に常に負担がかかり血管の内壁が傷ついたり、柔軟性がなくなって固くなったりする。動脈硬化を起こしやすくなる。

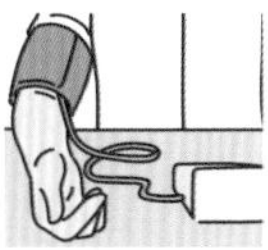

脂質異常症

LDLコレステロール、HDLコレステロール、中性脂肪の血中濃度に異常があり、動脈硬化の原因にもなる。

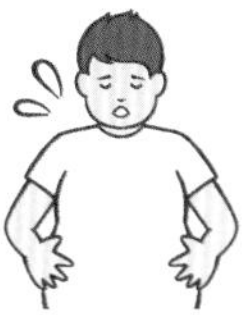

糖尿病

慢性的に高血糖となる。網膜症、腎機能の悪化、神経障害などの合併症を起こす。

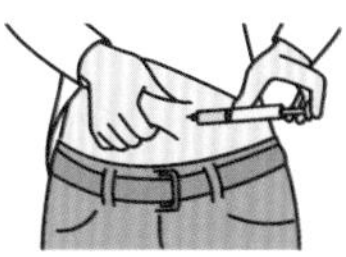

高尿酸血症

細胞内の核に含まれるプリン体が分解される際に生じる尿酸の血中濃度が異常に高まった状態のこと。痛風の原因となる。

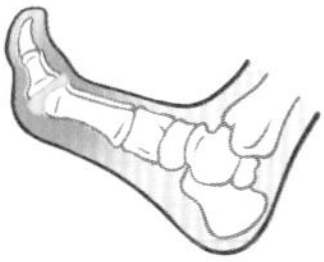

心疾患

心臓の働きに異常が起こり、血液循環が上手くいかなくなることで発症する。心筋梗塞、不整脈、狭心症、心不全など。

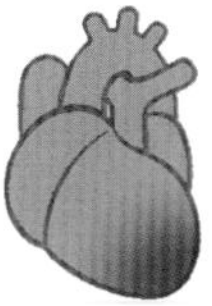

脳血管疾患

脳梗塞、脳出血、くも膜下出血など、脳の血管のトラブルによって起こる病気。

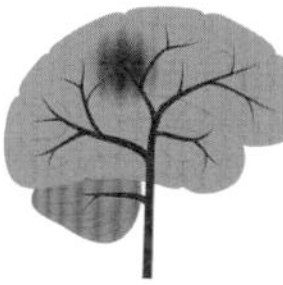

生活習慣病を引き寄せる「3大中毒」

「糖質」「飲酒」「喫煙」の3つは中毒性が高いうえに
健康を阻害するので要注意。

糖 質

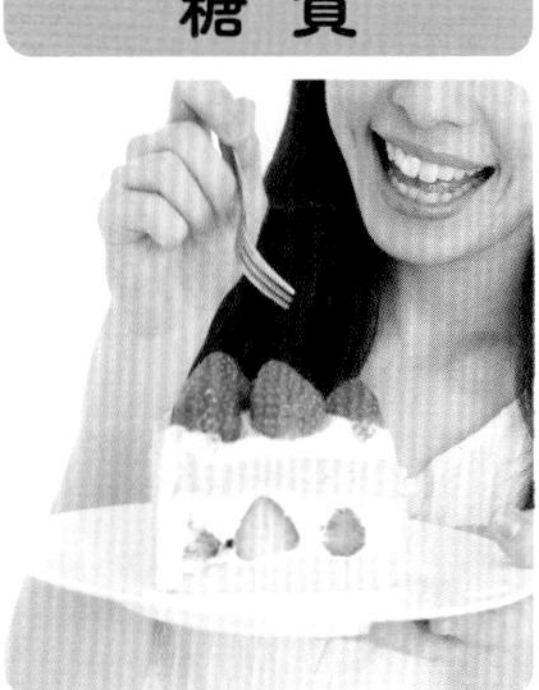

飲 酒

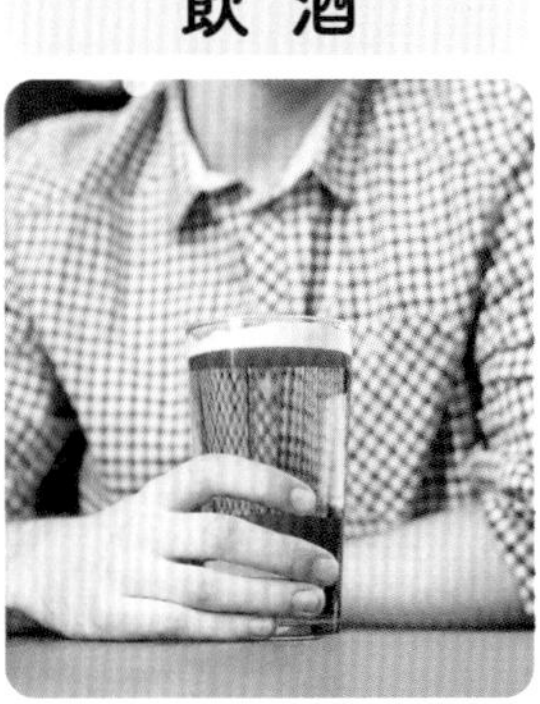

喫 煙

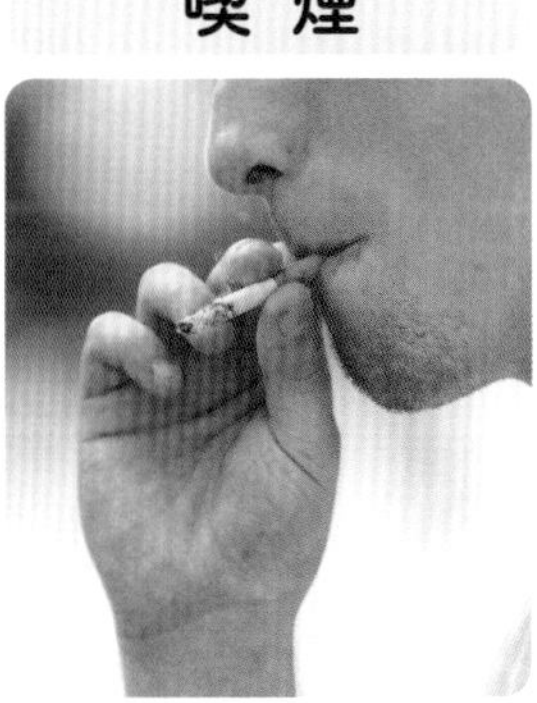

2 「糖尿病」の多くは内臓脂肪の増えすぎが原因！

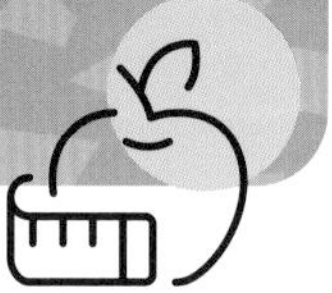

エネルギーが余ると血糖値が下がらなくなる

内臓脂肪が蓄積すると、脂肪から放出されるアディポサイトカインという物質の分泌異常が起こります。内臓脂肪の増加により、善玉アディポサイトカインが減少、もしくは正常に働かなくなり、悪玉アディポサイトカインが異常に分泌されます。こうなると血糖値を下げるのに過剰なインスリンが必要となるため、働きが悪く、質の悪いインスリンが血液中で増加してしまう「インスリン抵抗性」をきたします。これはわかりやすく表現すれば、内臓脂肪が増えすぎることで、脂肪細胞が「エネルギー（ブドウ糖）は余っているので、もう結構！」と糖を運んできたインスリンをブロックするイメージです。**内臓脂肪が増えれば増えるほど、インスリン抵抗性が進行し、いくらインスリンが増加しても血糖値が下がらなくなる負の**スパイラルに陥ってしまいます。すなわち、内臓脂肪の蓄積により高血糖・糖尿病が引き起こされるのです。

太っていなくても糖尿病に

日本人の糖尿病患者の平均ＢＭＩは23程度といわれており、肥満の基準とされるＢＭＩ25以上でなくても、糖尿病を発症しやすいと考えられています。これは日本人が内臓脂肪をためやすい民族であるからだと思われます。

実際に私の外来で肥満でない糖尿病の方の内臓脂肪を腹部ＣＴで測定すると、内臓脂肪過多の人ばかりでした。

糖尿病は、生命に関わる重篤な合併症を起こす怖い病気ですが、発症初期に正しい食事療法を行えば治癒できる病気です。高血糖・糖尿病の改善のためにも、自身の内臓脂肪量を把握し、内臓脂肪の減少に最も効果的な糖質制限を早い段階でとり入れることが、何より大切です。

糖尿病は「血糖」が増えすぎる病気

生活習慣病の代名詞ともいえる糖尿病。日本人の罹患率は高く、健康寿命を短くする要因にもなっている。

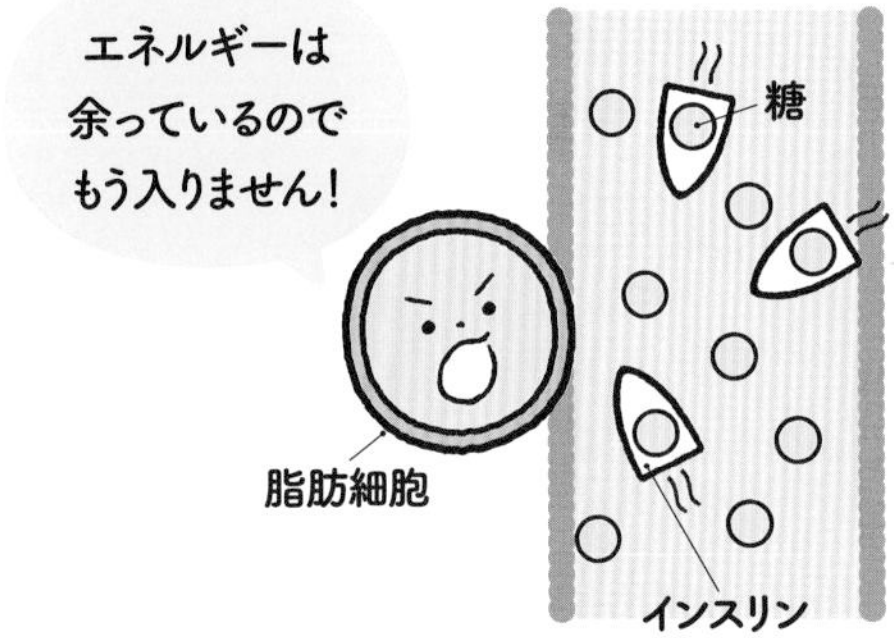
エネルギーは
余っているので
もう入りません！
糖
脂肪細胞
インスリン

糖の行き場がなくなり
血液中に糖があふれ
血糖値が高い状態に

●HbA1cで血糖値の状態を確認しよう！

要注意	糖尿病の可能性大
5.6〜6.4％	6.5％以上

6.5％以上の場合はすでに糖尿病を発症している可能性が高いです。5.6%以上の人は、放置すると糖尿病に進行する可能性が高い糖尿病予備群です。いますぐ内臓脂肪を減らす行動を！

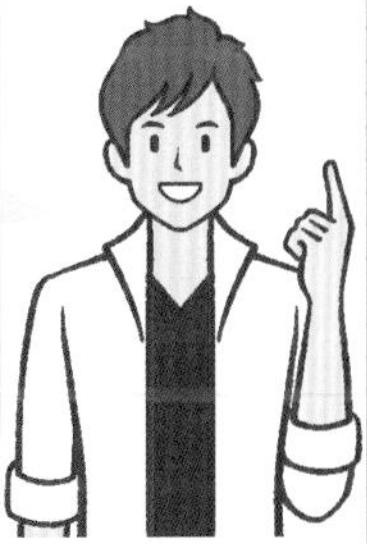

糖尿病は合併症が怖い

糖尿病網膜症

目の網膜に起きる障害で、網膜に広がっている毛細血管が傷害される（糖尿病性細小血管症）。進行すると失明に至ることも。

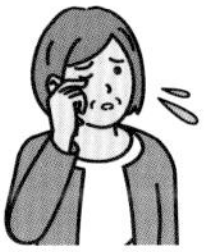

糖尿病腎症

糖尿病が原因で腎臓の機能が低下した場合を「糖尿病腎症」という。進行すると人工透析になる場合も。

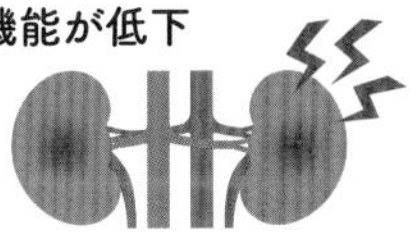

糖尿病神経障害

糖尿病の三大合併症のひとつ。手足のしびれや痛み、感覚の鈍麻、発汗異常、排尿障害、勃起障害など。深刻な状態に陥る危険性も。

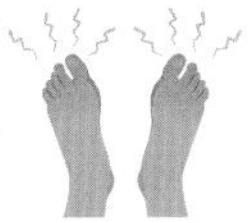

その他

心臓病、脳卒中のほか、足の動脈硬化から歩行困難や壊疽、免疫機能の低下により感染症にかかりやすくなるなど。

3 「高血圧」の背景にも内臓脂肪の増加があった！

ドロドロ血液を改善しようと水分量が上昇

肥満の人は適正体重の人と比べて普段から食べすぎている傾向があり、塩分も過剰に摂取してしまうため、高血圧になる確率が2～3倍高いといわれています。さらに、内臓脂肪をため込んだ状態ではインスリンが過剰に分泌されてしまい、この働きによって腎臓でのナトリウムの再吸収が進んで、血液中のナトリウムが増加することに。すると、それを薄めようと血管内に水分が移動し、全体の血液量が増えます。また、**内臓脂肪が増加する人の大半が糖質も摂りすぎてしまっています。**糖質を過剰摂取すると、**血中のブドウ糖が増えすぎてしまい血液がドロドロに。**ナトリウムが増えすぎた際と同様、ドロドロの血液をサラサラにしようと血液中の水分量が増えて血液量が多くなるため、高血圧になります。

末梢血管の収縮も高血圧の原因に

内臓脂肪の増加によってインスリンが過剰に分泌されると、交感神経系が刺激され、副腎から血中にカテコールアミンという末梢血管を収縮させる働きがあるホルモンが放出されます。また、内臓脂肪の脂肪細胞が肥大化するとアンジオテンシノーゲンという悪玉アディポサイトカインも増加。これにも血管を収縮する作用があるため、より一層血圧は上昇してしまいます。

このように内臓脂肪の増加は、さまざまな理由で血圧を上昇させます。**高血圧の食事療法として「塩分制限」が有名ですが、私はむしろ「糖質制限」を推奨しています。**糖質制限は血糖値を下げることができるうえに、ごはんなどの主食が減ることで、おのずとおかずの味つけが薄くなり、無理なく塩分制限にもなるからです。

高血圧が起こるしくみ

内臓脂肪の増加によるインスリンの過剰分泌、
糖質過多による血糖値の上昇などが、血圧上昇の原因となっている。

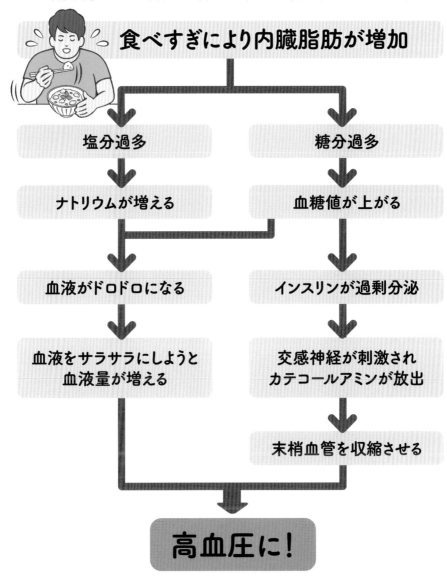

食べすぎにより内臓脂肪が増加

塩分過多

ナトリウムが増える

血液がドロドロになる

血液をサラサラにしようと
血液量が増える

糖分過多

血糖値が上がる

インスリンが過剰分泌

交感神経が刺激され
カテコールアミンが放出

末梢血管を収縮させる

高血圧に！

4 小型LDLコレステロールと中性脂肪が「動脈硬化」の元凶

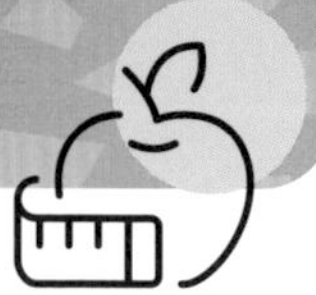

内臓脂肪が増えすぎると「脂質異常症」に

脂質は内臓脂肪などとして蓄えられるだけでなく、血液中にも存在しており、これにはコレステロールや中性脂肪があります。コレステロールは体の約37兆個もの細胞の膜を構成する重要な成分で、約7割が肝臓など体内で合成され、約3割は食事から摂取されます。

コレステロールには善玉コレステロールとも呼ばれるHDLコレステロールと、悪玉コレステロールとも呼ばれるLDLコレステロールがあります。HDLコレステロールは全身の組織で余ったコレステロールを回収するのに対し、LDLコレステロールはコレステロールを全身に運ぶ働きがあります。**HDLコレステロールが低い、またはLDLコレステロールが高い、または中性脂肪が高い病態を「脂質異常症」といいます。**

内臓脂肪が「超悪玉コレステロール」を増やす

一般的には、HDLコレステロールが低くLDLコレステロールが高いと動脈硬化の原因になるとされています。LDLコレステロールの値を気にされている方も多いかと思いますが、実はLDLコレステロールはさまざまな大きさのものが混在しており、すべて悪者というわけではありません。なかでも**特に小さい「小型LDLコレステロール」は酸化しやすく、血管壁に入り込みやすいことから「超悪玉コレステロール」とも呼ばれています。**小型LDLコレステロールは日常診療では測定できませんが、血液中の中性脂肪が多くなると増えることがわかっています。加えて中性脂肪が増加すると、HDLコレステロールが減って血液中にコレステロールがたまってしまうので、動脈硬化のリスクが高まります。

脂質異常症は動脈硬化につながる

血中コレステロールのうち、超悪玉コレステロールの比率が高まると、動脈硬化のリスクが増大する。

血液中の脂質の働き

バランスを乱す
中性脂肪

人が活動するためのエネルギー源。余ると内臓脂肪や皮下脂肪になる。

善玉
HDLコレステロール

増えすぎて余ったコレステロールを回収して肝臓に運ぶ。中性脂肪の増加により減少。

悪玉
LDLコレステロール

血流にのって肝臓で合成されたコレステロールを全身に運ぶ。中性脂肪が増えると小型化する。

超悪玉
小型LDLコレステロール

LDLコレステロールが小型化したもの。大きいものよりも酸化しやすく、血管壁に入り込みやすい。

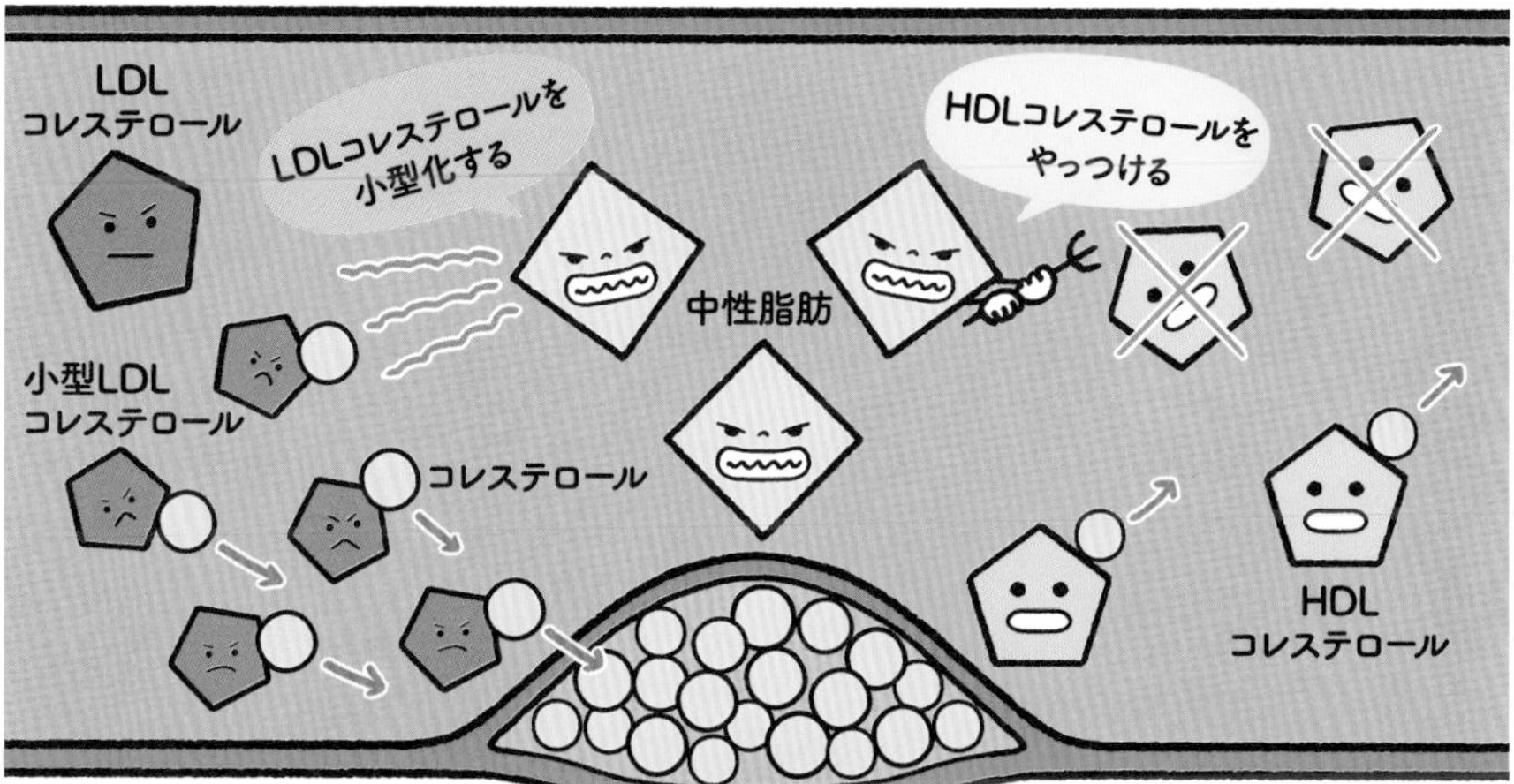

動脈硬化のリスクが高まる

内臓脂肪が増えると中性脂肪が多くなり、小型LDLコレステロールを増やしてHDLコレステロールを減らしてしまいます。この状態を放置すると、血管壁にコレステロールがたまり続け、動脈硬化を引き起こします。

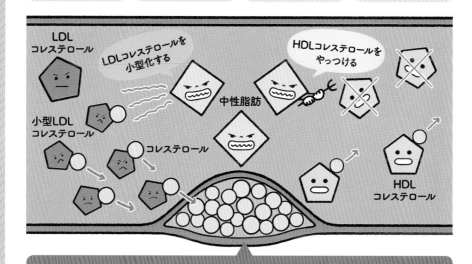

5 内臓脂肪型肥満の多くが「脂肪肝」を合併している

アルコールを飲まなくても肝臓がんに

肝臓の病気は、以前は飲酒過多による肝炎か、B型肝炎やC型肝炎などのウイルス性肝炎がほとんどでした。しかし、近年はお酒をそれほど飲まず、肝炎ウイルスに感染していない人の中にも、脂肪肝から「非アルコール性脂肪肝炎」を起こす人が急速に増加してきています。

脂肪肝は、肝臓全体の約5％以上に脂肪が沈着した状態をいいます。糖質などの過食や多量飲酒により、摂取エネルギーが消費エネルギーを上回ると、消費しきれず余ったエネルギーは肝臓に運ばれて中性脂肪になりますが、処理されなかった中性脂肪は肝臓にたまっていき、脂肪肝になってしまうのです。**内臓脂肪の蓄積と同じ流れのため、内臓脂肪が多い人は脂肪肝を合併していることが多いのです。**

内臓脂肪過多や筋力の低下にも関連

また、肥満がなくても内臓脂肪過多の人は、脂肪肝を合併していることが多く、ほとんどは筋肉量も低下しています。なかでも女性は筋肉の脂肪化も進んでおり、筋力が低下してしまっています。さらに、最近の研究では、**肥満がなく内臓脂肪も蓄積していないにも関わらず、脂肪肝を合併している人もいて、このような人は筋肉において糖のとり込みが阻害される筋肉のインスリン抵抗性を生じており、糖尿病を合併しやすいといわれています。**

90ページで詳しく述べますが、脂肪肝が進行して肝硬変や肝臓がんへと進行する人も少なくありません。脂肪肝は腹部エコーで比較的簡単に診断が可能であり、受けてほしい検査です。そして脂肪肝がある場合は、糖質制限を実践し、過度の飲酒を控えることをおすすめします。

脂肪肝2つのタイプ

お酒をそれほど飲まない人に起こる非アルコール性脂肪肝が、近年増加中。

脂肪肝ってそもそも何？

肝臓全体の5％以上に脂肪が沈着した状態。
内臓脂肪が多い人がなりやすい。

脂肪肝は自覚症状のない病

症状

初期にはほとんど症状はないが、
肝炎を起こし肝硬変に進行することもある。

原因

アルコール性脂肪肝

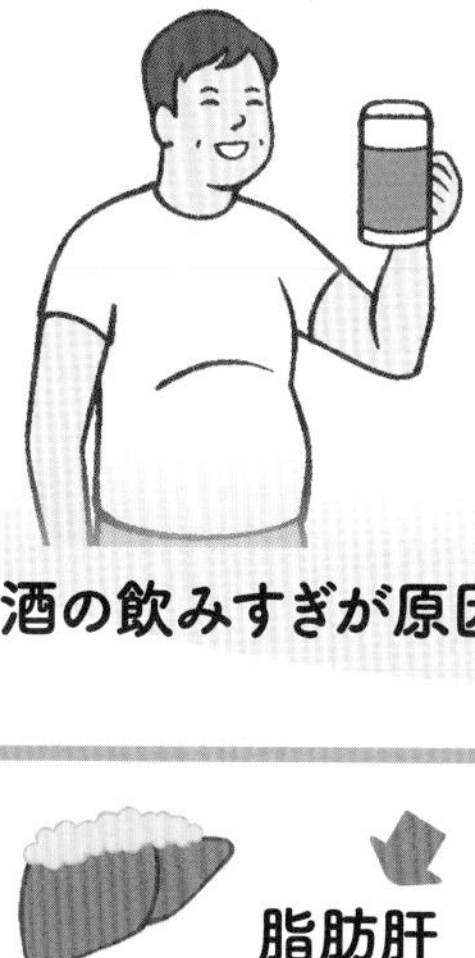

お酒の飲みすぎが原因

非アルコール性脂肪肝

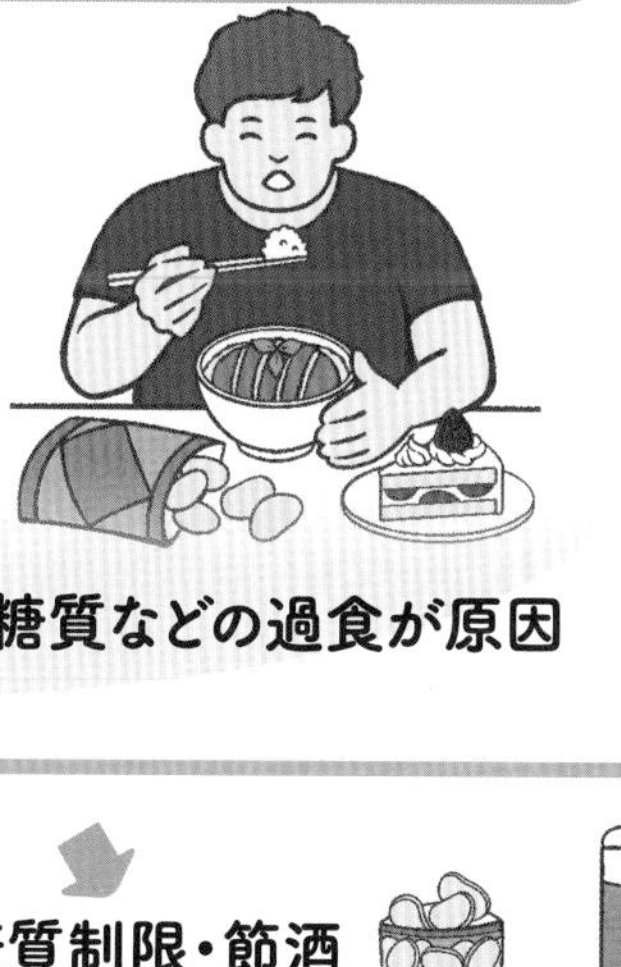

糖質などの過食が原因

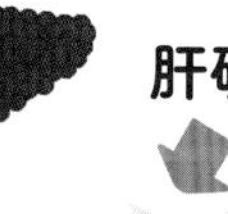

脂肪肝

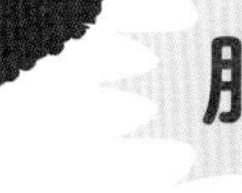

肝硬変

肝臓がん

糖質制限・節酒

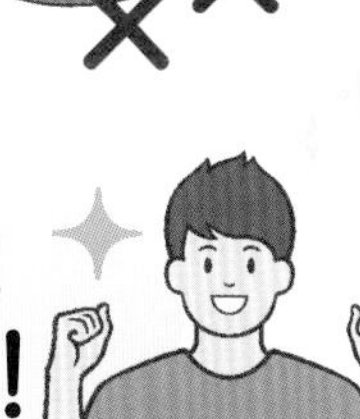

健康に戻れる！

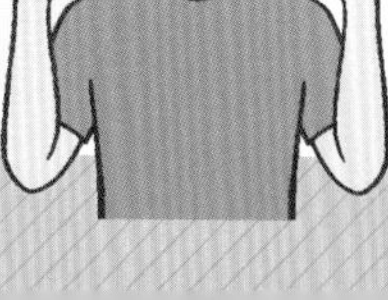

6 「痛風」は薬に頼らず生活習慣の見直しで治す！

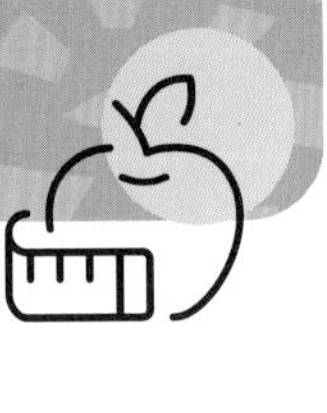

内臓脂肪増加は「高尿酸血症」とも関連

痛風と聞くと、プリン体を多く含む食品を食べすぎることで起こると思っている方が多いと思いますが、実は**内臓脂肪の増加も原因となります。**

痛風の原因となるプリン体は、あらゆる動植物の細胞内に存在するため、ほとんどの食品に含まれています。特にレバー、魚の白子、鶏卵、魚卵など細胞数の多い食品、ビールなどの醸造酒に豊富です。食物からとり込まれるほかにも、体内では新陳代謝によって自分自身の細胞が分解されたり合成されたりする際にプリン体が生じ、これが全体量の約80％を占めます。プリン体は肝臓で代謝され、最終的には尿酸となって体外に排泄されますが、プリン体が増えて尿酸が合成されすぎると、血液の中にたまって高尿酸血症を引き起こします。さらにこの状態が続くと、尿酸が結晶化した尿酸塩が関節に沈着し、急性関節炎に。足の関節、主に足の親指のつけ根に突然の激しい痛みを生じることが多く、この症状を痛風といいます。腎臓や尿路に尿酸塩が沈着し、腎障害や尿路結石を起こすこともあります。

高尿酸血症は内臓脂肪型肥満に高確率で合併することが知られています。**内臓脂肪の増加によって肝臓に流れ込む脂肪酸が増えると、プリン体が合成されやすくなり、尿酸が増加。加えて、内臓脂肪蓄積によってインスリン抵抗性（→P56）が起こると、腎臓での尿酸の排泄量が低下します。**高尿酸血症がある場合は、安易に薬に頼るのではなく、まずは内臓脂肪を減らすよう、生活習慣の改善に努めましょう。薬による治療は体質などの問題があり、内臓脂肪を減らしても尿酸値が正常範囲にならない場合にのみ行うものであると認識してください。

痛風は生活習慣で防げる

内臓脂肪が増えると尿酸の合成が促進される

プリン体は約8割が体内でつくられ、肝臓で代謝されて尿酸になる。

尿酸が増えすぎると血液中にあふれてしまう

尿酸が1日に体外に排泄される量には限界がある。

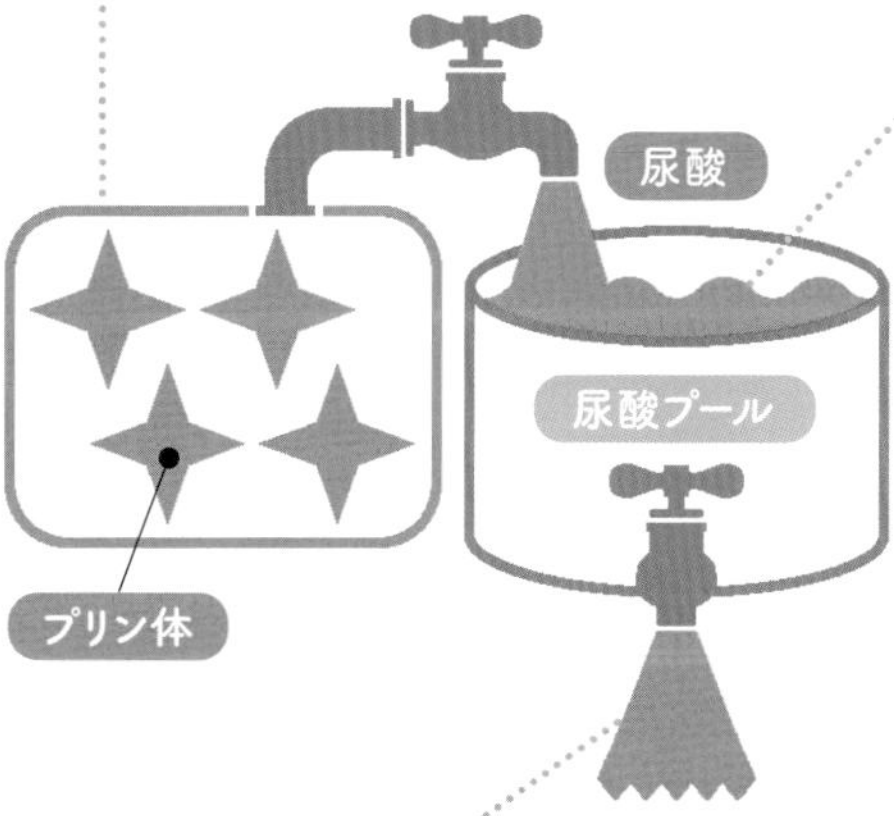

限界を超えると

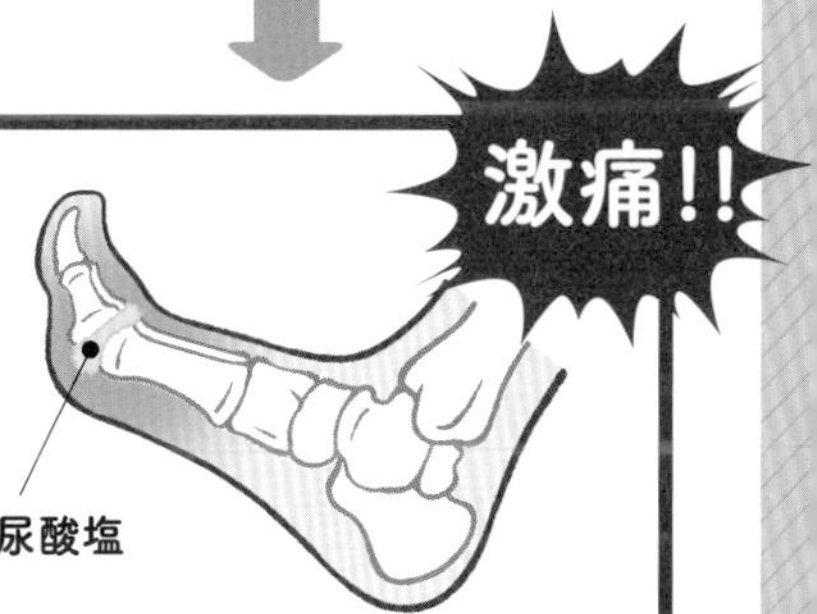

内臓脂肪の蓄積で尿酸の排泄量が低下

ますます血液中に尿酸があふれる悪循環に。

排泄量が減ると

高尿酸血症になり痛風に

尿酸が増えて血液中にたまると、高尿酸血症に。この状態を放置すると、尿酸が結晶化し、関節などに付着して痛風を引き起こす。

改善には内臓脂肪を減らすのが有効

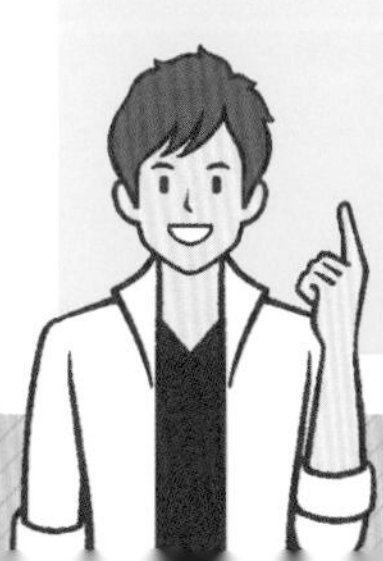

内臓脂肪が増えると、プリン体がつくられやすい状態になり、尿酸の量も増えてしまう。そのため、薬に頼るよりもまずは生活習慣の改善を行い、内臓脂肪の量を減らすほうが尿酸値を正常に戻すには効果的なのです。

7 内臓脂肪型肥満が陥りやすい「腰痛」「股関節痛」「膝痛」

内臓脂肪の重さに関節が耐えきれない

内臓脂肪が増えると、その重さが腰を引っ張り、腰に過剰な負担がかかります。これを背筋で支えようとするため、腰が痛くなるのです。また、内臓脂肪が増えすぎて腰を引っ張るようになると、股関節にも負担がかかり、痛みが出ることがあります。若い頃は、それでも骨盤周囲の筋肉が働いて、内臓脂肪を支えてくれます。しかし、加齢とともに骨盤まわりの筋肉も衰えていきます。その一方で、内臓脂肪が増えると支えられなくなり、お腹を突き出して歩くような格好になります。

このような理由で、内臓脂肪が増えると腰痛や股関節痛が出てくるのです。そして、**長期にわたり腰痛や股関節痛が続くと、「変形性腰椎症」や「変形性股関節症」になります。**関節の変形がひどく、日常生活に支障が出るようになれば、手術を余儀なくされることもあります。また、**膝関節にも内臓脂肪の重みがかかるため膝痛をきたし、「変形性膝関節症」を起こす方もいます。**

この腰痛、股関節痛、膝痛は、体重の重さが原因のため、内臓脂肪型肥満だけでなく、皮下脂肪型肥満の方もなります。「私は皮下脂肪型肥満なので、健康診断はすべて正常で、健康な肥満」と考えている人もいますが、長期で肥満が続いていると、内臓脂肪型でも皮下脂肪型でも、これらの整形外科疾患になってしまいます。

内臓脂肪増加による痛みの根本的治療法は、もちろん内臓脂肪を減らすことです。肥満体型でも元気でなんともないという人も、他人事ではありません。**若い頃と比較して増えた数キロの内臓脂肪がおもりとなって、腰や股関節、膝に負担をかけるのです。**手術が必要になるほど悪くなる前に、生活習慣を改善し内臓脂肪を減らす努力をすべきです。

肥満で起こる整形外科疾患

内臓脂肪が増えて体重が増加すると、
体のさまざまな部位に負担がかかるようになり、痛みとなって現れる。

変形性腰椎症

お腹が前に突き出すと腰が反ってしまう。こうなると、椎間板が薄くなったり、椎間関節の軟骨がすり減ったりしてしまい、椎骨同士があたって腰痛が生じる。

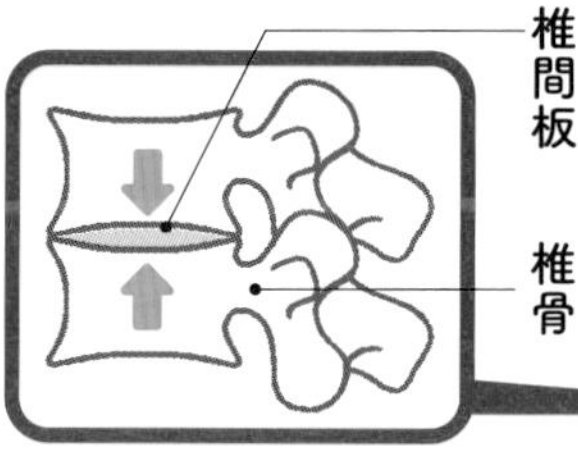

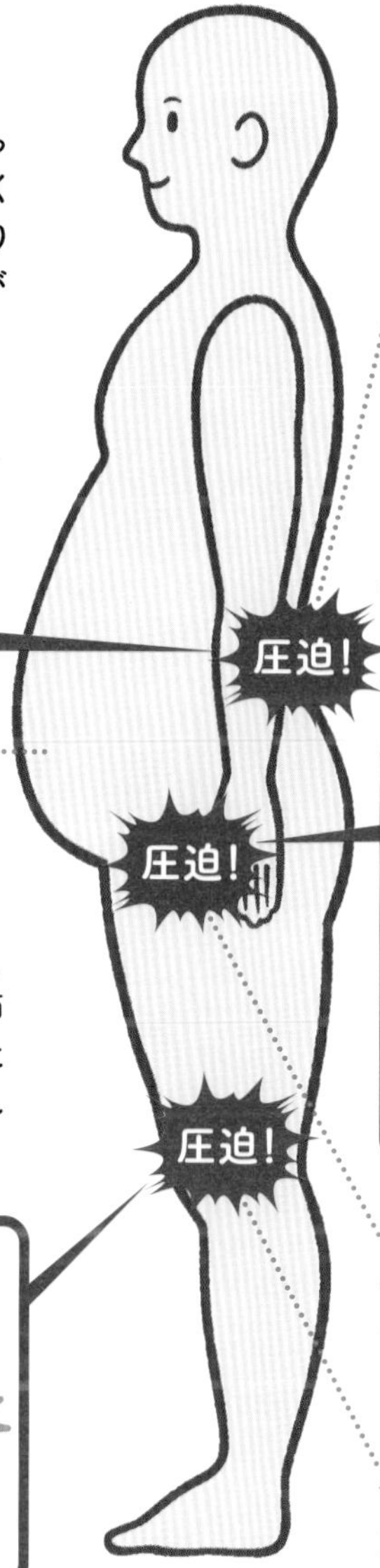
腰が反る
お腹が前に出る
足からの衝撃に加えて
上半身からの重みが加わる
体重の2～3倍の
負担がかかる

変形性股関節症

内臓脂肪の増加によって上半身からの重みが増加すると、脚の骨（大腿骨）と骨盤との間にある軟骨がすり減り、炎症を起こし、痛みを発症させる。

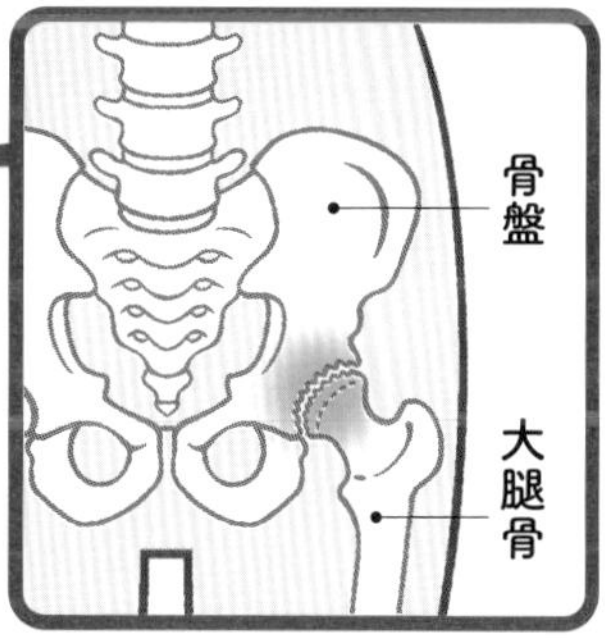

変形性膝関節症

体重が増えれば増えるほど、膝への負担は大きくなり、関節軟骨がすり減って、関節内に炎症が起きたり関節が変形したりして痛みや腫れを生じる。

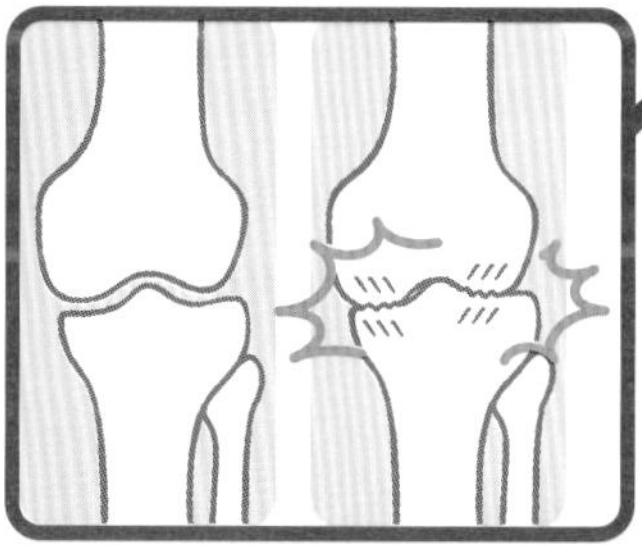

8 脂肪が気道をふさぎ命の危険も「睡眠時無呼吸症候群」

命の危険や事故などの原因にも

睡眠時無呼吸症候群とは、夜間睡眠時に気道が虚脱し、閉塞したり狭窄したりする病気です。それが原因で10秒以上の無呼吸や低呼吸が睡眠1時間あたり5回以上生じると、睡眠時無呼吸と診断されます。ここ50年間で、最も重要性が認識された疾病の一つで、日本では約256万人（人口の2％）の潜在患者がいるとの報告があります。

睡眠時無呼吸症候群になると、無呼吸によって生じる低酸素低換気（呼吸不全）状態により、睡眠中にも関わらず脳は覚醒し、熟眠感を得ることができなくなります。そのため日中に眠気が起こり、居眠りから交通事故や労働災害を引き起こす社会問題も報告されています。また、睡眠時無呼吸による低酸素血症は、睡眠のたびに心血管系に過剰な負担をかけることとなり、心筋梗塞や不整脈などの心血管系疾患を引き起こし、最終的には生命に関わることが指摘されています。さらに、いびきが家族の睡眠を妨げるトラブルを引き起こすこともあります。

内臓脂肪が多い人は首まわりの脂肪も多い

内臓脂肪が多い人は、首周囲の脂肪も多くなりやすく、**直接的に気道の狭窄を起こすケースがあります。**また、**内臓脂肪の蓄積により、横隔膜の運動制限が引き起こされることも、呼吸不全に影響を与えているといわれています。**さらに、脂肪細胞から分泌されるレプチンには呼吸を調節する作用がありますが、内臓脂肪が増加するとレプチン抵抗性が起こり、低酸素血症・高二酸化炭素血症を招きやすいという報告があります。このように同じ肥満度であったとしても、内臓脂肪が多い方が睡眠時の無呼吸が重症化しやすいと考えられているのです。

脂肪は睡眠までも脅かす

内臓脂肪は、気道狭窄や横隔膜の動きを妨げて睡眠の質を下げてしまう。

肥満と睡眠時無呼吸症候群の関係

内臓脂肪が多い人は首まわりの脂肪も多くなりやすく、それが気道の確保を困難にする。また、内臓脂肪が蓄積することで、横隔膜の運動が制限され、呼吸不全に影響するほか、内臓脂肪型肥満のレプチン抵抗性により低酸素血症・高二酸化炭素血症を招きやすくなる。

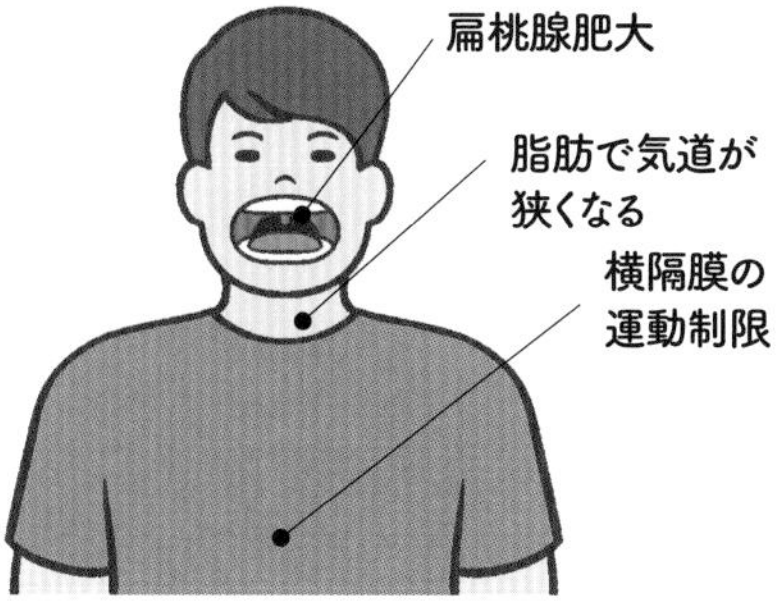

あなたは大丈夫？ 睡眠時無呼吸症候群チェックリスト

- □いびきがうるさいといわれる
- □夜中よく目が覚める
- □息苦しくなって目覚めることがある
- □目が覚めたときに頭痛がすることもある
- □日中の眠気が強い
- □高血圧の薬があまりきかない
- □起きたとき、口やのどが渇いている
- □集中力が低下している
- □熟睡感がない
- □鏡の前で大きく口を開けて舌を下に出してみましょう。このときに、のどちんこは見える？

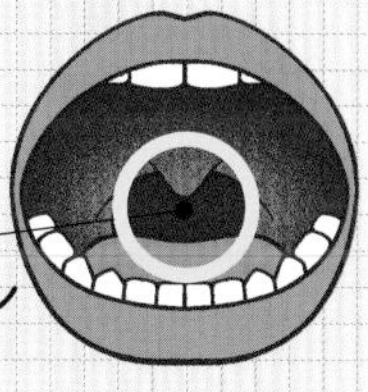
のどちんこと舌の
すきまが少なくてもキケン

1つでも当てはまったら内臓脂肪を減らす行動を！

症状が進むと…

心血管系に負担がかかることで心筋梗塞や不整脈などの心血管系疾患を引き起こし、最悪の場合、生命に関わることもある。

内臓脂肪が減ると…

ダイエットにより首まわりの脂肪が減り、気道が確保されて改善する可能性が高い。質の高い睡眠が得られ、すっきりと目覚めがよくなる。

9 内臓脂肪が胃を圧迫して「逆流性食道炎」に

がんに発展するケースも

食道と胃の狭いつなぎ目には、下部食道括約筋という筋肉があり、食べ物を飲み込むとき以外は食道を閉めて胃液を逆流させないようにしています。逆流性食道炎は、下部食道括約筋の機能が落ち、この仕組みがうまく働かなくなることで起こります。胃液や食べ物が逆流を起こし、食道に炎症を生じるのです。原因には、加齢や肥満、食べすぎや早食い、食後すぐに横になることなどがあげられます。そして最近、原因として増えてきているのが内臓脂肪過多です。

私はダイエット専門医であるとともに内視鏡専門医でもあり、日々人間ドックの胃カメラを行っていますが、内臓脂肪過多による逆流性食道炎の人を診ない日はありません。なぜ内臓脂肪が増えると、逆流性食道炎になりやすくなるのでしょうか？　その理由は、**内臓脂肪が胃を圧迫することで胃の内圧を上昇させ、胃液や食べ物の逆流が起こりやすくなってしまうからです**。また、慢性的な胃液の逆流によって食道がんのリスクも高まります。

このような内臓脂肪過多による逆流性食道炎の患者さんは、胃酸の分泌を抑える薬を内服しているケースが多いです。この薬を世界で最も内服しているのは日本人といわれており、薬に頼りすぎている現状があります。けれどおそろしいのは、**この胃酸分泌抑制薬の影響で胃がんができやすくなってしまうのです**。私の患者さんのなかにも、漫然と長期にわたって胃酸分泌抑制薬を飲み続けたことで胃がんになってしまった人がいました。胃がんになる覚悟をもって胃薬を飲んでいる人はいないのではないでしょうか。やはり、逆流性食道炎の予防・改善のためには安易に薬に頼るのではなく、生活習慣を見直し内臓脂肪を減らすのが先決です。

こんな症状は逆流性食道炎かも…？

内臓脂肪が臓器を圧迫し、胃液や食べ物を押し戻してしまう。

胸やけ

げっぷ

のどのいがいが

上腹部痛

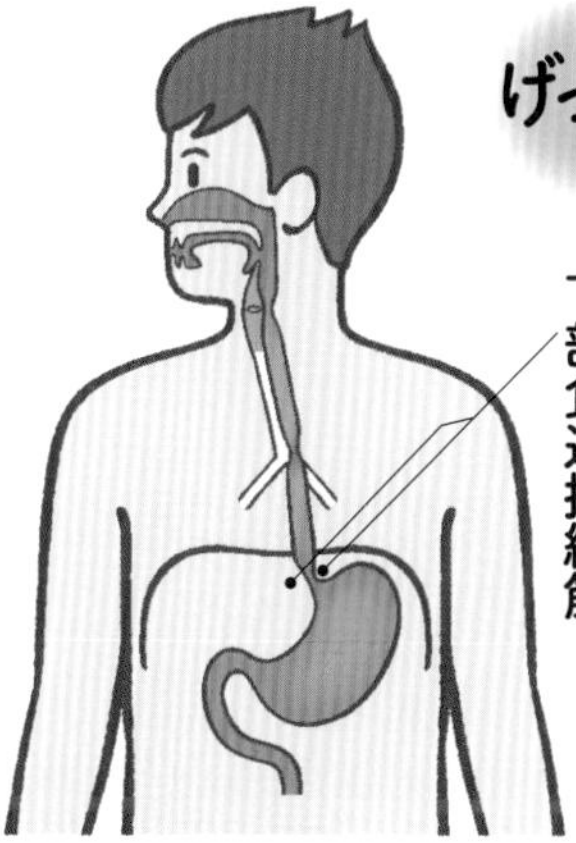

原因不明の咳

食欲不振

胃もたれ

食道がんの原因にも……

内臓脂肪の増加によって慢性的に胃酸が逆流 → 食道の粘膜が食道がんになりやすい状態に → 食道がんに！

予防するには…

- 食後3時間以内に横にならない
- 早食い、食べすぎをしない
- 内臓脂肪を減らす

薬に頼りすぎない

↓

逆流性食道炎の治療に使われる胃酸分泌抑制薬の影響で、胃がんができてしまう可能性もある。安易に薬に頼らず、まずは生活習慣の改善をはかる。

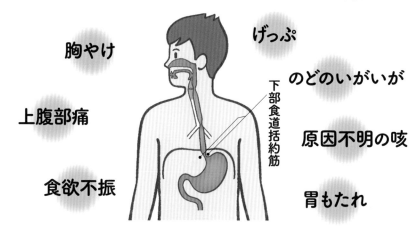

10 内臓脂肪の減少は「生理不順」や「不妊」改善にも

生理不順や不妊に大きく関係

生理不順や不妊の原因はさまざまですが、内臓脂肪増加によるものが少なくありません。**内臓脂肪型肥満の人は、インスリン抵抗性（→P56）のため血液中のインスリンが増加しています。この状態になると血液中の男性ホルモンが過剰に産生されてしまい、卵巣の働きを悪くしたり、排卵障害と卵子の質を低下させたりします。これが生理不順や不妊の原因になってしまうのです。**また、脂肪細胞から分泌されるレプチンには生殖機能を調節する作用があります。内臓脂肪型肥満では、血中レプチン濃度が高くレプチン抵抗性の状態になり、血液中に質の悪いレプチンが増えています。そのため、生殖機能が障害され、生理不順や不正性器出血などの軽度の異常から、無月経や不妊症といったさまざまな症状が引き起こされます。

糖質制限ダイエットで妊娠できた事例も

内臓脂肪型肥満を改善することで、インスリン抵抗性やレプチン抵抗性が改善し、生理不順などの症状は改善する場合が多いです。また、**女性にとっての内臓脂肪と皮下脂肪の正しい割合をとり戻すと、排卵や妊娠をサポートする女性ホルモンの役割が復活します。**さらに、内臓脂肪による肥満から脱却し、以前の美しい体形を取り戻すことで、自信がつくこともいい影響を与えると思います。

私の患者さんのなかにも、内臓脂肪増加による不妊に悩んでダイエット外来を受診される方がいます。糖質制限を中心とした正しいダイエットを実践することで、妊娠・出産することができたという報告が何例もありました。生理不順や不妊に内臓脂肪が影響していることを理解し、無理せず内臓脂肪を落とすことが大切です。

女性特有の不調も内臓脂肪が原因？

内臓脂肪は生理不順や不妊など、女性特有の不調も引き起こす。

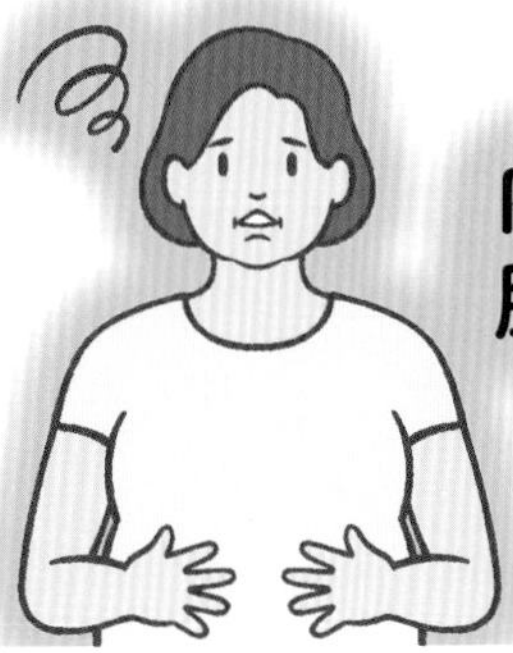

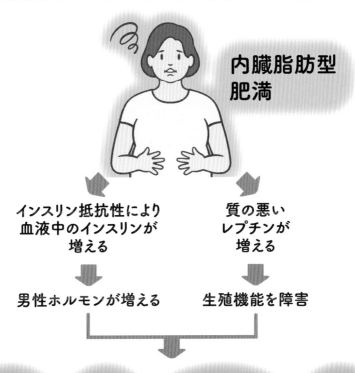

内臓脂肪型肥満

インスリン抵抗性により血液中のインスリンが増える
↓
男性ホルモンが増える

質の悪いレプチンが増える
↓
生殖機能を障害

↓

生理不順　不妊症　不正性器出血　無月経

内臓脂肪型肥満を改善させることでインスリン抵抗性やレプチン抵抗性を改善

- ➡ 生理不順の改善
- ➡ 女性ホルモンが排卵や妊娠をサポートする役割をとり戻す

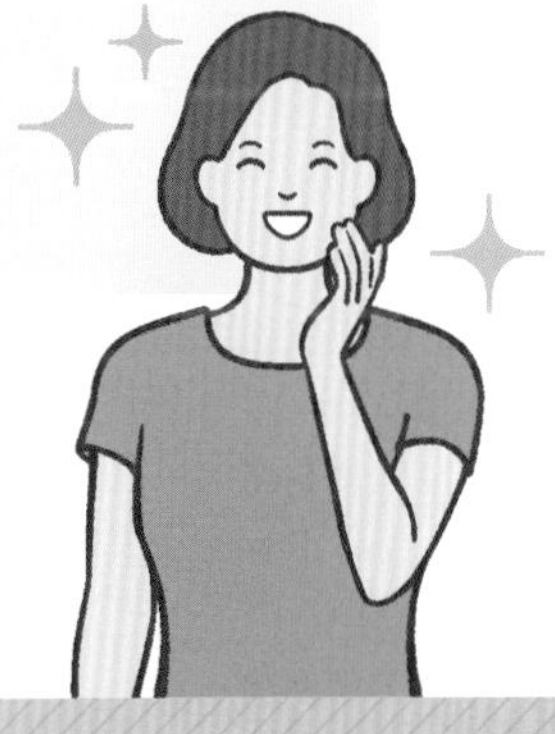

11 「便秘」や「頻尿」は、内臓脂肪で圧迫されているせいかも!

消化管や膀胱を内臓脂肪が圧迫

内臓脂肪の増加により、便秘になってしまうこともあります。「さすがに関係ないでしょ」と思われる方もいるかもしれません。けれど事実なのです。

食べた物は食道から胃を通過し、十二指腸、小腸、大腸へと運ばれていきます。これには腸蠕動《ぜんどう》という消化管の運動が関与し、ミミズが這《は》うような動きをして食べ物を先に送っていきます。ところが**内臓脂肪が多すぎると、臓器と臓器の隙間を埋めてしまい、消化管が動きづらくなり、その結果、便秘を誘発してしまうのです。**

さらに女性は下腹部にある子宮や卵巣の周囲に内臓脂肪がつきやすく、直腸を圧迫するのでなおさら便秘になりやすいのです。私のダイエット外来を受診される方には必ず初診時に内臓脂肪測定の腹部CTを行っていますが、

お腹の中が内臓脂肪でぎゅうぎゅう詰めで、腸がどこにあるかわからないような方が多数いて、このような方のなかには便秘に悩まれている方もいます。

また、「夜中にトイレに起きる回数が増えた」と悩まれている方も多く、男性なら「前立腺肥大かな?」と思われるかもしれませんが、内臓脂肪過多が原因のことも多くあります。**便秘と同じように内臓脂肪が膀胱を圧迫して尿をしっかりとためられなくなり、頻尿になってしまうのです。**

便秘や頻尿は生活の質を落としてしまうため、悩みの種になりがちです。悩んだあげくに医療機関を受診し、漫然と半永久的に薬を服用している方が多数います。これらの薬は比較的副作用が少ないものの、やはり飲まないに越したことはありません。内臓脂肪を減らすことで便秘や頻尿が改善することが案外多いことをぜひ知っていただければと思います。

内臓脂肪をスッキリさせて便秘と頻尿を解消

内臓まわりに蓄積される内臓脂肪が臓器の動きを妨げ、本来の機能が発揮しにくくなる。

便秘

白い部分が腸などの消化管。みどり色の内臓脂肪に腸が圧迫されて動きにくくなり、便通が悪い状態になっている。

頻尿

白い部分の膀胱がみどり色の内臓脂肪に圧迫されてしまっている。尿がためられず、頻尿になっている原因。

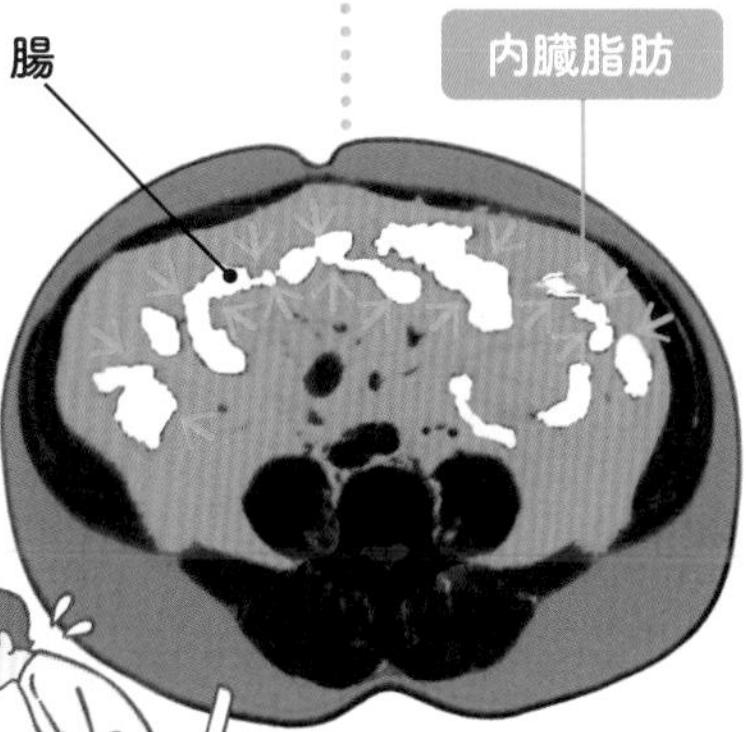

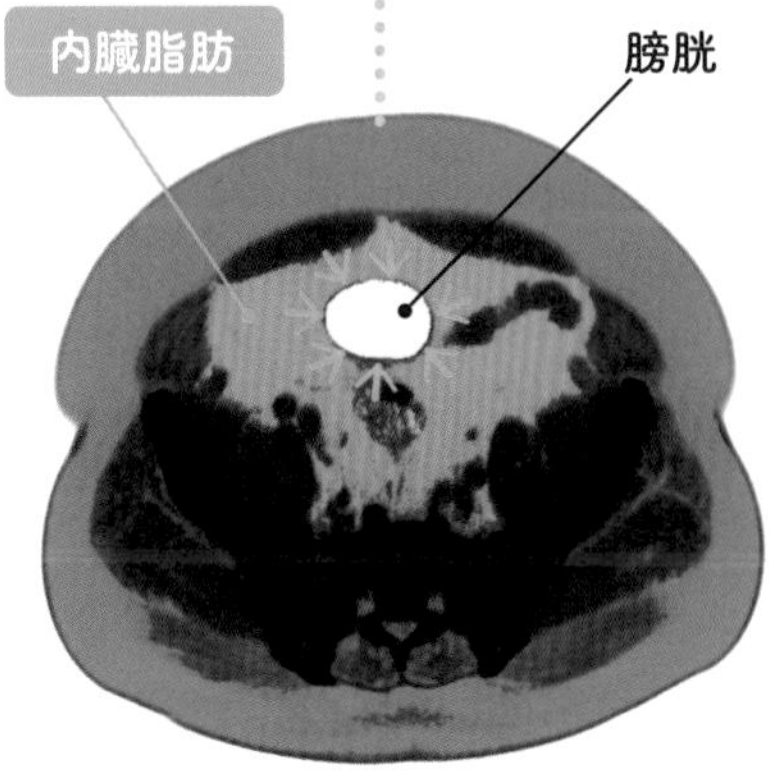

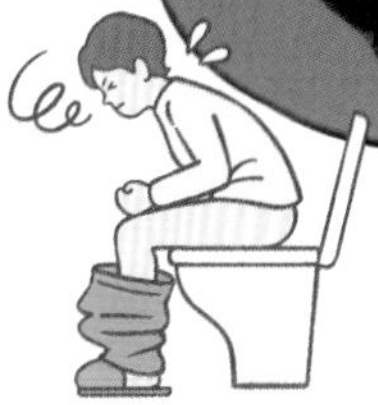

薬を服用するよりも糖質制限のほうが効果的

便秘や頻尿を治すための薬を服用するよりも、正しい糖質制限を行って内臓脂肪を減らすほうが、改善されるケースが多い。

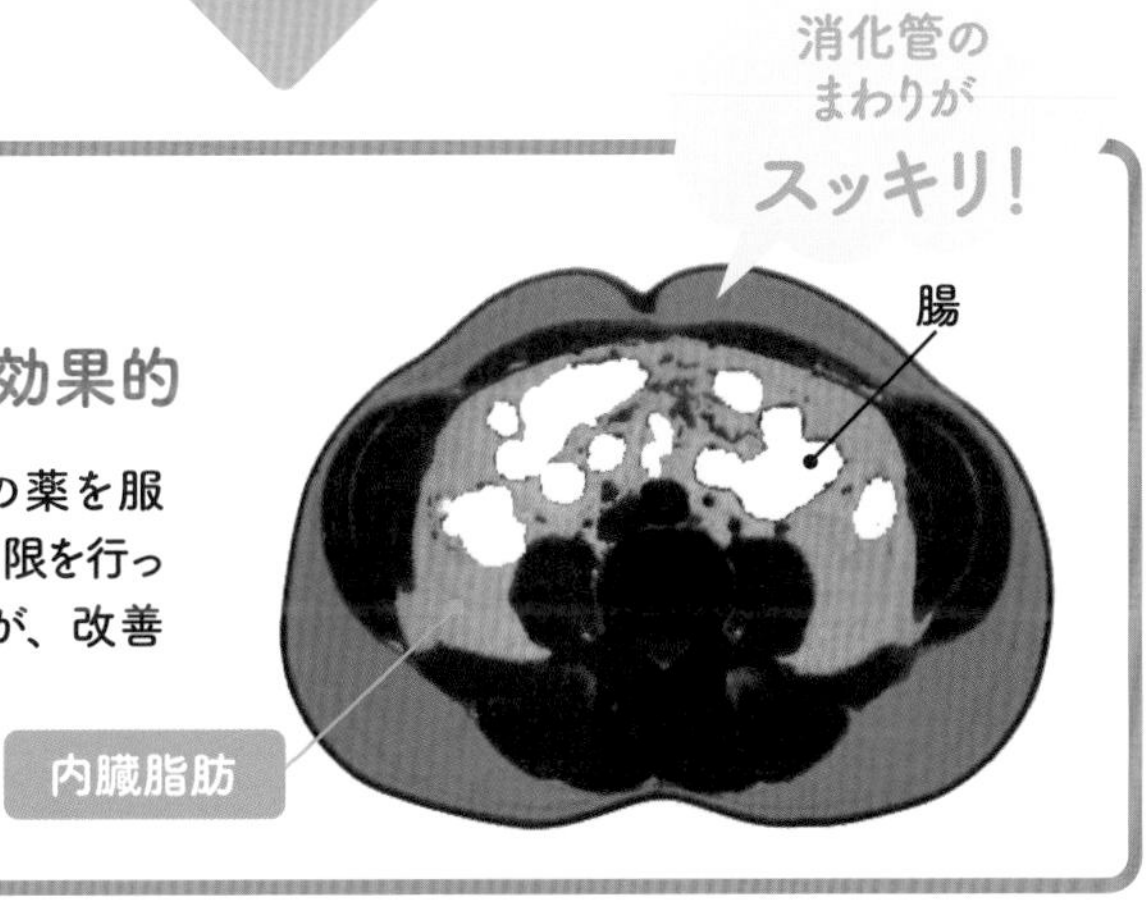

12 「胆石」ができやすいのは、40代以降、肥満、食欲旺盛な人

内臓脂肪の増加が大きな引き金に

日本人の約1000万人に胆石があるといわれています。胆石はできる場所によって3つに分けられます。1つ目は、最も多くみられる胆のうの中にできる「胆のう結石」、2つ目は、胆のうから十二指腸をつなぐ総胆管にできる「総胆管結石」、そして3つ目が、まれに肝臓内の胆管にできる「肝内結石」です。胆石が胆のう内にとどまっている限り症状はなく、胆のうの出口をふさいだり、胆管に落ちこんで胆汁の通り道をふさいだりすると症状が出ます。**主な症状は「みぞおちから右脇腹にかけての痛み」「背中や右肩への痛み」などで、吐き気が起こることもあります。**

発症しやすい人の特徴は5つの「F」で表現されます。①「40代以降の中高年」(Forty)、②「肥満」(Fat)、③「元気で食欲おう盛」(Fair)、④「女性」(Female)、⑤「子どもを2人以上産んでいる」(Fertile)で、この5つが当てはまる人は胆石ができやすいのです。

私自身、内視鏡医として総胆管結石の除去を日々行っていますが、**胆石は「中高年の肥満」の人にできることが多く**、なかでも**内臓脂肪型肥満は一番の原因です。**内臓脂肪の蓄積によって脂肪肝になると、肝臓の細胞が酸素不足になり、胆汁への水の排出が減ってしまい、胆汁が濃縮されて胆石ができるといわれています。

痛みが強くつらい胆石は、さらに重症化することがあります。胆石(特に総胆管結石)によって胆汁の流れが滞り、細菌が増殖して、血液中に細菌が入り込み、敗血症になってしまうのです。これが原因で亡くなってしまった方もいます。さらに胆石は胆のうがんを合併しやすいという報告もあります。予防のためにはやはり内臓脂肪を増加させないことが重要です。

内臓脂肪が胆石をつくる原因に

胆石を発症しやすい5つの特徴（5つのF）

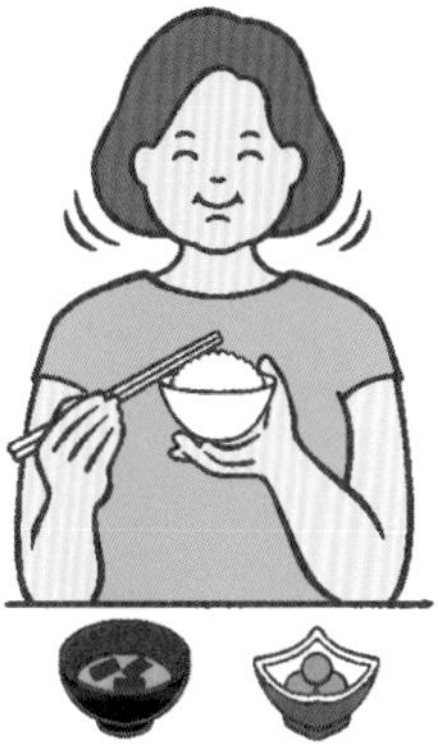

①40代以降の中高年（Forty）
②肥満（Fat）
③元気で食欲おう盛（Fair）
④女性（Female）
⑤多産（Fertile）

当てはまるものが多いほどリスク大！

胆石ができる場所

脂肪肝になって血流が減ると、低酸素誘導因子HIF-1αという分子が活性化する。すると、胆汁に水分を供給するのに必要なたんぱく質（アクアポリン8）が減少し、肝細胞から胆汁への水排出が減って胆汁が濃縮され、胆石ができる。

脂肪肝になると胆石ができやすくなる

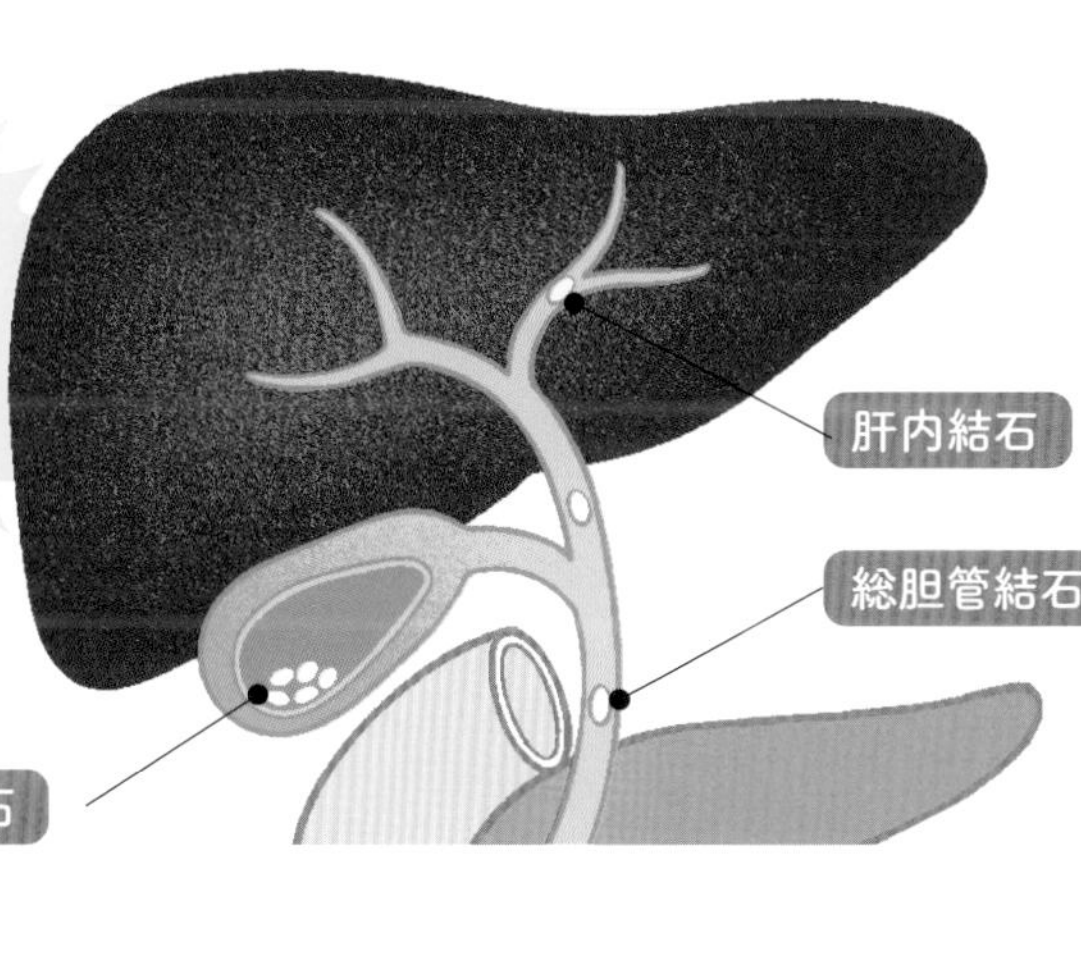

タバコが内臓脂肪を増やす！

タバコには数千もの化学物質が含まれており、がんや生活習慣病のリスクを高めるだけでなく、内臓脂肪の増加自体にも影響することがわかってきています。

タバコに含まれる「ニコチン」が悪影響を及ぼす

タバコに含まれるニコチンが体内に入る

→ 副腎ホルモンのカテコールアミンが増加 → 中性脂肪の合成が促進される

→ 善玉ホルモンのアディポネクチンが減少 → 脂肪が分解されにくくなる

内臓脂肪を増加させる！

喫煙者は特に内臓脂肪が蓄積しやすい

人間ドック受診者662名に対して内臓脂肪面積や皮下脂肪などの面積の測定を行ったところ、非喫煙者に比べて喫煙者の方が内臓脂肪がつきやすく、さらに1日の喫煙本数が増えるほど増加しやすいことがわかった。

皮下脂肪の面積

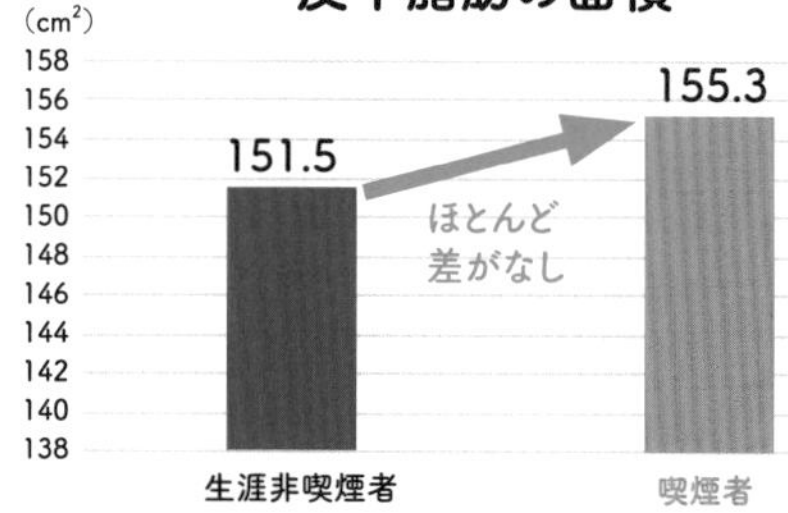

内臓脂肪の面積

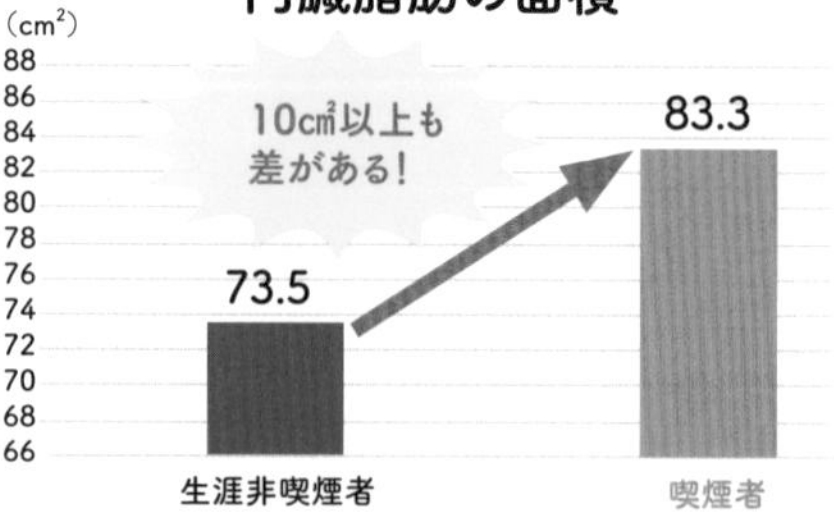

深山泉希ほか「能動喫煙と内臓脂肪蓄積」日本禁煙学会雑誌.2016,11巻,3号より作成

喫煙は、内臓脂肪を増加させやすく、さらに、内臓脂肪過多の状態で喫煙すると、ほかの病気のリスクもより一層高まります。

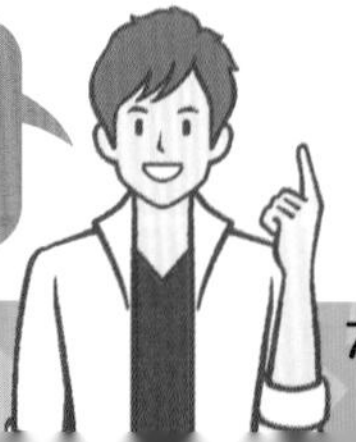

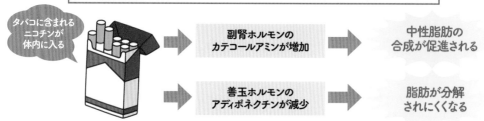

PART 3

内臓脂肪の重大リスク

内臓脂肪の放置が招く恐ろしい病気

1 内臓脂肪型肥満の人は、感染症の重症化リスク大

内臓脂肪の炎症で感染症を感知しにくい

PART1でも述べましたが、内臓脂肪型肥満の人は、内臓脂肪組織内に慢性炎症が生じています（→P48）。このような人が**ウイルスや細菌に感染すると、内臓脂肪の炎症が急激に悪化し、大量の炎症性物質が放出され、重症化してしまいます**。また、慢性の炎症状態にあると、感染症を発症して緊急事態に陥っていても、その事態を感知できず、感染を防ぐための防御反応が働きにくいことも、感染症の発症や重症化につながります。

ウイルスが細胞内に侵入しやすい

さらに、内臓脂肪型肥満の人は、ウイルスが細胞内に侵入しやすいことも明らかになっています。ウイルスが細胞内に侵入する際には、細胞表面のレセプター（受容体）に付着して侵入します。ウイルスによってレセプターも異なりますが、新型コロナウイルスの場合は、アンジオテンシン変換酵素2（ACE2）受容体から細胞に侵入すると考えられています。これは、肺、小腸、胃などにあり、内臓脂肪の脂肪細胞にも多いです。そのため内臓脂肪型肥満の人は新型コロナウイルスの感染リスクが高いのです。

さらに、ウイルスを吐き出しにくいこともわかっており、このため感染してから治るまでに時間がかかります。

同様に**内臓脂肪過多は、インフルエンザ感染や尿路感染、肺炎などすべての感染症の発症や重症化に関連します**。感染症はそれまで元気だった人でも、急激に体調が悪化し死に至ってしまう病気です。ある意味、徐々に病状が悪化するがんより恐ろしい病気なのかもしれません。内臓脂肪型肥満は感染症の重症化リスクが高いということを十分に認識してほしいと思います。

内臓脂肪型肥満の人は感染しやすく、重症化もしやすい

内臓脂肪が多い人は体内で慢性炎症を起こしている。
そのため、感染症に気づきにくくなってしまう。

BMI 25未満

BMI 25以上

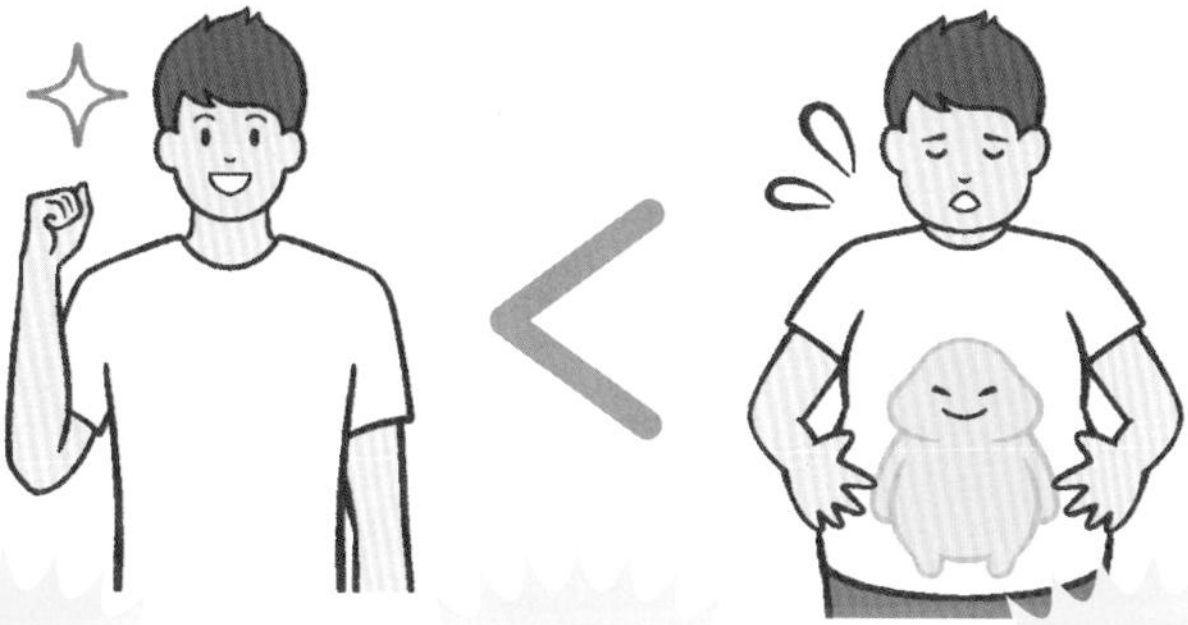

新型
コロナウイルス
重症化率
1.8倍！

インフルエンザ
に
かかりやすい！

そのほかの
感染症の
リスク大！

JMDC「新型コロナウイルス感染時の重症化リスクファクターに関する分析結果」

日本肥満予防協会「内臓脂肪が多い日本人はインフルエンザに罹患しやすい可能性」

内臓脂肪型肥満の人の体内で起こっていること

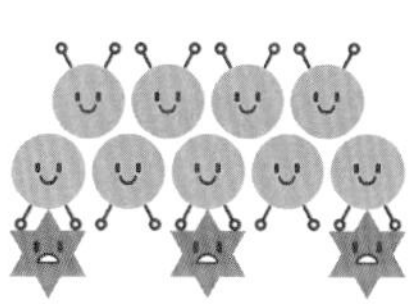

細胞内への侵入経路となるレセプターの数が多く、ウイルスや細菌に感染しやすい。

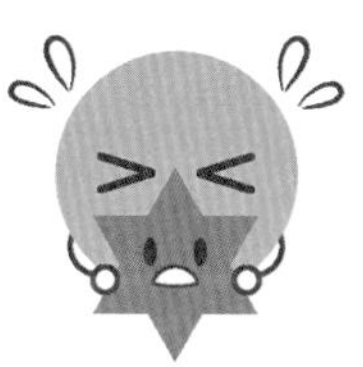

ウイルスを吐き出す「クリアランス」をしにくく、治るまでに時間がかかる。

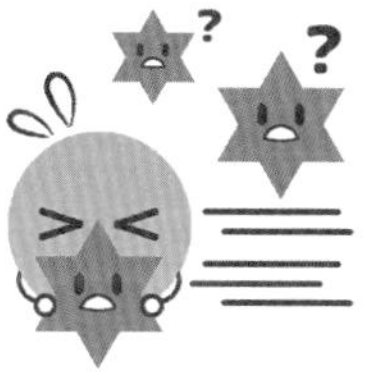

もともと炎症状態のため、急激な炎症悪化に気づかず重症化しやすい。

2 「動脈硬化、心筋梗塞、脳梗塞」内臓脂肪過多が招く怖い病気

血管修復をする物質が分泌しなくなる

動脈硬化とは、血管の老化によって血管が狭く硬くなり、血液の流れが悪くなった状態のことをいいます。若い健康的な血管は弾力があってしなやかですが、年齢を重ねることで動脈硬化は進んでいきます。もっとも、原因は加齢だけではなく、糖尿病、高血圧、脂質異常症も動脈硬化を進行させます。そして、これらの病気の発症に、内臓脂肪過多が関わっていることをPART2で述べてきました。

さらに最近の研究では、内臓脂肪の蓄積そのものが、動脈硬化の進行に密接に関係していることがわかってきました。その大きな要因が「アディポネクチン」という善玉のアディポサイトカインの分泌低下です。**このアディポネクチンには、血液中を流れて全身をめぐり、血管の傷を見つけるとそれをすばやく修復し、動脈硬化を防ぐ役割があります。**いわば、血管をパトロールする警察のような役割です。しかし、**内臓脂肪が増加すると、アディポネクチンの分泌は低下してしまいます。**

また内臓脂肪が蓄積すると、悪玉アディポサイトカインである腫瘍壊死因子（TNF－α）やPAI－1が増加し、動脈硬化を促すこともわかってきました。PAI－1は血栓（血液の塊）をつくりやすい物質で、血栓が血管に詰まることで起こる心筋梗塞や脳梗塞を起こしやすくします。

動脈硬化は軽度なら大きな問題となりませんが、進行すると心筋梗塞や脳梗塞の要因となり、場合によっては突然死の原因となります。以前、私の患者さんのなかに、ダイエットをして健康になろうと受診されたけれども、長年の内臓脂肪過多による動脈硬化が原因で心筋梗塞のため亡くなられた方がいました。やはり動脈硬化が進行する前に内臓脂肪を減らすよう生活習慣の改善を図るべきです。

内臓脂肪が多いと特に動脈硬化になりやすい

内臓脂肪増加によって善玉アディポサイトカインが減ったり
悪玉アディポサイトカインが増えたりして動脈硬化の原因に。

善玉アディポサイトカインの
アディポネクチンが減少

悪玉アディポサイトカインの
TNF-αとPAI-1が増加

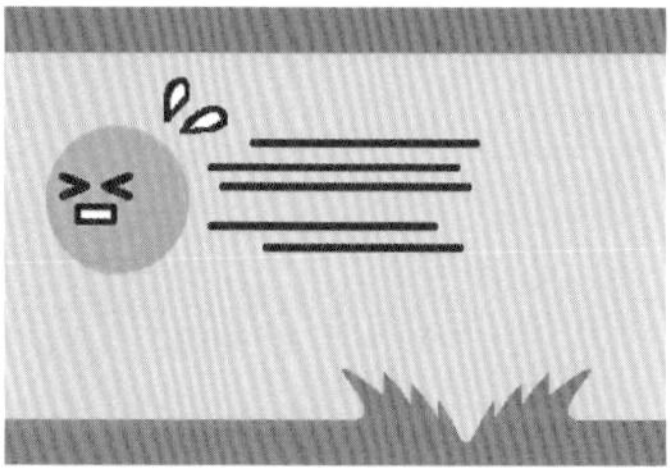

血管の傷の発見が遅くなる

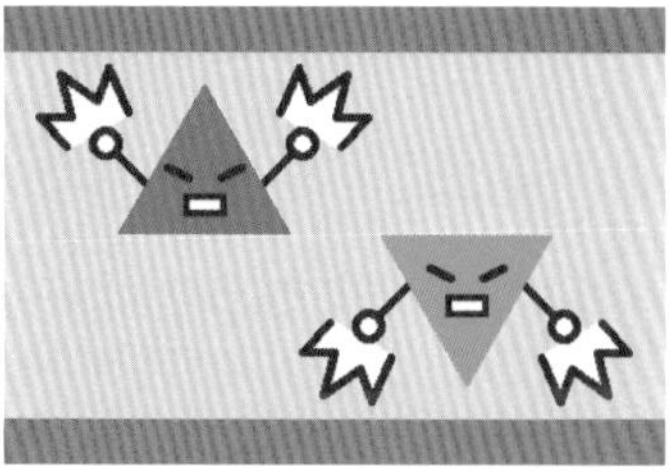

血栓ができやすくなる

最悪の場合
心筋梗塞や脳梗塞に！

あなたは大丈夫？ 動脈硬化チェックリスト

- □内臓脂肪が多い
- □BMI25以上か、腹囲が男性85cm以上、女性90cm以上
- □高血圧、脂質異常症、糖尿病、高尿酸血症などの生活習慣病を患っている
- □45歳以上
- □お酒をよく飲む
- □タバコをよく吸う
- □運動不足
- □ストレスがある
- □家族に動脈硬化の人がいる

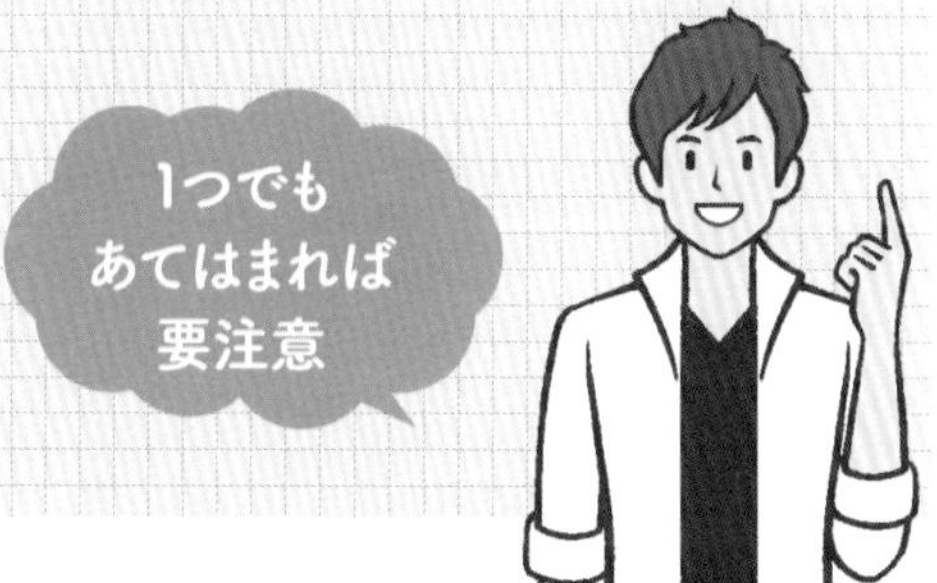

3 多くの「がん」が内臓脂肪の増加で危険水域に

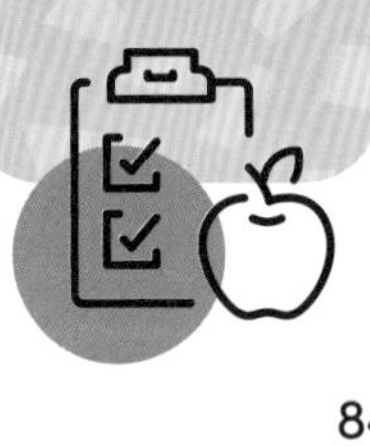

がん細胞の増殖を促進する物質が分泌

がんはみなさんが最も恐れる病気ではないでしょうか？**実はほぼすべてのがんの発症に内臓脂肪過多が関連しています。**内臓脂肪の蓄積に伴うTNF-α（悪玉アディポサイトカイン）の分泌増加とアディポネクチン（善玉アディポサイトカイン）の分泌低下は、インスリン抵抗性を引き起こし、質の悪いインスリンが増加する高インスリン血症を引き起こします。インスリンが多い状態はがん細胞を増やしてしまうほか、がん細胞を減らす働きを阻害してしまいます。結果として**内臓脂肪過多に伴う高インスリン血症ががん発症のリスクを高めてしまうのです。**

また、アディポネクチンには、細胞の増殖を抑える働きもありますが、内臓脂肪が増えすぎて善玉のアディポネクチンの分泌が減ると、がん細胞が増殖し、がんを発症するリスクが高まると考えられています。特に内臓脂肪型肥満と乳がん、大腸がん、肝臓がんとの関連がほぼ確実とされています。閉経すると女性ホルモンの分泌がいったん低下しますが、内臓脂肪が蓄積することで、内臓脂肪によって生みだされる女性ホルモンにより乳がんの発生が増加するといわれています。また、**内臓脂肪の面積が30㎠未満では大腸がんの元になる大腸ポリープができる人の割合が約3割だったのに対し、内臓脂肪の増加とともにポリープができる人も増え、150㎠以上では7割を超えるという研究もあります。**私も内臓脂肪が多い人ほど、大腸ポリープが多いのを実感しています。さらに、内臓脂肪型肥満の人のほぼすべてが脂肪肝を合併しており、脂肪肝が肝臓がんのリスクになります。それ以外にも、食道がん、胃がん、膵臓がんなどさまざまながんとの関連が指摘されています。

肥満の人はがんになりやすい

がんの死亡リスクを上げるBMI値、健康にいいBMI値とは？

がんの死亡リスク

BMI 23.0～24.9

BMI 30.0以上

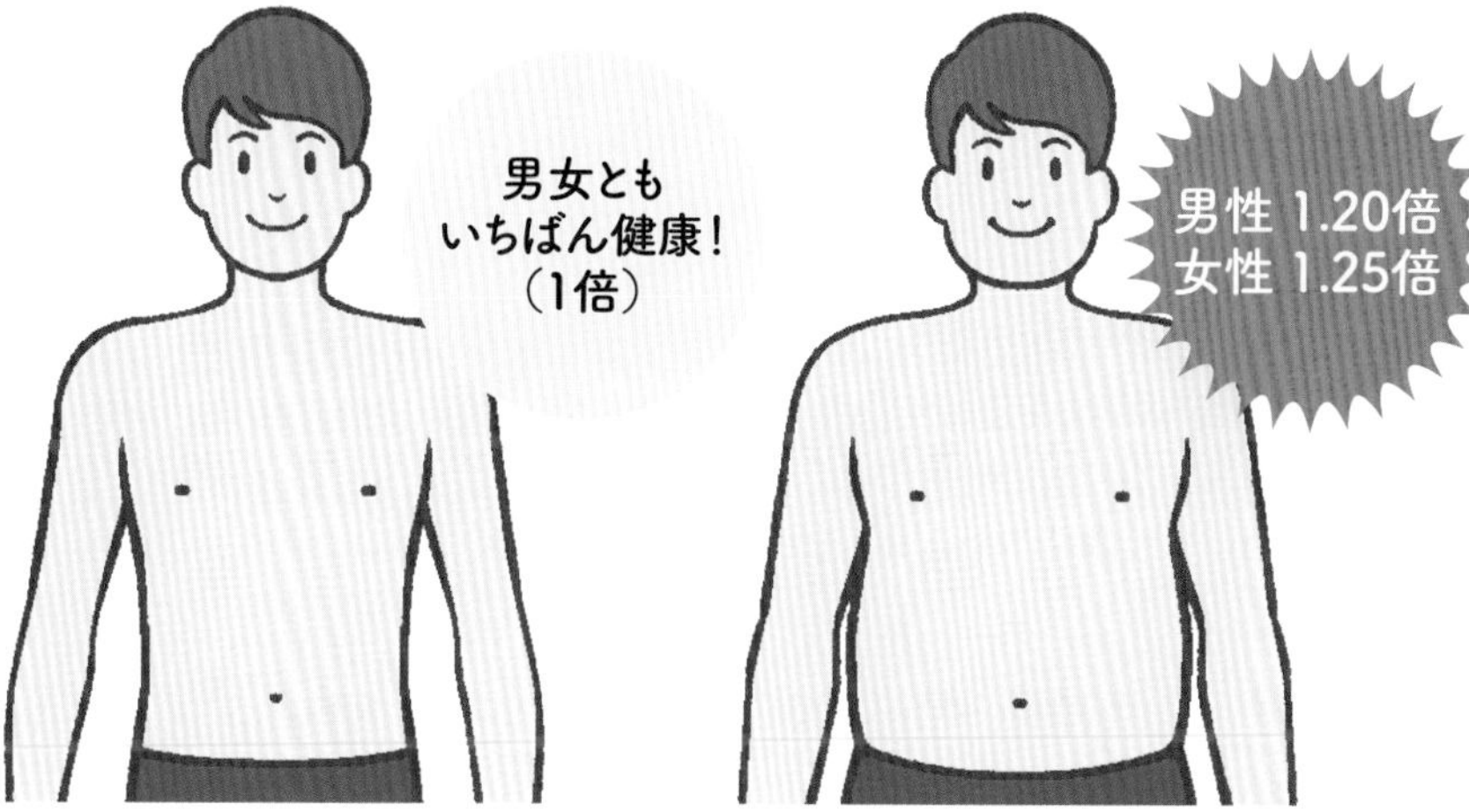

国立がん研究センター「肥満指数（BMI）と死亡リスク」

肥満で発症リスクが高まるがん

20歳以降に体重が12kg以上増加すると、がんの発症リスクが高くなる。

男性

- 大腸がん
- 肝臓がん
- 食道がん
- 胃がん
- 膵臓がん
- 胆のうがん
- 腎臓がん

女性

- 乳がん
- 大腸がん
- 肝臓がん
- 食道がん
- 腎臓がん
- 膵臓がん
- 胆のうがん
- 子宮がん
- 卵巣がん

内臓脂肪減少、
脂肪肝解消が
がんを防ぐ！

4 「認知症」の発症リスクが内臓脂肪過多で高まる理由

アルツハイマー型患者の約60%に内臓脂肪が

認知症とは認知機能が低下した状態をいい、物忘れの症状から始まり、進行すると食事や入浴などの日常生活全般に支障が出ます。2020年の65歳以上の認知症の割合は16・7%と高く、身近な病気といえます。

認知症の中で最も多いアルツハイマー型認知症は、脳内にアミロイドβという特殊なたんぱく質が蓄積することによって、脳機能に異常をきたし発症する病気で、内臓脂肪の蓄積があると、発症しやすいといわれています。なぜなら、インスリンにはアミロイドβを分解して神経細胞を保護する働きがありますが、内臓脂肪が増加してインスリンの効き目が悪くなると、アミロイドβを蓄積させてしまい、結果アルツハイマー型認知症の発症につながるからです。実際にアルツハイマー型認知症患者の約60%は内臓脂肪が増えていたという報告もあります。

脳の血管障害が引き金に

次に多いのが脳血管性認知症です。脳血管性認知症は脳の血管障害が引き金となって発症するので、内臓脂肪が蓄積し続けて動脈硬化が進行すると発症リスクが増加します。脳血管性認知症もアルツハイマー型認知症も、元を正せば内臓脂肪過多が関与しているのです。

アメリカの研究では、**中年の肥満者のアルツハイマー型認知症罹患率は通常の約3倍で、脳血管性認知症は約5倍と報告されています。**認知症で命を落とすことは少ないかもしれませんが、自立した日常生活が送れなくなり、健康寿命が短くなる点では非常に恐ろしい病気です。充実した人生を全うするには、内臓脂肪を蓄積させないことが不可欠なのです。

認知症にも内臓脂肪が関与している！

内臓脂肪過多はアルツハイマー型、血管性どちらの認知症も罹患リスクを高める。

内臓脂肪の蓄積

- **動脈硬化** → **脳に血管障害が起こる** → **脳血管性認知症**
- **インスリン抵抗性** → **脳内物質アミロイドβが分解されない** → **アルツハイマー型認知症**

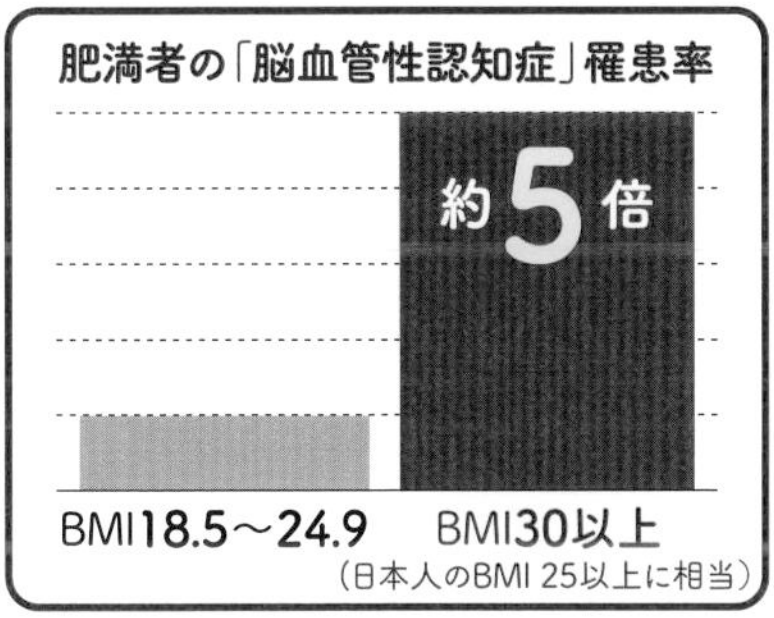

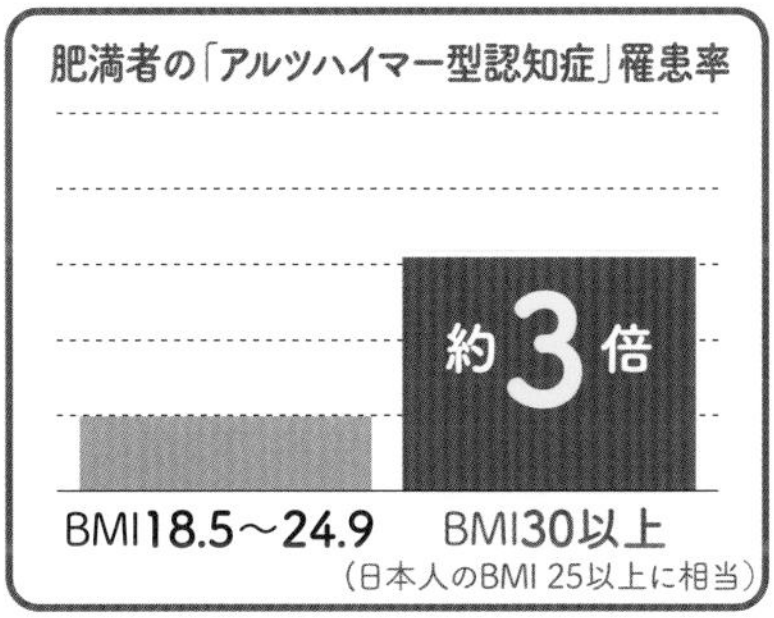

Whitmer RA, Gunderson EP, Quesenberry CP Jr, Zhou J, Yaffe K.
Body mass index in midlife and risk of Alzheimer disease and vascular dementia. Curr Alzheimer Res. 2007

内臓脂肪は認知症リスクを高める！

アメリカでの約1万人を対象とした追跡調査結果。アメリカ人のBMI30以上は、日本人のBMI25以上に相当する。中年期に肥満だと認知症発症リスクが31％高くなるとのイギリスの調査報告もある。

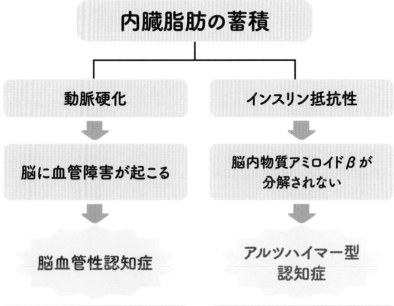

5 内臓脂肪過多による「腎不全」で人工透析が必要になることも！

腎臓に大きな負担をかける内臓脂肪

日本では、成人の8人に1人が患っているといわれるくらい慢性腎臓病の潜在患者が大勢います。内臓脂肪蓄積によって起こる糖尿病、高血圧、脂質異常症といった生活習慣病がその危険因子であり、高齢化社会の到来も相まって、慢性腎臓病の患者は増加傾向にあります。

腎臓には、血液をろ過して老廃物や有害物質を尿として排出するという重要な働きがあり、この役割をしているのが糸球体です。**内臓脂肪が蓄積することで、腎臓への血流量が増加し、糸球体《しきゅうたい》ろ過量が増えたり糸球体内圧が上がることで、腎機能低下を招いてしまうのです。**

また、内臓脂肪が蓄積すると、インスリンの働きが低下するインスリン抵抗性を生じることにより、高血糖、高血圧、脂質異常を招き、腎機能低下が起こりやすくなります。さらに、その腎機能低下がインスリンの働きを低下させるという悪循環に陥ります。

腎臓病の初期には自覚症状がないため、不調に気づいたときには病状が進んでいることが多いといわれます。腎臓の機能は一度失われると元に戻ることは難しく、最終的にはほとんど機能しなくなる腎不全へと進行します。そうなると**尿毒症や心不全で死亡する危険が高まるため、血液を人工的にろ過する人工透析が欠かせなくなり、腎移植をしないかぎり透析を一生続けなくてはなりません。**

人工透析の原因となる病気では、糖尿病の合併症である糖尿病性腎症が約39・5％（2020年）と最も高くなっています。糖尿病と内臓脂肪過多は表裏一体です。重度の腎不全のきっかけとなる糖尿病にならないためには、若いうちから正しい糖質制限を行い、内臓脂肪を減らすことが大切です。

内臓脂肪が腎機能をうばっていく

内臓脂肪の増加が腎機能を低下させ、不調に気がついたときには
すでに症状が進行していることも…。

腎臓の働き

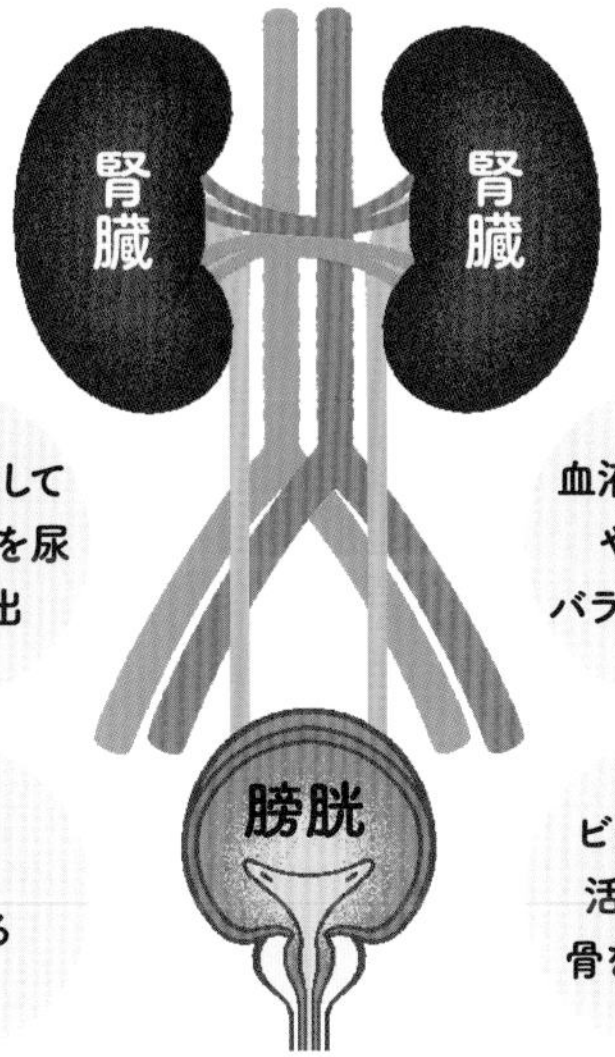

血液をろ過して老廃物などを尿として排出

血液中の水分や塩分のバランスを保つ

血圧を調整する

ビタミンDを活性化して骨を強化する

内臓脂肪が増えると…

- 腎臓への血流が増え、負担がかかる
- インスリン抵抗性により高血糖、高血圧、脂質異常を招く

腎機能が低下！

内臓脂肪の増加が腎不全を引き起こすことも！

腎不全へと進行し
人工透析に

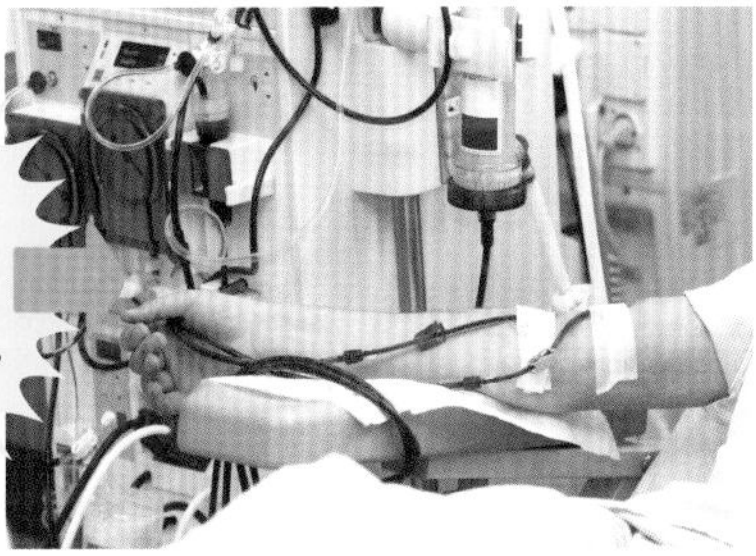

自覚症状がないまま進行してしまう

内臓脂肪の増加によって高血糖や高血圧、脂質異常などの状態になると腎機能の低下が起こりやすくなり、さらに症状が進行すると腎不全に。

内臓脂肪の
増加で
腎機能が低下…

6 脂肪肝から「肝硬変、肝臓がん」に沈黙の臓器の変性は怖い

脂肪肝の大半は内臓脂肪過多によるもの

62ページでも述べましたが、脂肪肝とは肝臓内の脂肪の割合が5％以上たまった、〝フォアグラ状態〟になることをいいます。日本人男性の3～4割、女性の1～2割に脂肪肝があるといわれており、「肝臓病の現代病」とも呼ばれています。以前は肝障害といえば、C型肝炎やB型肝炎が原因のことが多かったのですが、最近では脂肪肝による肝障害がほとんどです。

脂肪肝の人の大半は内臓脂肪過多で、糖質過剰摂取や多量飲酒が主な原因です。 脂肪肝がある人のなかには、たまった脂肪によって持続的に肝臓に炎症が起こり、線維化という変性を起こす方がいます。そうすると、肝臓が硬く変性する肝硬変という病気になります。そして肝硬変は肝臓がんを合併することもあります。

症状が出たときには手遅れ

肝臓は「沈黙の臓器」とよばれ、かなり肝硬変が進行しないと症状が出ませんが、いざ症状が出ると悲惨です。肝硬変では肝臓が硬くなっているため、肝臓に行くはずの血液が食道側に迂回してしまい、食道静脈が膨れ上がり、破裂して吐血してしまったり、お腹に水がたまってパンパンに張ってしまったりします。そしてさまざまな症状に苦しみながら亡くなることになるのです。私は脂肪肝が原因で肝硬変になってしまった方を何人も看取ってきました。その方々が決まって口にしたのは後悔の念です。「こんなことになるなら、もっと早く生活習慣を改善したのに」と。

脂肪肝は早い段階で糖質過剰摂取や多量飲酒などの生活習慣を改善すれば治る病気です。 しかし、それを怠り何年、何十年と継続すると、恐ろしい肝硬変に至るのです。

薬で見かけの肝臓の数値を下げてもダメ！

肝臓は肝硬変がかなり進行するまで症状が出ない臓器。
こうなる前に糖質オフを！

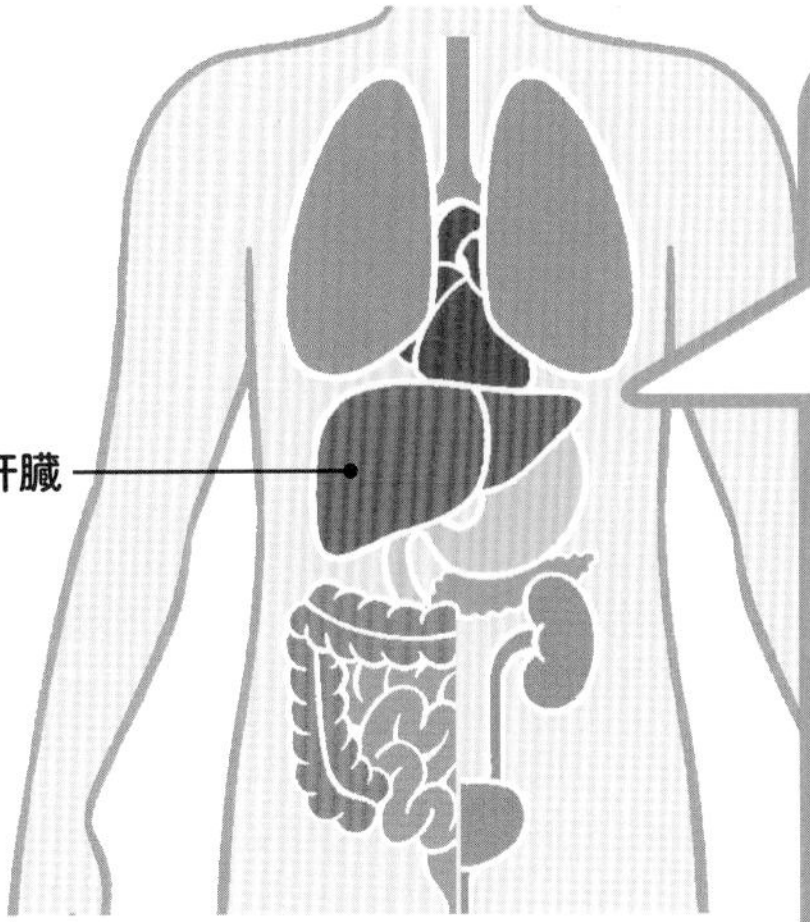

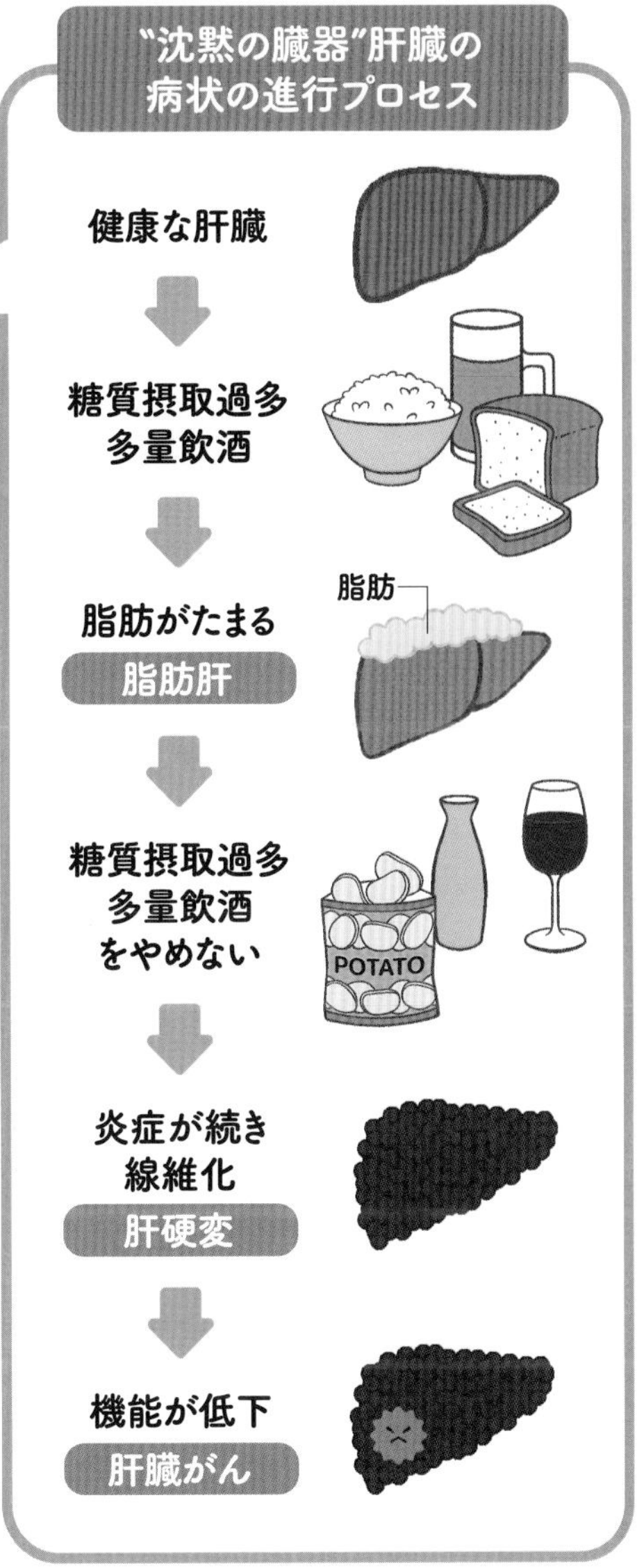
"沈黙の臓器"肝臓の
病状の進行プロセス
健康な肝臓
糖質摂取過多
多量飲酒
脂肪がたまる
脂肪肝
脂肪
糖質摂取過多
多量飲酒
をやめない
POTATO
炎症が続き
線維化
肝硬変
機能が低下
肝臓がん

脂肪肝の数値は薬である程度下げられますが、生活習慣を変えないと根本解決になりません。早い段階で糖質とお酒の過剰摂取をあらためられれば治すことができます！

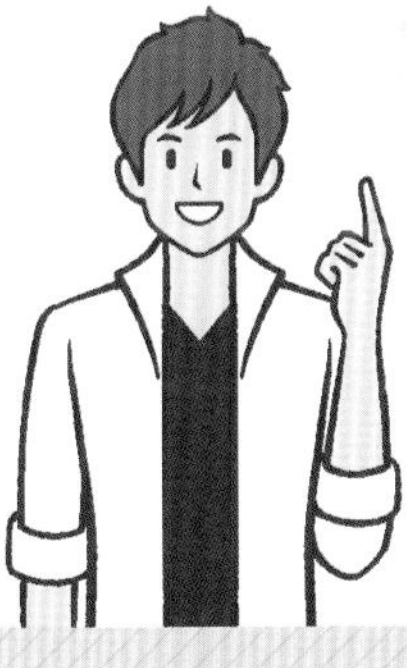

7 「突然死」を引き起こすエイリアン脂肪の恐怖

心臓の周囲にひっそり寄生する内臓脂肪

内臓脂肪の蓄積がない人には、心臓のまわりに脂肪はありません。しかし、内臓脂肪がたまりすぎると、異所性脂肪として本来あるはずのない心臓のまわりに脂肪がたまってしまいます。この心臓周囲の脂肪は、ひっそりと心臓に寄生するかのように付着し、突然死を引き起こすことから「エイリアン脂肪」ともよばれています。

エイリアン脂肪は心臓に酸素や栄養を運ぶ血管である冠動脈に悪影響を与えます。具体的には、人体がエイリアン脂肪を異物と判断し、白血球の一種であるマクロファージがこれを退治しようとして攻撃をします。このときマクロファージが出す毒素が、エイリアン脂肪から細い血管を通って冠動脈に流れ込むことで血管に炎症を起こして、動脈硬化を急速に進行させ、心筋梗塞、不整脈といった突然死の原因になってしまうのです。

日本では多くの人が突然死で命を失っています。心臓でのトラブルが原因で突然心停止となる人は、1年間で約7・9万人もいて、約7分に1人が突然死で亡くなっています。そして多くの場合、エイリアン脂肪が関係しています。「いつ死ぬかわからない」と口にしている人も、自分が今日明日に突然死すると思っている人は少ないと思います。数年前、男性の芸能人の方が心臓のエコー検査でエイリアン脂肪を指摘され、あわてて私の外来を受診されたことがあります。心臓にエイリアン脂肪がついているなんていわれて、あわてないほうが不思議かもしれません。

以前やせていた人は脂肪をためる場所が少なく、内臓脂肪が増加すると、昔から太っていた人よりエイリアン脂肪がつきやすいといわれています。よもやの突然死を極力防ぐには、やはり内臓脂肪を減らすことが重要です。

突然死を招く！ エイリアン脂肪

ひっそりと心臓に“寄生”し、心停止させるヤバいヤツ！

エイリアン脂肪 ＝ 心臓周囲に異所性脂肪がたまり動脈硬化を急速に進行させる

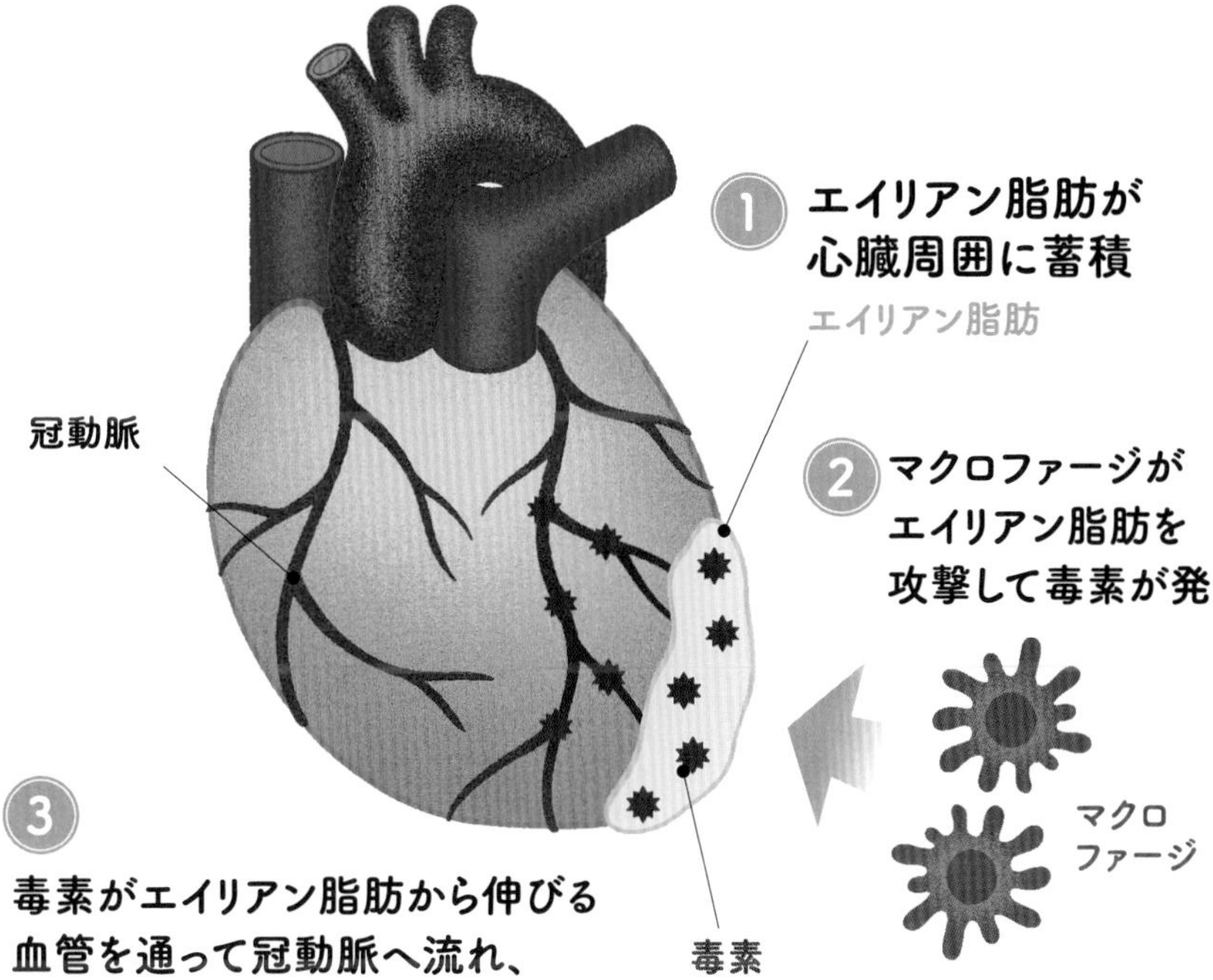

① エイリアン脂肪が心臓周囲に蓄積

② マクロファージがエイリアン脂肪を攻撃して毒素が発生

③ 毒素がエイリアン脂肪から伸びる血管を通って冠動脈へ流れ、動脈硬化が進行

あなたは大丈夫？ エイリアン脂肪の付着チェックリスト

- □若いころより体重が10キロ増えた
- □お腹がポッコリしている
- □同じ年の人より老けて見える
- □肌荒れがある
- □食後に眠くなる
- □すぐにお腹がすく
- □早食い
- □睡眠時間が5時間未満

＼ たくさんチェックがついた人ほどつきやすい！ ／

薬で内臓脂肪は減らせる？

日本でも肥満に効く薬が登場し、話題となっています。しかし、「処方までのハードルが高い」「副作用がある」など、決して気軽なものではありません。また、いずれの薬でも生活習慣の改善を同時に行うことが必要不可欠です。

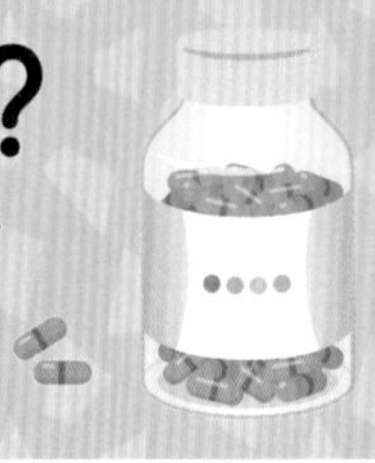

条件を満たせば購入できる「Alli（アライ）®」

内臓脂肪や腹囲の減少を助ける薬。主成分であるオルリスタットが、脂肪を分解する酵素であるリパーゼの働きを阻害する。その結果、摂取した脂肪の約25％が体内で分解されず、便として排出されることが期待される。

【処方の条件】

- 18歳以上でBMIが25以上35未満
- 腹囲が男性で85cm以上、女性で90cm以上
- 指定されている肥満に関連する健康障害がない
- 定期的に健康診断を受けている
- 3か月以上の生活習慣改善に取り組んでいる
- 購入の1か月前から食事・運動の内容、体重、腹囲を記録する

※薬剤師と対面で説明や指導を受けたうえ、購入が可能。
※購入時には生活習慣の記録をつけたものと購入前チェックシートが必要。

【リスク】

- 気づかないうちに肛門から油や便が漏れる。
- おならをすると油や便が漏れる。
- 脂肪、腹痛、下痢の症状が出る。
- 副作用の可能性がある。
- 腎臓に負担がかかる。

週に1回注射する「ウゴービ®」

保険適用の肥満治療薬。有効成分はセマグルチドで、GLP-1受容体作動薬として知られている。GLP-1は、脳の満腹中枢に働きかけて食欲を抑制し、また胃の中の食べ物の排出を遅らせることで満腹感を高める。この作用によって、体重減少を促す。

【保険適用の処方条件】

- 肥満症で食事療法を行っても改善がみられない
- BMI27以上かつ
肥満に関する健康障害が2つ以上、
もしくはBMI35以上

※処方できるのは専門医がいる施設のみ。

【リスク】

- 重大な副作用として、低血糖、急性膵炎、胆嚢炎、胆管炎、胆汁うっ滞性黄疸の可能性がある。
- その他の副作用として、食欲減退、頭痛、悪心、下痢、嘔吐、便秘、消化不良、おくび、腹痛、腹部膨満の可能性がある。

薬にはかならずリスクがあります。また、「投薬治療だけでやせられる」といったものではありません。内臓脂肪を落とすためには、糖質制限を基本とした生活習慣の改善が一番大事なのです。

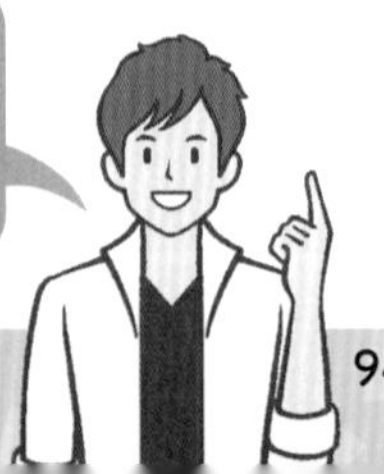

PART 4

内臓脂肪の落とし方

内臓脂肪を確実に落とす「おかず食べダイエット」

ぽっこりお腹撃退!

内臓脂肪の落とし方 1

カロリー制限より糖質制限で内臓脂肪は激減する!

こんなに違う！カロリー制限と糖質制限の効果

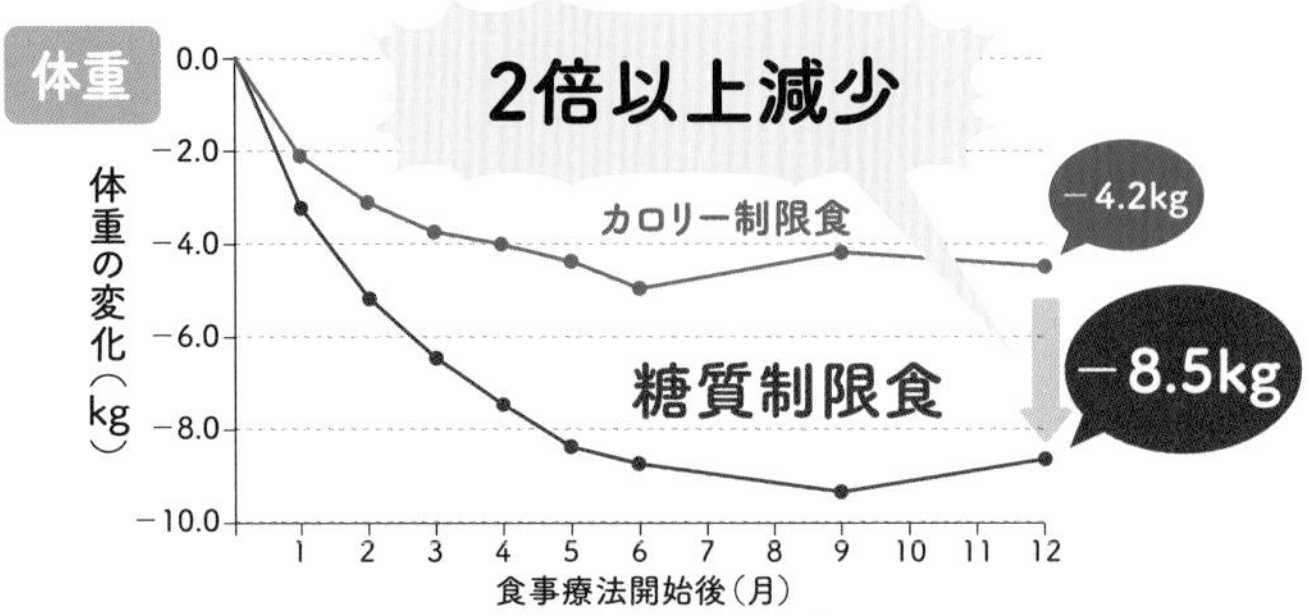

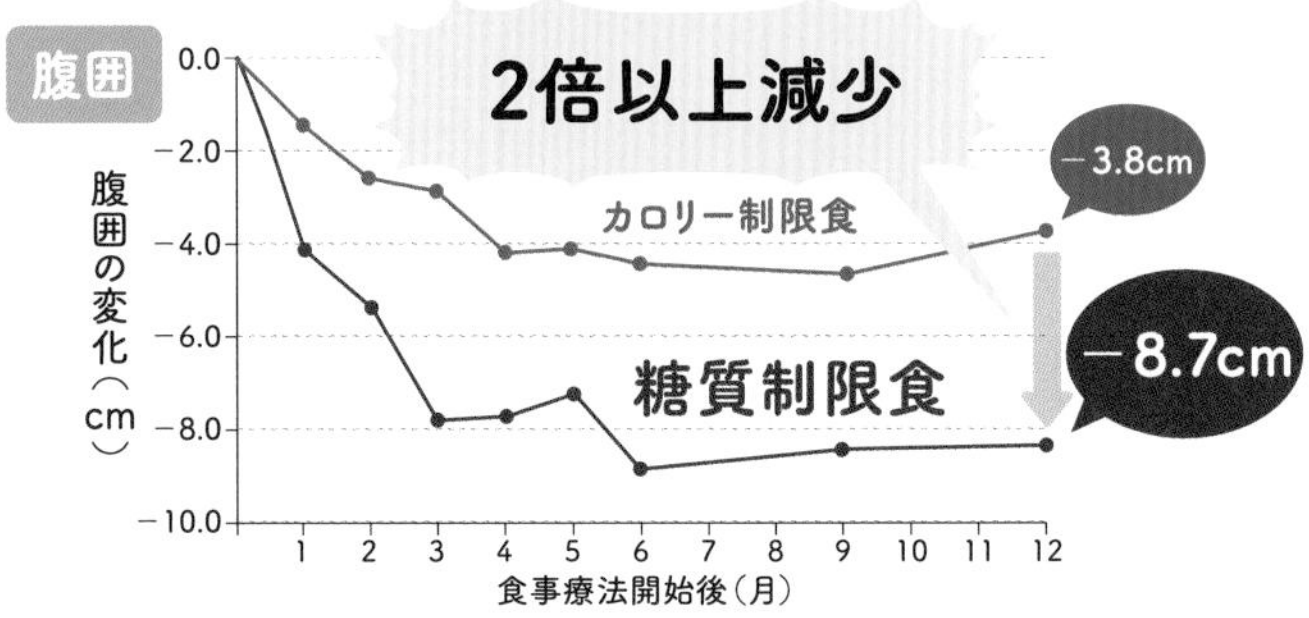

内臓脂肪には糖質制限が効果絶大

現在の日本では、肥満や糖尿病の治療として、カロリー制限食による食事療法が一般的に行われています。これは、体格（身長・体重）と活動量、年齢、性別などをもとに摂取エネルギー量を算出したうえで、三大栄養素のバランスについても細かく管理する食事療法です（糖質60％、たんぱく質20％、脂質20％）。一方、**糖質制限食とは、糖質を一定以下に制限するだけで、たんぱく質、脂質については特に制限を設けない食事療法で、**1990年代から欧米で注目され始めました。

糖質制限食に明確な定義はありませんが、私はさまざまな研究結果から、糖質摂取量は1日120g以下を推奨しています。糖質制限の具体

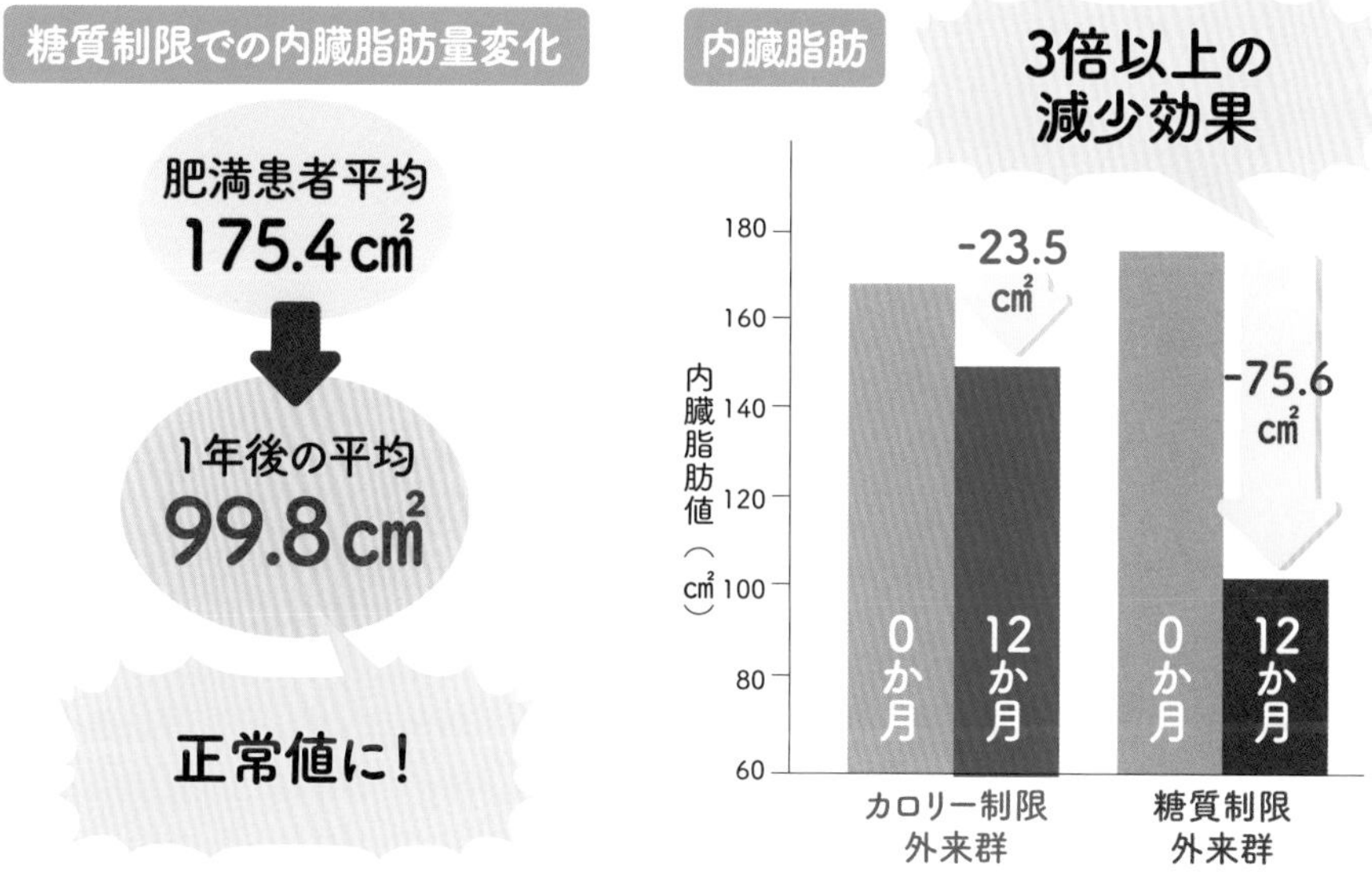

「日本人肥満患者の食事療法における,糖質制限食とエネルギー制限食の1年間の減量効果の比較検討」
前川 智, 日本肥満学会誌「肥満研究」Vol.23, No.1, 2017

おかずをしっかり食べる糖質制限で内臓脂肪を落とす！

的な方法は104ページから解説しますが、カロリー制限食との大きな違いは、主食（ごはんなど）を抜き、その分、魚や肉、野菜などのおかずをたっぷり食べられるところです。主食を抜くだけで、かなり糖質の摂取を抑えることができます。

日本では肥満や糖尿病に対する糖質制限食の有効性を示す論文が非常に少なく、医学界において疑問視されてきました。そこで私は、患者さんを糖質制限グループと、カロリー制限グループに分け、1年後の変化を調べました。その結果、**糖質制限グループのほうが体重・腹囲ともに2倍以上も減り、内臓脂肪はなんと3倍以上減少したのです。**内臓脂肪は、おかずをしっかり食べる糖質制限で、間違いなく落とすことができます。

ぽっこり
お腹撃退！

内臓脂肪の
落とし方
2

内臓脂肪を減らしてあらゆる病気を改善

内臓脂肪型肥満は「諸悪の根源」

「肥満は万病の元」と昔からいわれていますが、内臓脂肪型肥満がいかに「諸悪の根源」であるかを説明してきました。逆をいえば、内臓脂肪を減らすことができれば、あらゆる疾患が改善に向かうのです。**糖質制限の実践調査では1年後に内臓脂肪量が約半分に激減し、それに伴いさまざまな健康効果が確認できました。**

最も効果があったのは、糖尿病・高血糖の改善です。内臓脂肪の減少により血糖値が低下し、大半の患者さんが正常になりました。「糖尿病は一度なると、一生治らない」といわれることがありますが、決してそんなことはありません。糖尿病になっても発症早期に医学的に正しい糖質制限を実践し、内臓脂肪を減らすことができれば、正常に戻ることができます。

その理由は、内臓脂肪が減少すると、脂肪から放出されるアディポサイトカインの分泌異常がおさまり、インスリン抵抗性が改善するため、インスリンの働きがよくなって質のよい少量のインスリンで血糖値を下げることができるようになるからです。ほかにも、中性脂肪が低下し、善玉コレステロール（ＨＤＬコレステロール）が上昇して、脂質異常症が改善します。さらには、高血圧も改善傾向を示すなどよいことばかり。

このように**糖質制限の実践による内臓脂肪の減少が「糖尿病・高血糖」「脂質異常症」「高血圧」「インスリン抵抗性」を劇的に改善させ**、ＰＡＲＴ２、ＰＡＲＴ３で述べたそのほかの病気を未然に予防することができるのです。また、内臓脂肪が減少することにより「レプチン抵抗性」も改善。レプチン本来の脳に作用して食欲を抑える効果が復活して、体重のリバウンドも防ぎやすくなります。

生活習慣病は改善できる

一度かかったら治らないとされていた糖尿病なども、
内臓脂肪を減らせば血糖値を正常に戻すことができる。

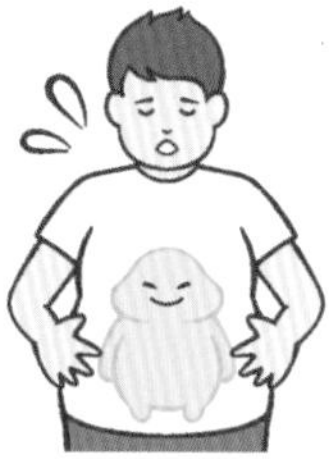

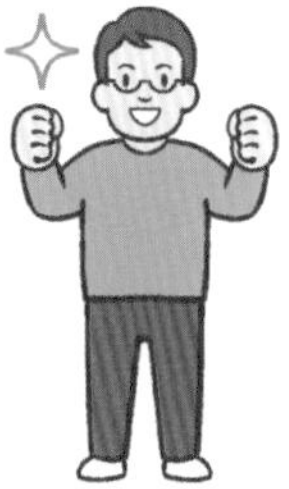

内臓脂肪 増		内臓脂肪 減
悪化	インスリン抵抗性	改善
悪化	血糖値	改善
上がる／善玉が減少	中性脂肪／コレステロール	下がる／善玉が増加
上がる	血圧	下がる
食欲アップ	レプチン抵抗性	食欲が抑えられる

糖質摂取過多が続くと治らない…
→生涯生活習慣病とつき合うことに

内臓脂肪が減少すれば健康に！
→体を正常に戻すことができる

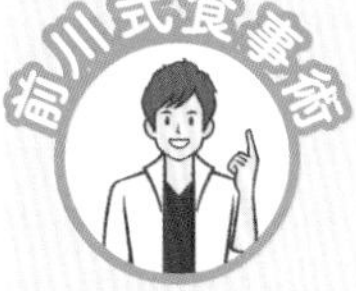

糖尿病・高血糖と内臓脂肪型肥満は
表裏一体の関係にあり。

ぽっこりお腹撃退！

内臓脂肪の落とし方 3

糖質制限は、異所性脂肪や皮下脂肪も減らせる！

糖質制限で肝臓の脂肪が減る！

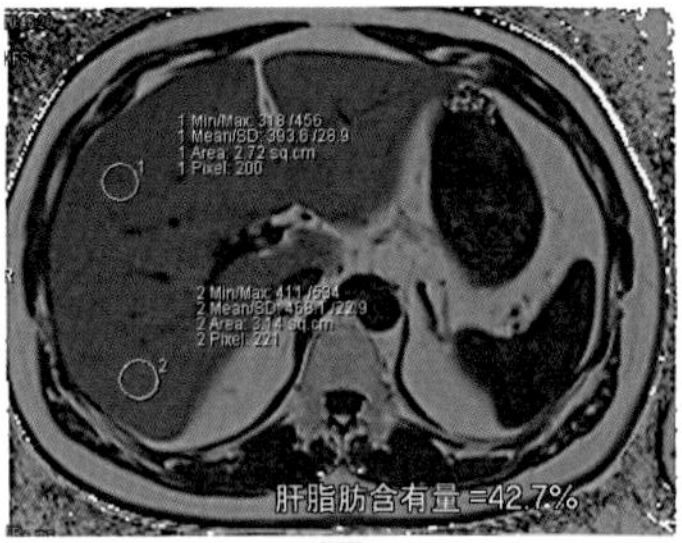

Before

糖質制限前

内臓脂肪型肥満による脂肪肝

肝臓脂肪量 43％

内臓脂肪量 302㎠

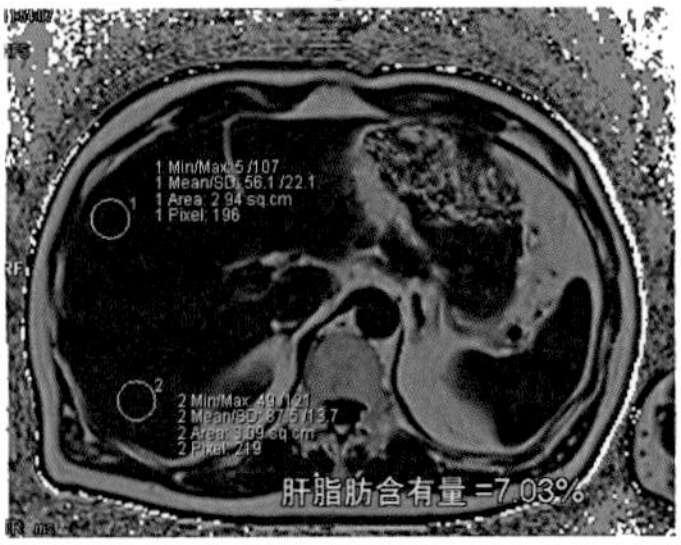

After

糖質制限から1年後

肝臓の脂肪がすっきり激減！

肝臓脂肪量 7％

内臓脂肪量 97㎠

（ダイエット外来患者の1例）

内臓以外の脂肪も確実に減る

肝臓や心臓、膵臓、筋肉など本来たまるはずのない場所に蓄積する異所性脂肪の蓄積の程度は、内臓脂肪の蓄積に比例します。そして異所性脂肪は、内臓脂肪よりも蓄えられやすく、落としやすい脂肪ともいわれています。異所性脂肪の代表格、肝臓に蓄積する脂肪肝も、これもまた然りです。

以前、絶食中の患者さんに高カロリー輸液という高糖質の点滴治療を行ったところ、1週間ほどで脂肪肝による肝障害を来すということがありました。一方、内臓脂肪型肥満によって脂肪肝となり、肝障害を発症している方が糖質制限を実践すると、1か月ほどで肝障害が改善することが多く、1年後には肝臓の脂肪が明らかに減少します。MR

糖質を減らすと脂肪が減るしくみ

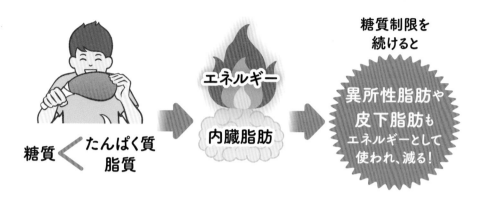

エネルギーとして優先的に使われる糖質を減らすと、内臓脂肪がエネルギーとして使われるため減少する。血糖値の上昇はおだやかになってインスリンの分泌異常も改善し、脂肪がつきにくくもなる。

前川式食事術

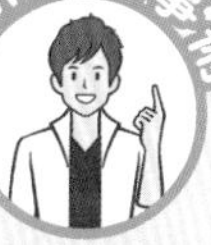

糖質制限は脂肪肝の改善にも効果的。

Iによる肝臓内の脂肪量測定では、初診時の平均脂肪量25%は1年後には8%という結果となりました（正常値は5%以下）。脂肪肝が改善すれば、肝硬変や肝臓がんに至ることはありません。

　また、**心臓周囲の「エイリアン脂肪」、膵臓に蓄積した「脂肪膵」、骨格筋に蓄積した異所性脂肪も同様に減らすことが可能で**、異所性脂肪による恐ろしい結末を予防できます。皮下脂肪はというと、内臓脂肪と比べて内臓から遠く蓄積も代謝もされにくい傾向にありますが、時間はかかるものの糖質制限でやはり減少させることができます。皮下脂肪は脂肪吸引などで物理的に減少させる方法もありますが、糖質制限による正しい食事療法を行わないでいると、簡単に元に戻ってしまいます。

生活習慣病の薬、ずっと飲み続けますか？

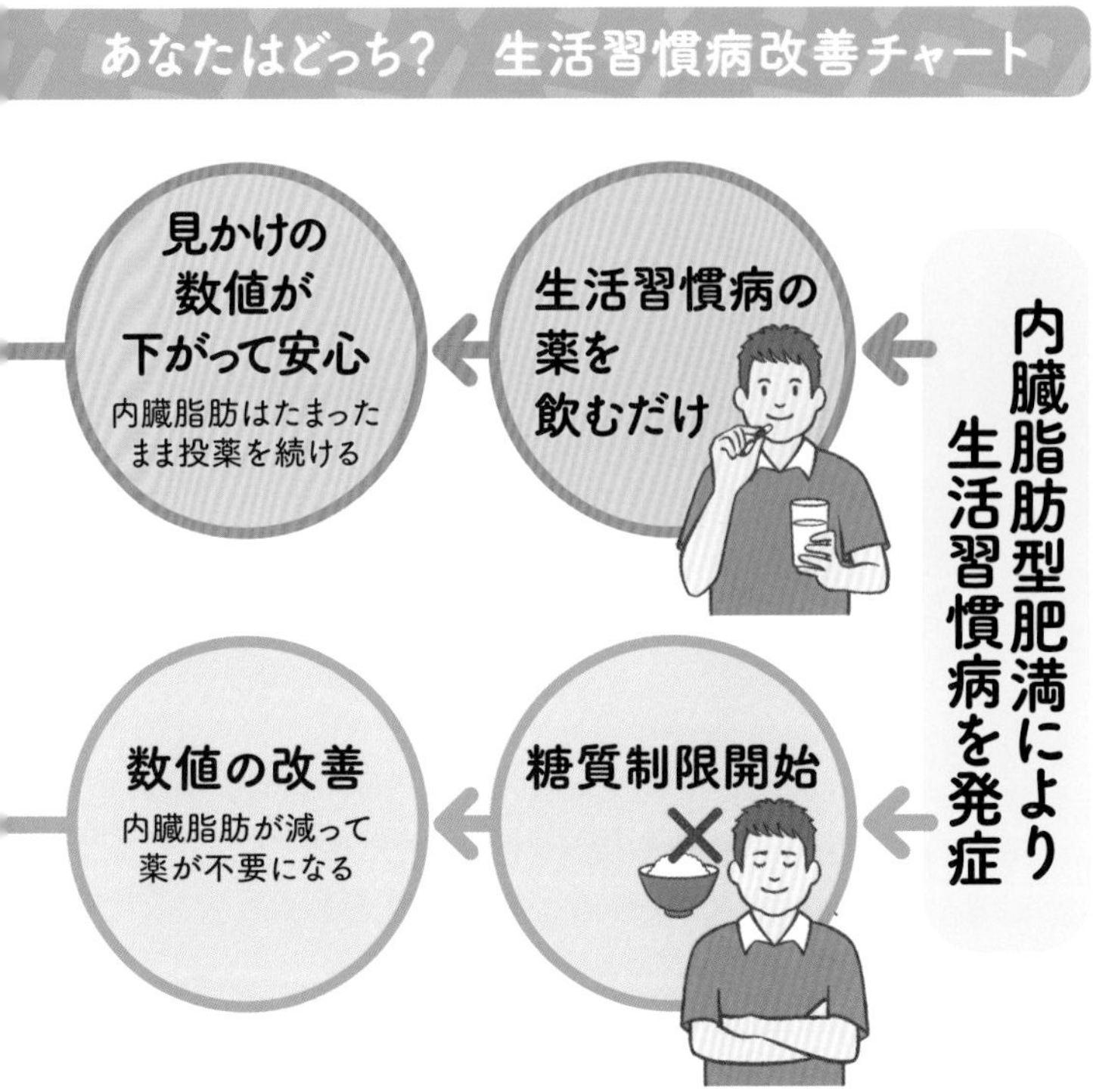
あなたはどっち？　生活習慣病改善チャート
内臓脂肪型肥満により生活習慣病を発症
生活習慣病の薬を飲むだけ
見かけの数値が下がって安心
内臓脂肪はたまったまま投薬を続ける
糖質制限開始
数値の改善
内臓脂肪が減って薬が不要になる

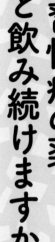

薬は補助役と考えるべき

私のダイエット外来には、糖尿病に対して4種類、高血圧に対して3種類、脂質異常症に対して2種類、高尿酸血症に対して1種類という具合に、実に多くの生活習慣病の薬を飲んでいる方が数多く受診されます。みなさんのなかにも、内臓脂肪がたまったまま、漫然と生活習慣病の薬を飲んでいる人がいるのではないでしょうか。

このまま内臓脂肪が減らなければ、今服用している薬は終生飲み続けなければなりません。それどころか、年齢を重ねれば服用する薬は増えていくことでしょう。薬が増えれば副作用のリスクも増します。**内臓脂肪が多い人の大半が脂肪肝による**肝障害も併せもっているため、薬による肝障害

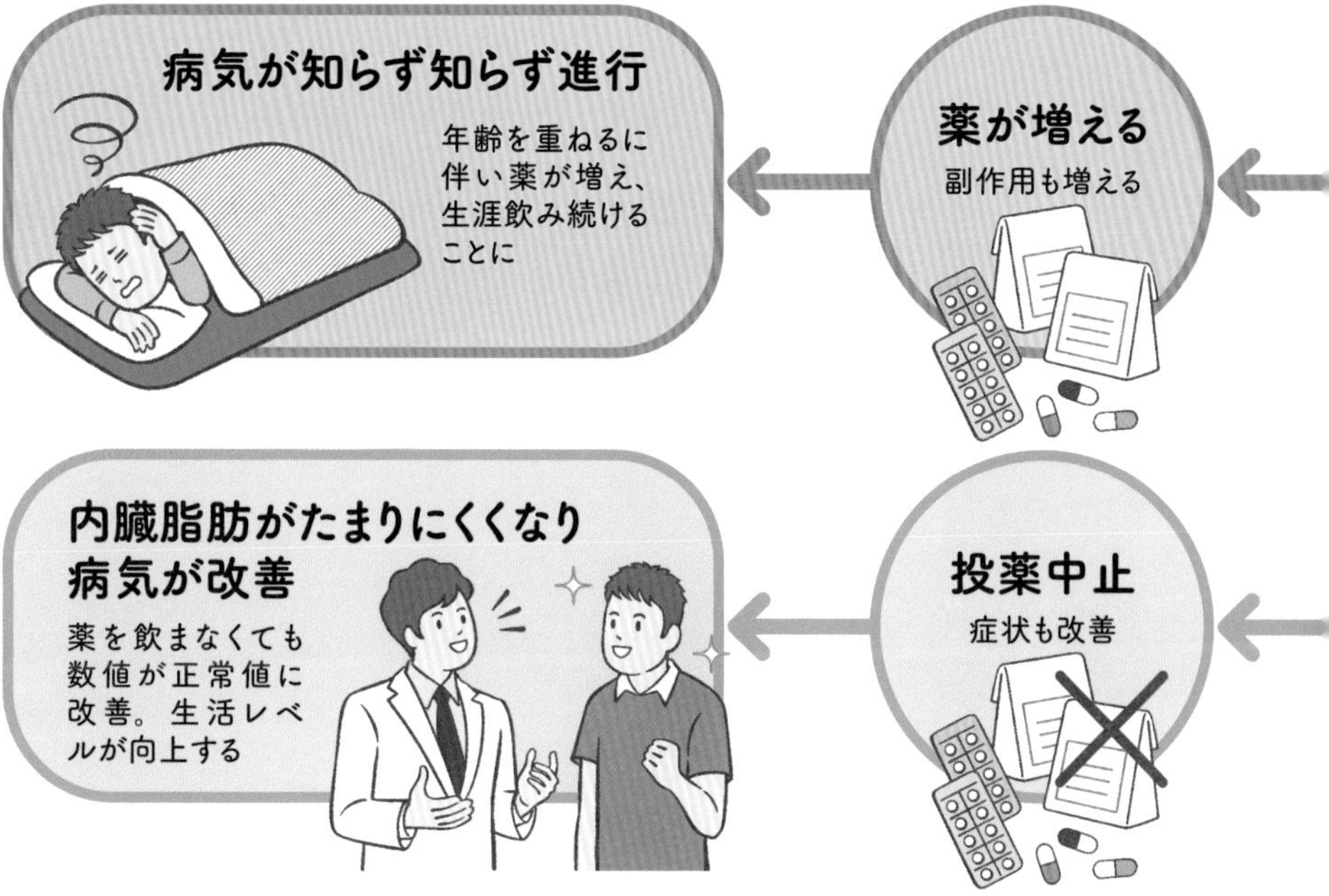
病気が知らずに知らず進行
年齢を重ねるに伴い薬が増え、生涯飲み続けることに
薬が増える
副作用も増える
内臓脂肪がたまりにくくなり病気が改善
薬を飲まなくても数値が正常値に改善。生活レベルが向上する
投薬中止
症状も改善

が特に起こりやすい状況にあるのです。

内臓脂肪がすべての疾患の諸悪の根源であることを早い段階で理解し、減量に成功すれば、ほとんどの方は薬を飲まなくても数値が正常化します。年をとったら薬は飲むものだという考えは捨て去ってください。**生活習慣病に対しては、「まずは内臓脂肪を減らす」、これに尽きます。**こういった話をすると「内臓脂肪を減らせる薬はないですか」と聞かれることがあります。「日本人は薬が好きだなあ」とつくづく思います。結論をいえば、**内臓脂肪減少の補助となるような薬やサプリメントはあっても、それさえ飲めば内臓脂肪が落ちるというものはありません。**医学的に正しい糖質制限を実践し、内臓脂肪を減らすという王道をぜひ突き進んでほしいです。

前川式食事術

薬は糖質制限で改善しない場合の最後の手段。

ぽっこりお腹撃退！

内臓脂肪の落とし方 5

内臓脂肪をつきやすくする「糖質食品」

私たちの生活は糖質に囲まれている

糖質が多い食品は、血糖値が上昇しやすい食品です。血糖値が上昇すると、インスリンの分泌が促され、活動量の少ない現代人では摂取した糖質をエネルギーとして消費できず、内臓脂肪として蓄積します。インスリンの分泌が多くなると太ってしまうことから、インスリンには「肥満ホルモン」という別名があります。**インスリンの分泌を促す糖質を多く含む食品は、内臓脂肪がつきやすい危険な食品です。**

糖質の多い食品の例を挙げると、主食（ごはん、パン、麺類など）、いも類（じゃがいも、さつまいもなど）、大豆を除く豆類、根菜類、菓子類があります。カップラーメンや冷凍食品にも糖質が多く含まれます。果物（バナナ、りんご、みかんなど）、乳製品（牛乳など）、小麦を使った食品（お好み焼き、ピザなど）、コーンフレーク、砂糖、みりん、ソース、ケチャップ、カレールウなどの調味料にも糖質が多く含まれるので注意が必要です。アルコールも日本酒、ビールなどの醸造酒には糖質が多く含まれます。いかに私たち日本人が摂取する食品に糖質が多いかがわかると思います。

健康に気を使い、白米ではなく玄米を食べている人がいますが、玄米に置き換えても糖質量は変わりありません。白米と玄米の違いは、食物繊維やビタミン、ミネラルなど含まれる栄養素が豊富かどうか。玄米も糖質量が多く、内臓脂肪を増やしやすい食品であることを認識しましょう。逆に糖質が少ない食材・おかず（→P118）は血糖値が上がりにくいためインスリンが分泌されにくくなります。すると内臓脂肪が蓄積しにくく、かつ内臓脂肪を分解してエネルギーとするので減量に結びつきます。

早わかり！ 糖質の多い食品

食べると内臓脂肪がつき、避ければ内臓脂肪がどんどん減る食品をおぼえましょう。

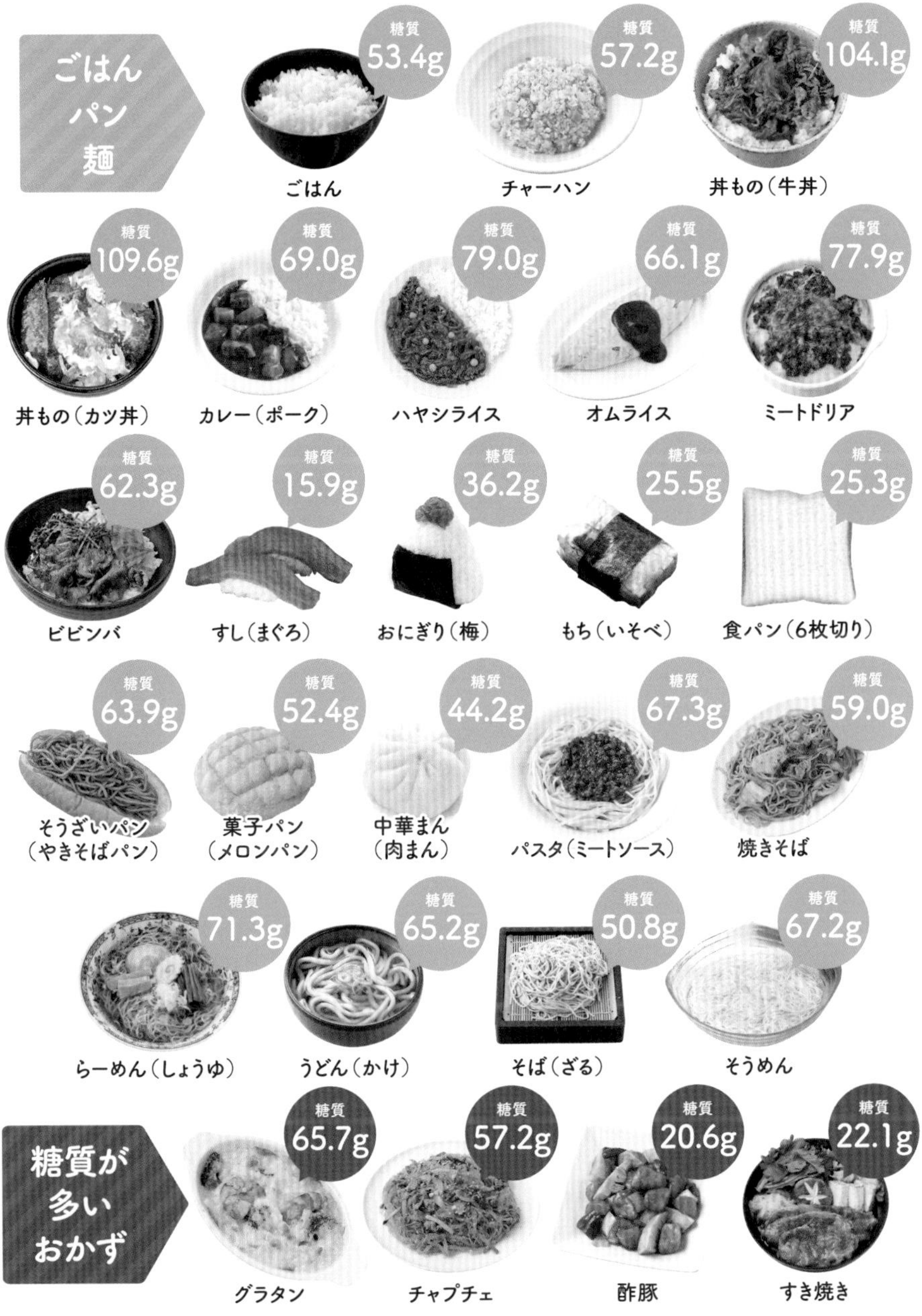
ごはん
パン
麺
糖質 53.4g
ごはん
糖質 57.2g
チャーハン
糖質 104.1g
丼もの（牛丼）
糖質 109.6g
丼もの（カツ丼）
糖質 69.0g
カレー（ポーク）
糖質 79.0g
ハヤシライス
糖質 66.1g
オムライス
糖質 77.9g
ミートドリア
糖質 62.3g
ビビンバ
糖質 15.9g
すし（まぐろ）
糖質 36.2g
おにぎり（梅）
糖質 25.5g
もち（いそべ）
糖質 25.3g
食パン（6枚切り）
糖質 63.9g
そうざいパン（やきそばパン）
糖質 52.4g
菓子パン（メロンパン）
糖質 44.2g
中華まん（肉まん）
糖質 67.3g
パスタ（ミートソース）
糖質 59.0g
焼きそば
糖質 71.3g
らーめん（しょうゆ）
糖質 65.2g
うどん（かけ）
糖質 50.8g
そば（ざる）
糖質 67.2g
そうめん
糖質が多いおかず
糖質 65.7g
グラタン
糖質 57.2g
チャプチェ
糖質 20.6g
酢豚
糖質 22.1g
すき焼き

早わかり！ 糖質の多い食品

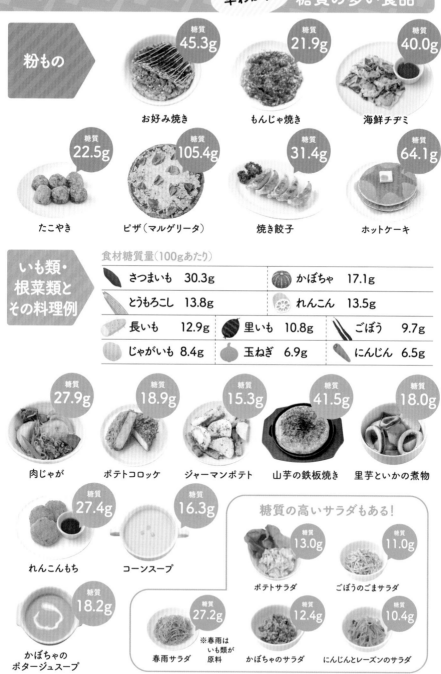

粉もの

お好み焼き

もんじゃ焼き

海鮮チヂミ

たこやき

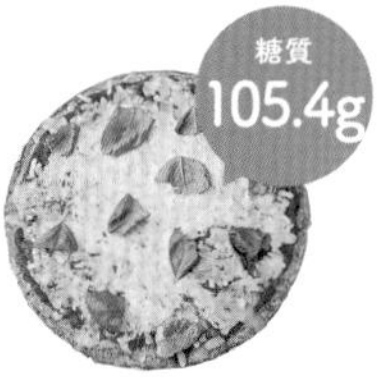

ピザ（マルゲリータ）

焼き餃子

ホットケーキ

いも類・根菜類とその料理例

食材糖質量（100gあたり）

さつまいも	30.3g	かぼちゃ	17.1g
とうもろこし	13.8g	れんこん	13.5g

長いも	12.9g	里いも	10.8g	ごぼう	9.7g
じゃがいも	8.4g	玉ねぎ	6.9g	にんじん	6.5g

肉じゃが

ポテトコロッケ

ジャーマンポテト

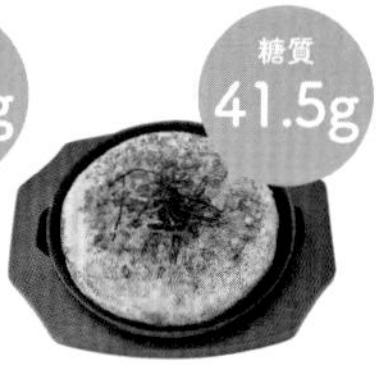

山芋の鉄板焼き

里芋といかの煮物

れんこんもち

コーンスープ

かぼちゃの
ポタージュスープ

糖質の高いサラダもある！

ポテトサラダ

ごぼうのごまサラダ

春雨サラダ

※春雨はいも類が原料

かぼちゃのサラダ

にんじんとレーズンのサラダ

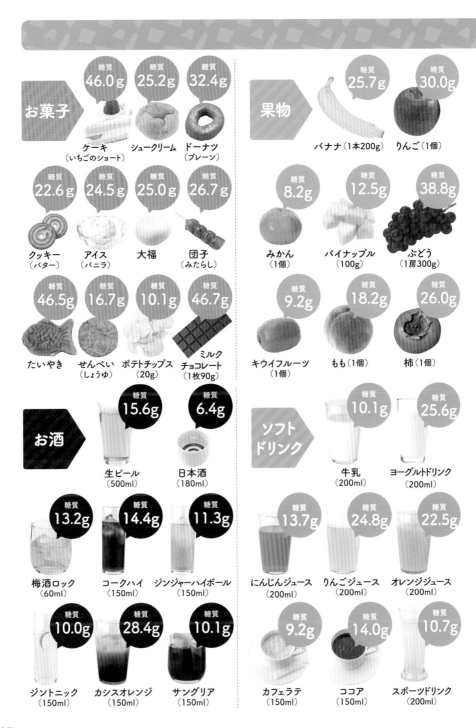

お菓子

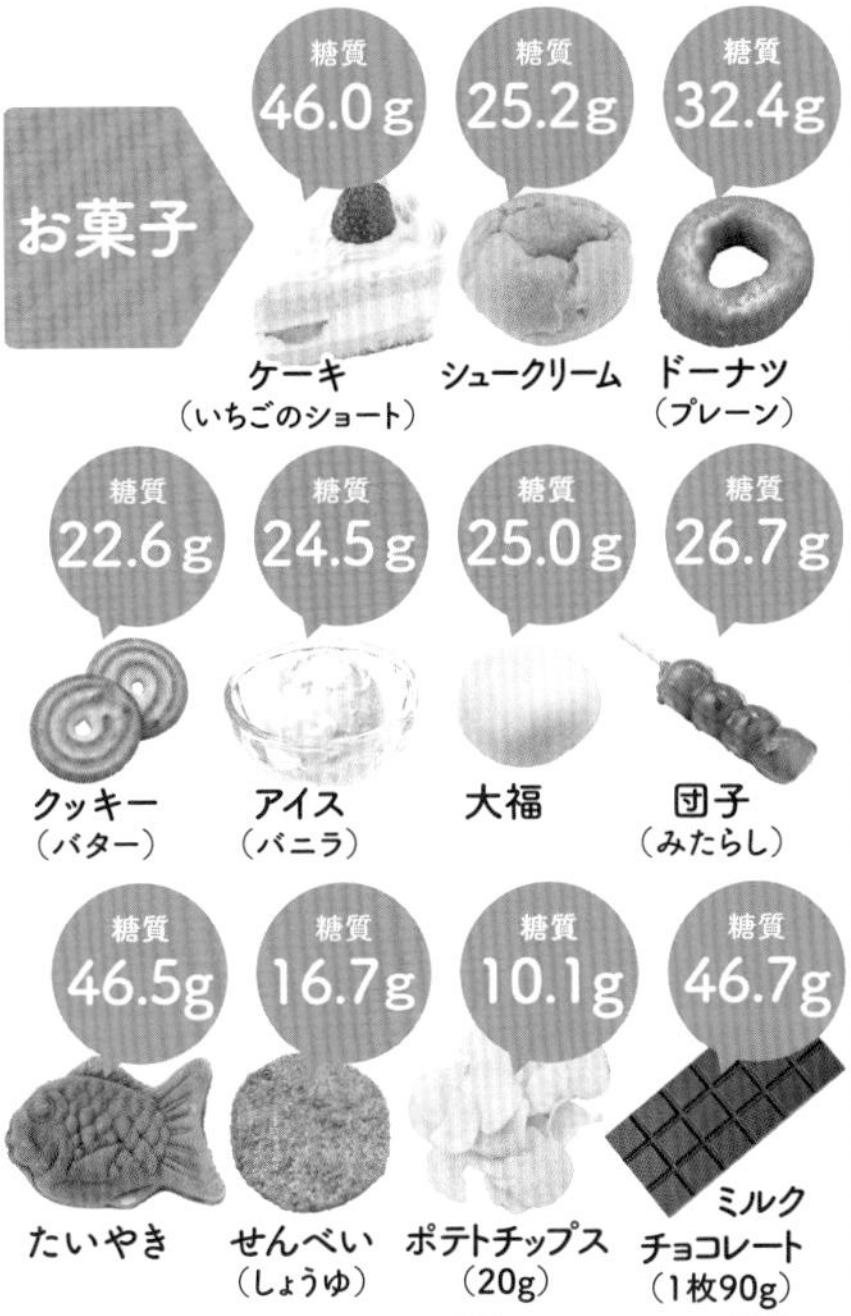

品目	糖質
ケーキ（いちごのショート）	46.0g
シュークリーム	25.2g
ドーナツ（プレーン）	32.4g
クッキー（バター）	22.6g
アイス（バニラ）	24.5g
大福	25.0g
団子（みたらし）	26.7g
たいやき	46.5g
せんべい（しょうゆ）	16.7g
ポテトチップス（20g）	10.1g
ミルクチョコレート（1枚90g）	46.7g

果物

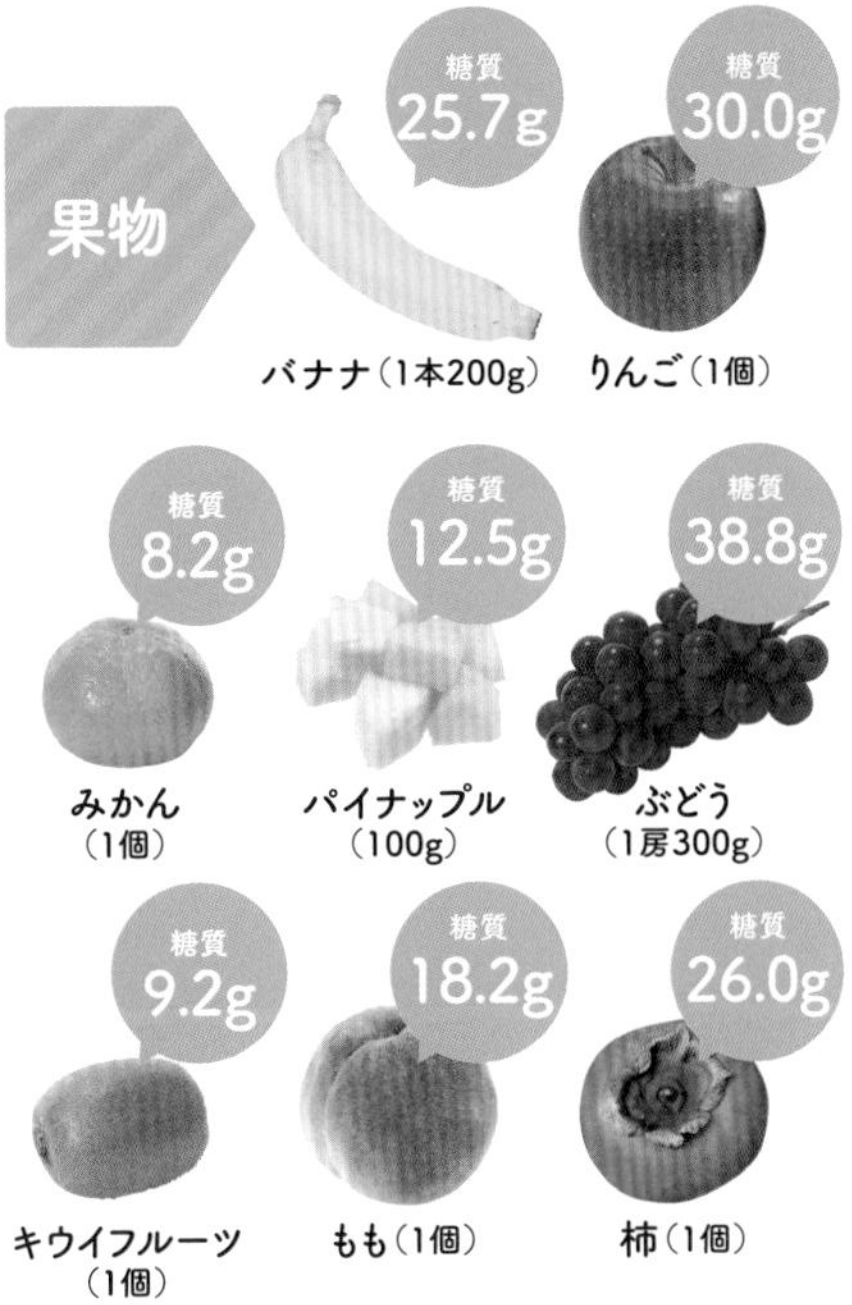

品目	糖質
バナナ（1本200g）	25.7g
りんご（1個）	30.0g
みかん（1個）	8.2g
パイナップル（100g）	12.5g
ぶどう（1房300g）	38.8g
キウイフルーツ（1個）	9.2g
もも（1個）	18.2g
柿（1個）	26.0g

お酒

品目	糖質
生ビール（500ml）	15.6g
日本酒（180ml）	6.4g
梅酒ロック（60ml）	13.2g
コークハイ（150ml）	14.4g
ジンジャーハイボール（150ml）	11.3g
ジントニック（150ml）	10.0g
カシスオレンジ（150ml）	28.4g
サングリア（150ml）	10.1g

ソフトドリンク

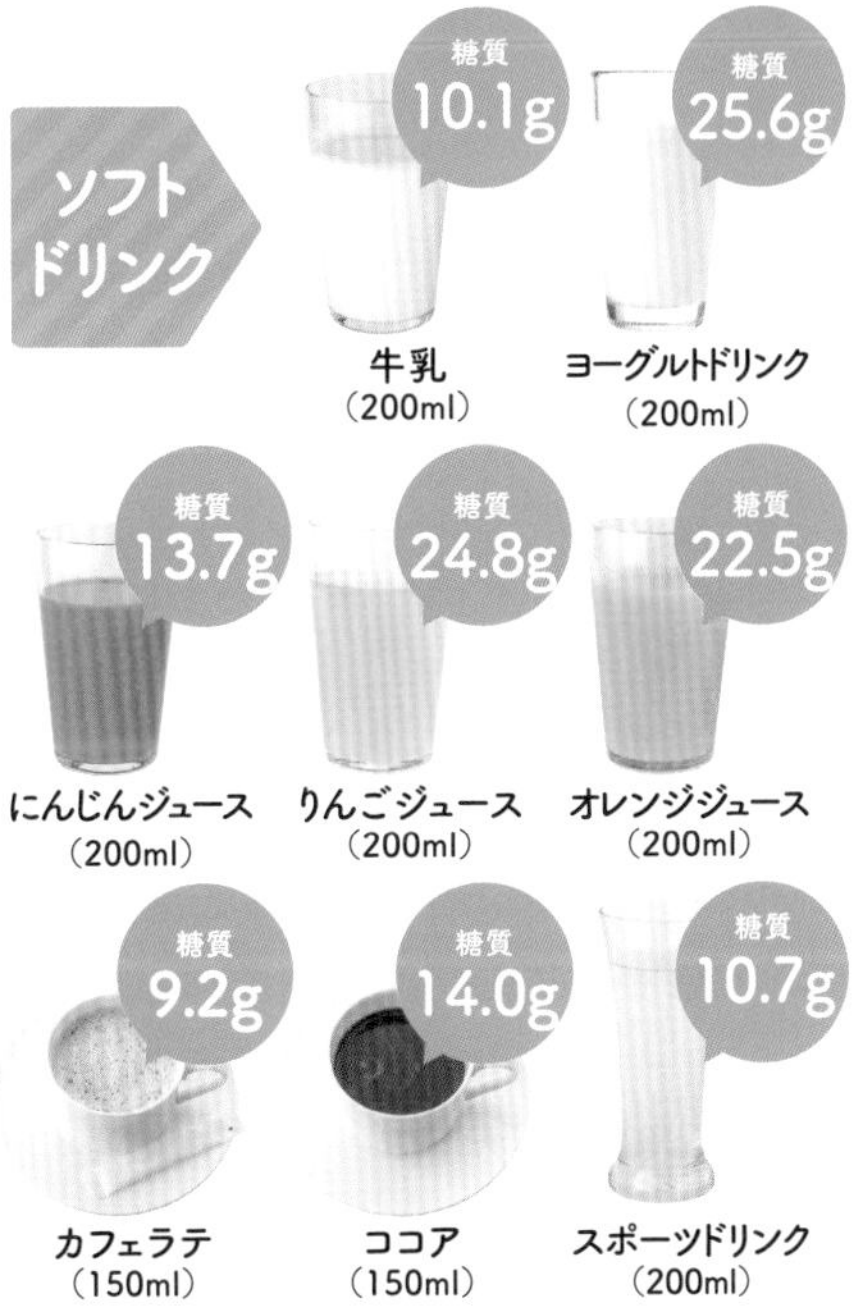

品目	糖質
牛乳（200ml）	10.1g
ヨーグルトドリンク（200ml）	25.6g
にんじんジュース（200ml）	13.7g
りんごジュース（200ml）	24.8g
オレンジジュース（200ml）	22.5g
カフェラテ（150ml）	9.2g
ココア（150ml）	14.0g
スポーツドリンク（200ml）	10.7g

ぽっこりお腹撃退！

内臓脂肪の落とし方 6

まずは「夕食の糖質摂取」と「間食」をやめる！

内臓脂肪を効率的に減らす食べ方

1 間食をやめる

糖質の多い菓子類・果物を食べない

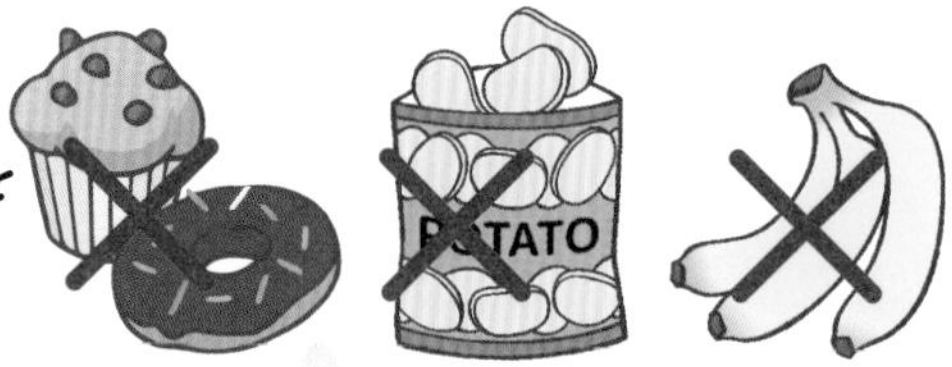

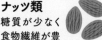

やめられないときはチーズやナッツを少量

チーズ類
高たんぱくで低糖質、血糖値を上げにくい。

ナッツ類
糖質が少なく食物繊維が豊富で、血糖値上昇がゆるやか。素焼きのクルミやアーモンドを選んで。種類によっては糖質が多いものも。

肉系／魚系のおつまみ
サラミやジャーキー、スルメや小魚などは、たんぱく質が豊富。ただし、おつまみは塩分が強いため食べ過ぎに注意。

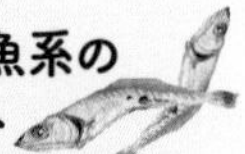

主食を抜いておかずをたっぷりと

糖質制限が内臓脂肪を減らすのに有効であることを理解できたと思います。では、実際に何から始めればいいのでしょうか。私は、**間食での糖質摂取をやめ、夕食の主食を抜くことから始めること**をおすすめします。もちろん夜食は論外です。夕食後は活動量が少なくなるため、夕食に糖質を多く含む主食を摂ると摂取した糖質が消費できず、内臓脂肪が蓄積します。夕食の糖質量を落とすことが、内臓脂肪の減少につながります。

間食も内臓脂肪の蓄積を促す元凶です。ダイエット外来には、にわか糖質知識で夕食の主食は抜いているものの、間食のスナック菓子や菓子パンは食べ続けて、減量できないと受診される方が

② 夕食の主食を抜き、おかずをしっかり食べる

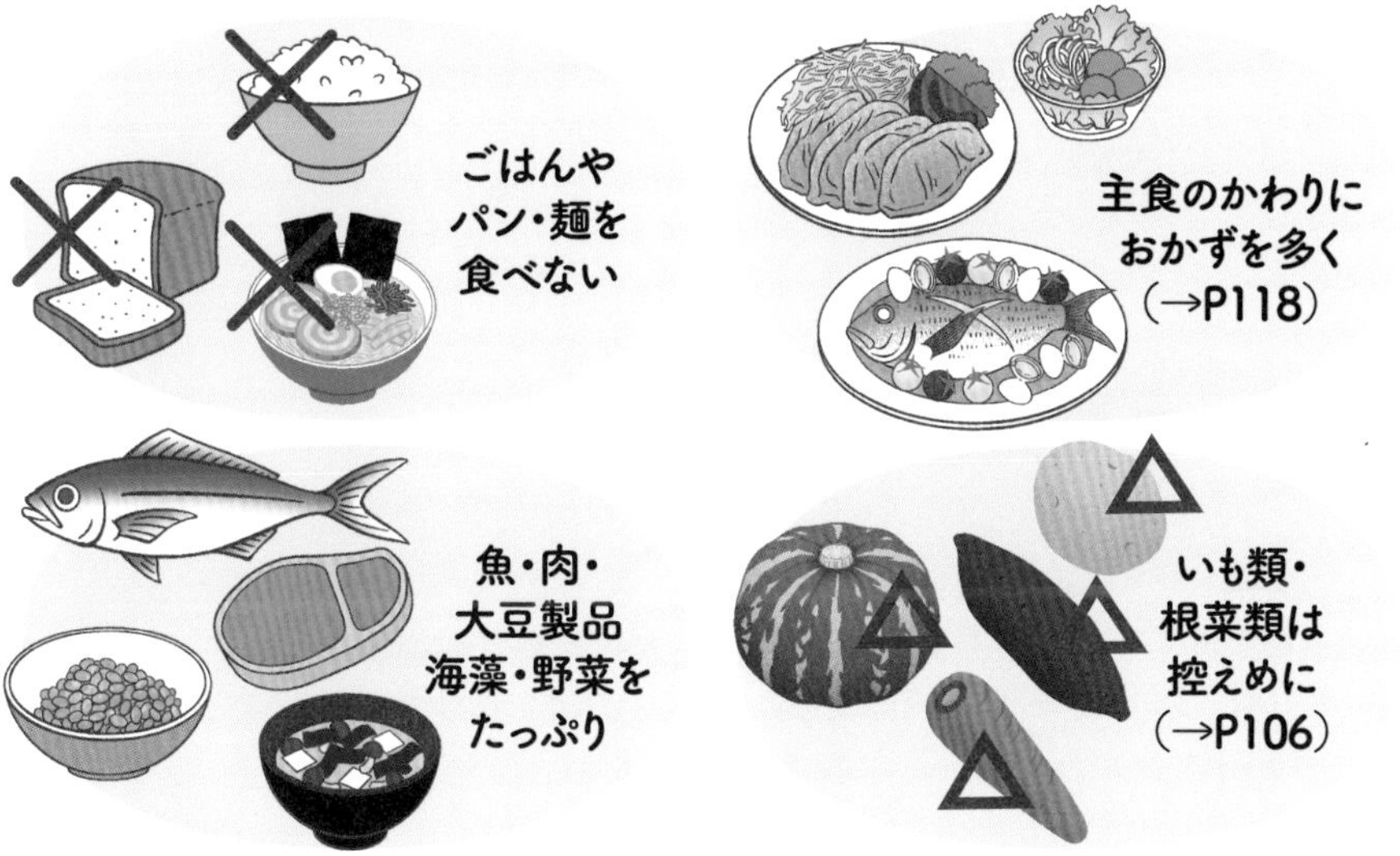
ごはんや
パン・麺を
食べない
主食のかわりに
おかずを多く
（→P118）
魚・肉・
大豆製品
海藻・野菜を
たっぷり
いも類・
根菜類は
控えめに
（→P106）

います。間食の菓子類や果物は糖質が多く、いくら夕食の主食を抜いても、結果的に糖質摂取過多になってしまいます。間食をやめることができない場合は、チーズやナッツに置き換えましょう。

糖質制限を行う上での注意点は、エネルギー不足にならないように、朝・昼・夕の食事はおかずをしっかり食べること。たっぷりの野菜に、魚、肉、大豆製品、海藻を組み合わせます。じゃがいもやかぼちゃなどのいも類・根菜類は、糖質が多いので少量に。牛乳も糖質が多いので極力控えます。いきなり徹底的な糖質制限を行うと、糖質依存していた方は、うまく脂肪をエネルギーに変えることができず、エネルギー不足による体調不良を来すことがあるので、無理せず始めましょう。

糖質制限は間食と夕食から。無理しないのが続ける秘訣。

ぽっこり
お腹撃退！

内臓脂肪の
落とし方
7

より結果を出すなら糖質1日120g以下に

本格的な糖質制限の方法

1日の糖質摂取量は120g以下に

糖質の摂取を減らして、糖質が少ない食材＆調味料で作ったおかずをしっかり食べる。

夕食の糖質は極力0gにする

夕食後は活動することが少なく、消費しきれなかった糖質は睡眠中に内臓脂肪として蓄積される。

主食は1日1回以下、摂るなら昼食にする

主食を摂るなら、血糖値が上昇しにくい昼に。活動量が少ない人は、3食とも主食ナシがベスト。

たんぱく質と食物繊維をたっぷり摂る

たんぱく質、食物繊維を意識的にしっかり摂る（P112、P116）。脂質は良質なものを（P114）。

糖質は少なければ少ないほどいい

間食をやめ、夕食の主食を抜くようにして体重はある程度は減ったものの、理想体重になりきれず、さらなる減量を目指す場合は、一層の糖質制限が必要になります。

本格的な糖質制限に取り組む場合、具体的にどこまで糖質を減らせばよいか明確な定義はありません。そこで私は、2008年にイスラエルで行われた大規模臨床試験で体重減少と血糖コントロールの両面で有効性が示された摂取量である「1日120g以下」を推奨しています。この量は総エネルギー量に対する比率では30％以下に相当します。当院のダイエット患者さんの平均糖質摂取量は1日410g、日本人の20歳以上の平均糖質摂取量は1日

「おかず食べダイエット」1日の献立例

朝

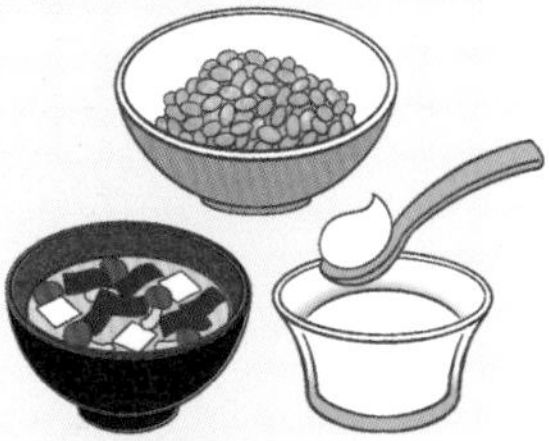

野菜やたんぱく質中心に。納豆、ヨーグルト、みそ汁など発酵食品もおすすめ。

昼

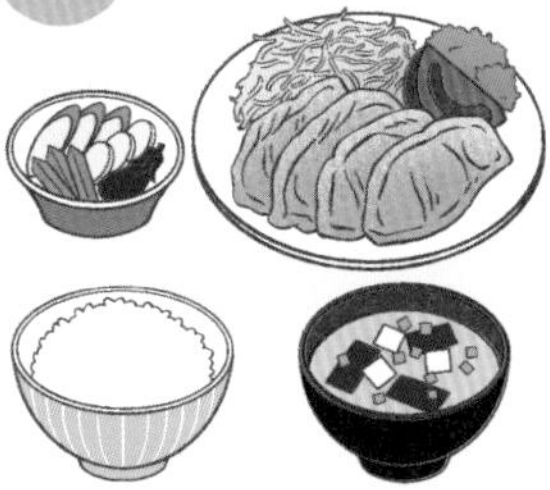

たんぱく質や野菜が多く含まれるおかずをしっかりを摂る。主食を摂る場合は昼食で。ごはんは100g以下、パンは80g以下に。

夕

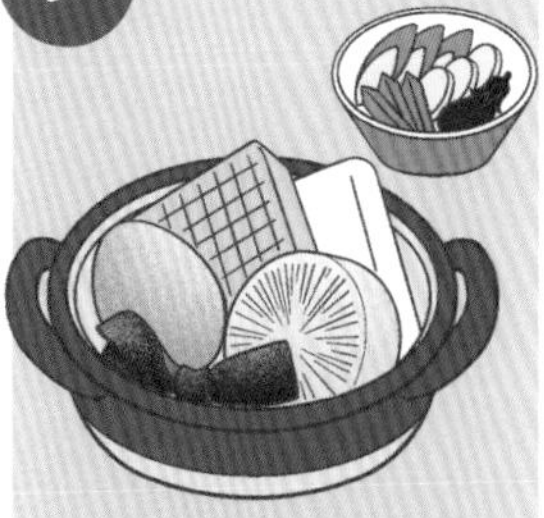

ごはんなど主食は摂らず、糖質を極力0に。いろいろな食材が摂れる鍋料理は手軽でおすすめ。

230gですから、肥満傾向の方はこれまでの摂取量の3分の1以下、一般の方も2分の1以下に減らすのが理想です。

さて、1日に120gというと、1日3食だから1食40gは摂れると考えがちですが、3等分するのではなく、夕食は極力0に近づけるのがベスト。なぜなら、大半の人は夕食後活動することが少なく、消費しきれなかった糖質が睡眠中に内臓脂肪の蓄積につながるからです。加えて主食は1日1回以下にし、摂る場合は血糖値が上昇しにくい昼食にしてください。

なお糖質1日120g以下というと、1日に120gは摂らねばならないと勘違いする人がいますが、活動量や減量効果の乏しい方は、1日の摂取量を60～90gにした方がより内臓脂肪の減少が見込めます。

現代人の活動強度なら3食主食なしがベスト。

ぽっこり
お腹撃退!

内臓脂肪の
落とし方
8

たんぱく質をたっぷり食べて内臓脂肪を燃やす

肉類に偏らないことが肝心

たんぱく質は肉類、魚介類、卵、大豆製品に多く含まれ、筋肉や臓器、皮膚、毛髪などの原料となる重要な栄養素です。たんぱく質がしっかり摂れていないと筋肉量が減り、基礎代謝が低下してしまいます。ところが日本人のたんぱく摂取量は減少傾向にあります。[※1] **近年の内臓脂肪型肥満の増加の原因として、私は糖質摂取過多が第1の要因、たんぱく質摂取不足が第2の要因と考えます。** また、たんぱく質は、ほかの三大栄養素である糖質と脂質に比べると、消化吸収の際の熱産生エネルギーが非常に高く、しっかり摂っても太りにくい栄養素でもあります。これまで糖質中心の食事をしてきた人は、糖質制限をすることでエネルギー

たんぱく質は脂肪になりにくい栄養素

特徴1　食べ物を消化するときの熱になる

たんぱく質は、そのエネルギーの約30%が体内で分解される際に熱となって使われる。たんぱく質を積極的に摂ることで、この「食事誘発性熱産生」が高くなり、1日の総エネルギー消費量を増やすことができる。

特徴2　ほとんど脂肪にならない

たんぱく質はアミノ酸から構成され、消化分解の際に内臓脂肪や皮下脂肪を減少させる働きをもつリパーゼという脂肪を分解する酵素が活性化される。そのため脂肪がエネルギーとして使われやすくなる。

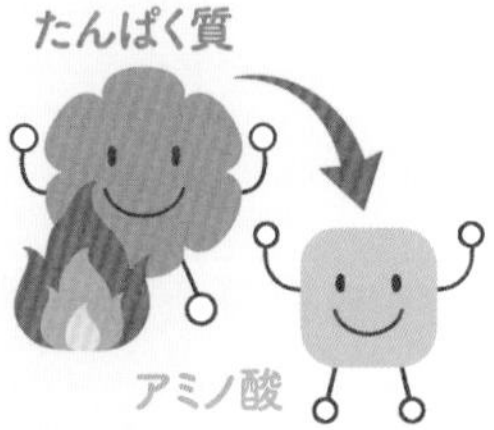

※1：厚生労働省「国民健康・栄養調査」より

1日に摂りたいたんぱく質量の目安

身体活動量にあわせて、1日あたり

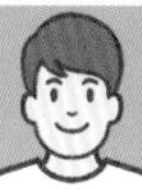
男性 70〜150g

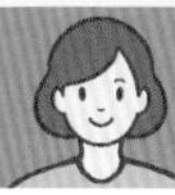
女性 50〜120g

日本人の食事摂取基準（2020年版）をもとに算出

肉よりも魚や植物性たんぱく質を積極的に

動物性たんぱく質は、体内で合成することのできない必須アミノ酸をバランスよく含んだものが多い。ただし、動物性食品ばかりだと脂質の摂りすぎにつながることがあるので、魚や植物性たんぱく質もバランスよく摂るようにする。

たんぱく質70gの場合…

鶏むね肉（100g）

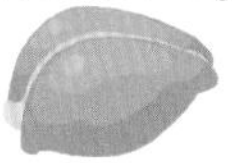

たんぱく質量 23.3g

まぐろ（100g）

たんぱく質量 26.4g

卵（60g）

たんぱく質量 6.3g

納豆（50g）

たんぱく質量 8.3g

木綿豆腐（100g）

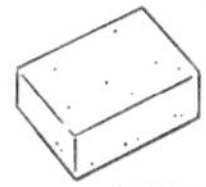

たんぱく質量 7.0g

合計 71.3g

前川式食事術

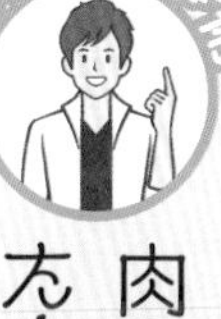

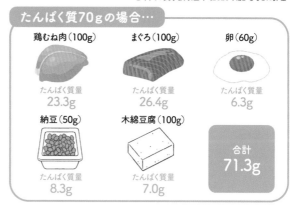

肉類に偏らずさまざまなたんぱく質をバランスよく。

不足に陥ることが多くみられます。糖質制限の継続には、エネルギー不足にならないようにたんぱく質はこれまで以上にしっかり摂って、内臓脂肪が燃えやすい筋肉質の体を得ることが重要です。

最近では「肉食ダイエット」という言葉が糖質制限の同義語のように扱われることがあります。糖質を控える代わりに肉を制限なく食べてもいいということのようですが、私は感心しません。というのも、アメリカの調査※2で、糖質摂取が少ない代わりに動物性食品の摂取が多い群では死亡率が上昇し、植物性食品の摂取が多い群では死亡率が減少したという結果が報告されたからです。肉ばかり食べて悪玉コレステロールが増えすぎると、心筋梗塞のリスクが高まります。

※2：10年以上糖質制限を行った人が対象

ぽっこり
お腹撃退！

内臓脂肪の
落とし方
9

脂質は青魚で摂る！EPA、DHAが脂肪を燃焼

OK! **積極的に摂るべき「不飽和脂肪酸」**

一価不飽和脂肪酸	オメガ9 ◀ 熱に強い オリーブオイル、なたね油、こめ油など
多価不飽和脂肪酸	オメガ6 ◀ 偏りすぎ注意 大豆油、コーン油などのサラダ油、ごま油 オメガ3 ◀ 積極的に！ 魚油 アマニ油、エゴマ油 など

体内で合成できない重要な栄養素（※必須脂肪酸）

積極的に摂ろう！

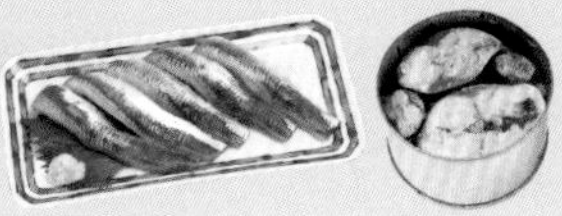

青魚にはEPA、DHAが多く含まれ魚油は脂肪燃焼を促すという報告がある。

肉や乳製品の摂りすぎは心臓病リスクに

脂質はエネルギー源であり、細胞膜の重要な構成要素です。その主な構成成分である脂肪酸は、飽和脂肪酸と不飽和脂肪酸に大別されます。**飽和脂肪酸は、肉の脂身や乳製品などの動物性脂肪に多く含まれ、摂りすぎると人によっては悪玉コレステロールが上昇し、心臓病のリスクが上昇するため注意が必要です。**不飽和脂肪酸は、魚や植物性油に多く含まれ、体によい油とされています。オリーブオイルなどに多く含まれるオメガ9、サラダ油などに含まれるオメガ6、魚油、アマニ油などに含まれるオメガ3に分類されます。オメガ9は熱に強いので、加熱用の油として適度に摂り入れて。オメガ6とオメガ3は体内で合成できな

注意! なるべく控えたほうがいい「飽和脂肪酸」

肉は調理しやすく食べやすいためついつい過剰摂取に!
摂りすぎると悪玉コレステロールが上昇!

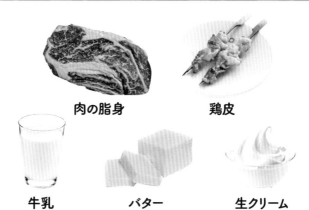

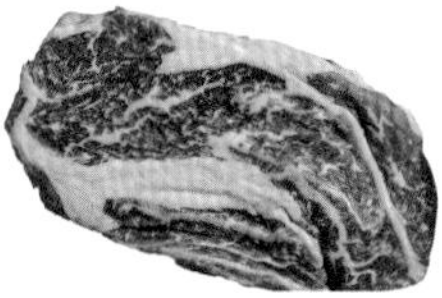

肉の脂身

鶏皮

牛乳

バター

生クリーム

NG トランス脂肪酸

血管を傷つけ心臓病のリスクに

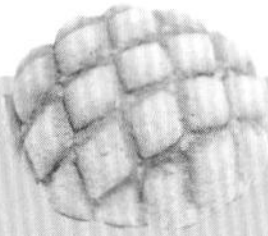

菓子パン

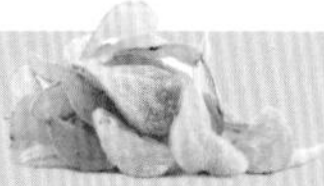

スナック菓子

い必須脂肪酸で重要な栄養素です。ただし、現代人は、オメガ6に摂取が偏りがち。オメガ6は摂りすぎるとアレルギー性疾患、心筋梗塞や脳梗塞の原因になると言われているので控えめにし、オメガ3の脂質を積極的に摂るよう心がけましょう。特に、**EPAやDHAを多く含む青魚の魚油の摂取は、脂肪燃焼を促し、内臓脂肪をつきにくくするという研究報告があります。**

摂りすぎに注意したい脂肪酸として、菓子パンやスナック菓子に含まれるトランス脂肪酸が挙げられます。これは人工的に作られたもので、体内で分解して利用することができません。血管を傷つけ、心臓病のリスクが高まるといわれていますので、極力控えましょう。肥満の原因にもなります。

前川式食事術

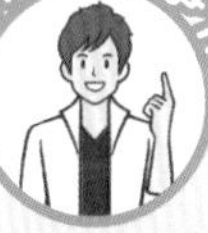

糖質制限に加え、魚中心の食生活を心がけること。

ぽっこりお腹撃退!

内臓脂肪の落とし方 10

食物繊維は水溶性と不溶性どちらも重要

腸の働きを活発にする食物繊維

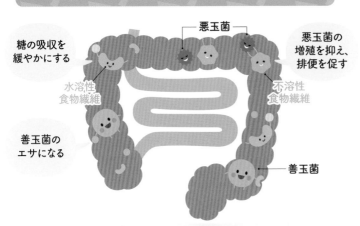

1日あたりの目標量 18〜64歳の目標量

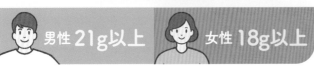

男性 21g以上　女性 18g以上

日本人の食事摂取基準(2020年版)をもとに算出

野菜やきのこ類からしっかり摂取

食物繊維は人の消化酵素では消化されない食物成分の総称です。水に溶ける水溶性と、溶けない不溶性に分類されます。**水溶性食物繊維は水分保持力が強く、糖分の吸収をゆるやかにして食後の血糖値の急上昇を抑えるため、内臓脂肪の蓄積が抑制されます。不溶性食物繊維は腸内で膨らみ、腸の働きを活発にして排便を促すので、腸内に老廃物が蓄積されるのを防ぎます。**そして、どちらの食物繊維も大腸内の細菌により発酵・分解され、ビフィズス菌などの善玉腸内細菌のエサになるため、善玉菌が増え、腸内環境が改善されます。食物繊維は代謝を正常化し、内臓脂肪をつきにくくしてくれるのです。

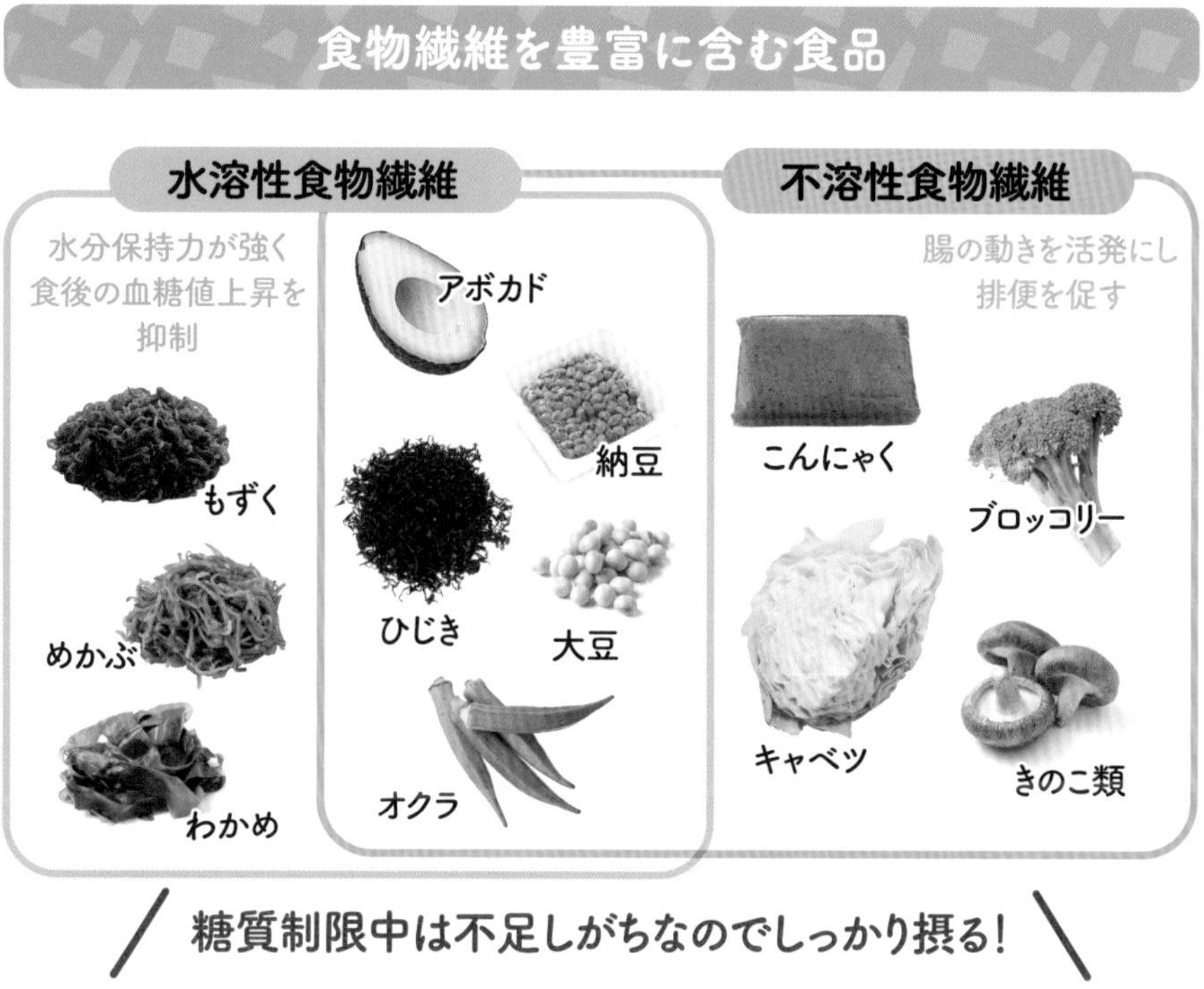
食物繊維を豊富に含む食品
水溶性食物繊維
水分保持力が強く
食後の血糖値上昇を
抑制
もずく
めかぶ
わかめ
アボカド
納豆
ひじき
大豆
オクラ
不溶性食物繊維
腸の動きを活発にし
排便を促す
こんにゃく
ブロッコリー
キャベツ
きのこ類
糖質制限中は不足しがちなのでしっかり摂る！

便秘には主食ではなく、食物繊維を増やして対処。

一方、食物繊維の不足による便秘は、内臓脂肪の減少を妨げる一因になります。これまで主食の炭水化物を多く摂取していた方は、糖質制限により食物繊維が不足して便秘になることがあります。「便秘になってしまったので、食物繊維を摂るために、主食のごはんを再開した」というダイエット患者さんがいますが、これでは本末転倒です。主食の再開で食物繊維が増えて便通がよくなったとしても、内臓脂肪の増加につながってしまいます。この場合は、**ブロッコリーやキャベツなどの野菜や、きのこ類で食物繊維を増やすことで、腸内環境が整い、便秘が改善するケース**が多いです。ただし、便秘の症状が強い場合は、一時的に便秘薬の服用を考えたほうがいいでしょう。

＼ おかず食べダイエット ／

内臓脂肪が落ちる！ やせ食材&やせおかず

おかず食べダイエット① 肉のやせおかず

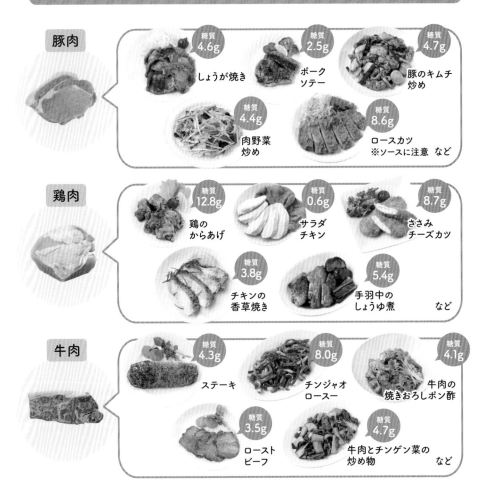

これまで糖質はどのようなものに多く含まれ、どのように減らすとよいか、そして、どのようなものを積極的に摂るとよいか、「糖質制限＝おかず食べダイエット」の基本を解説してきました。ここではしっかり食べて内臓脂肪が落ちる、低糖質な食材とおかずを具体的に紹介します。食材に偏りがないようにローテーションしながら食べることで、内臓脂肪がみるみる落ちていきます。ただし、甘い味つけ、濃い味つけ、塩分の多い味つけには注意してください。衣のついたおかずは、衣を取って食べるとより糖質量を減らせます。

おかず食べダイエット 2 魚のやせおかず

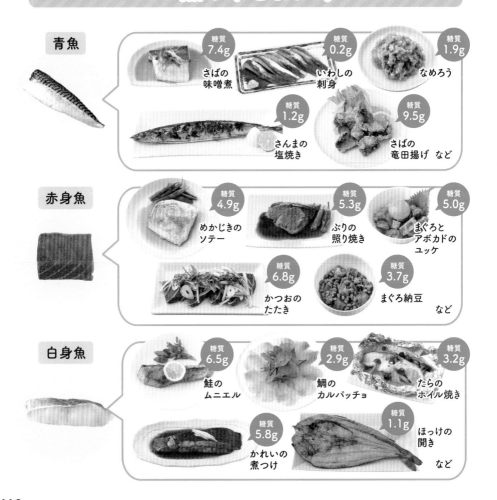

青魚

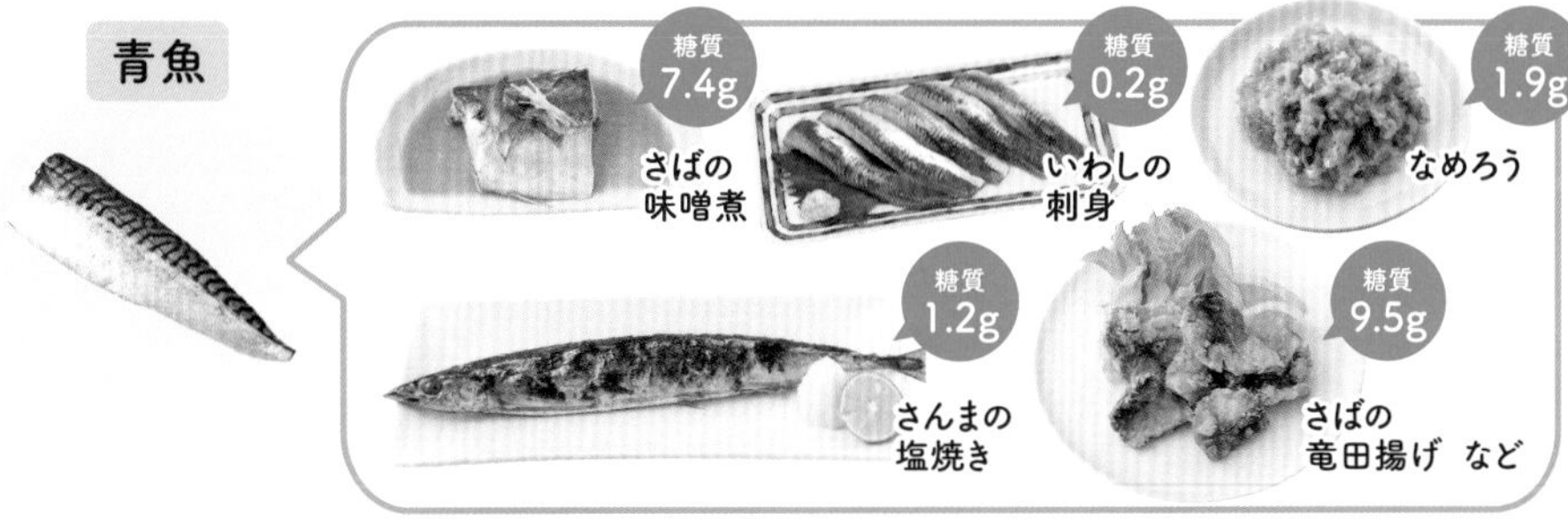

赤身魚

白身魚

おかず食べダイエット 3 卵のやせおかず

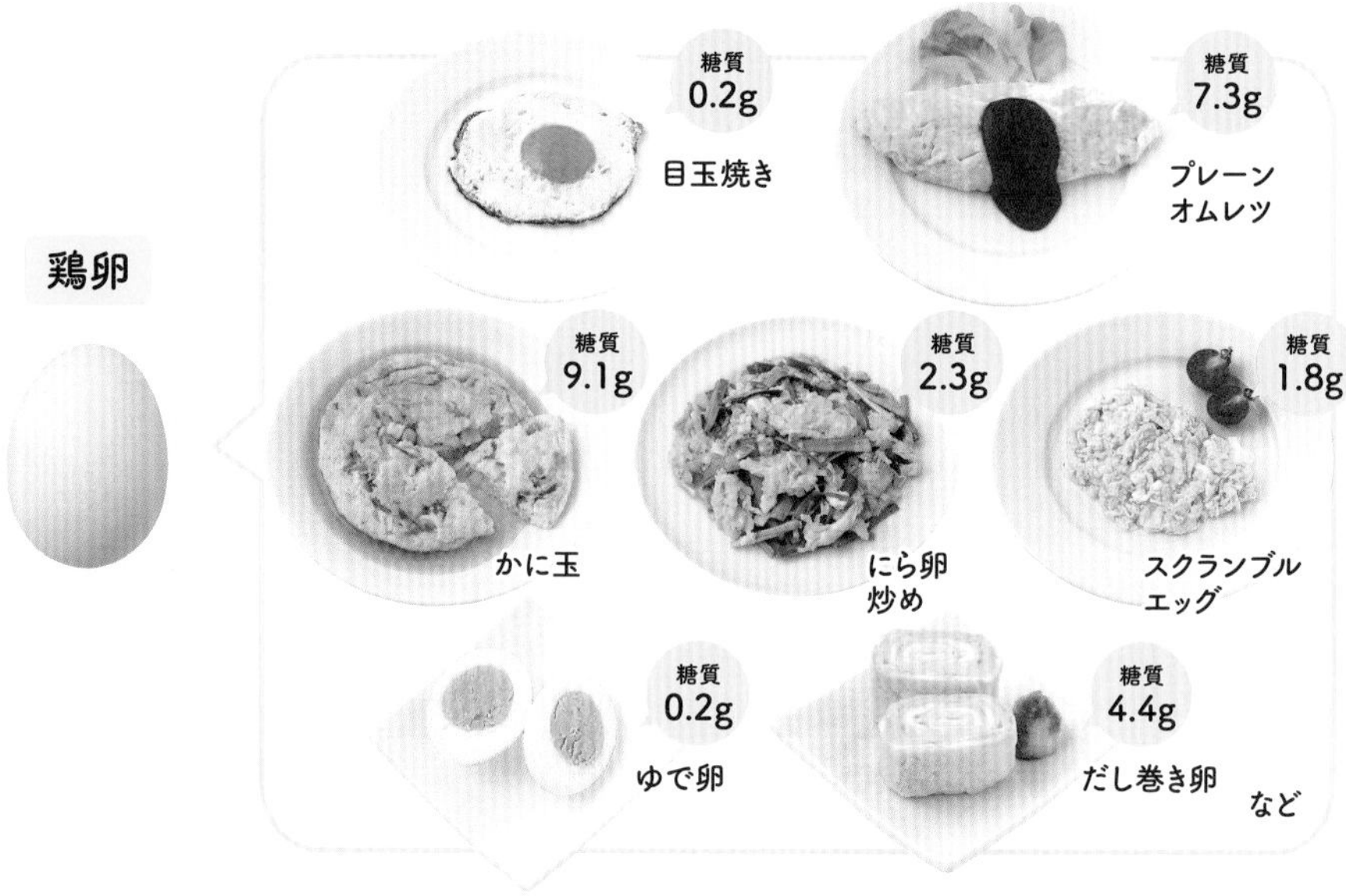
鶏卵
糖質
0.2g
目玉焼き
糖質
7.3g
プレーン
オムレツ
糖質
9.1g
かに玉
糖質
2.3g
にら卵
炒め
糖質
1.8g
スクランブル
エッグ
糖質
0.2g
ゆで卵
糖質
4.4g
だし巻き卵
など

おかず食べダイエット ④ 大豆・大豆製品のやせおかず

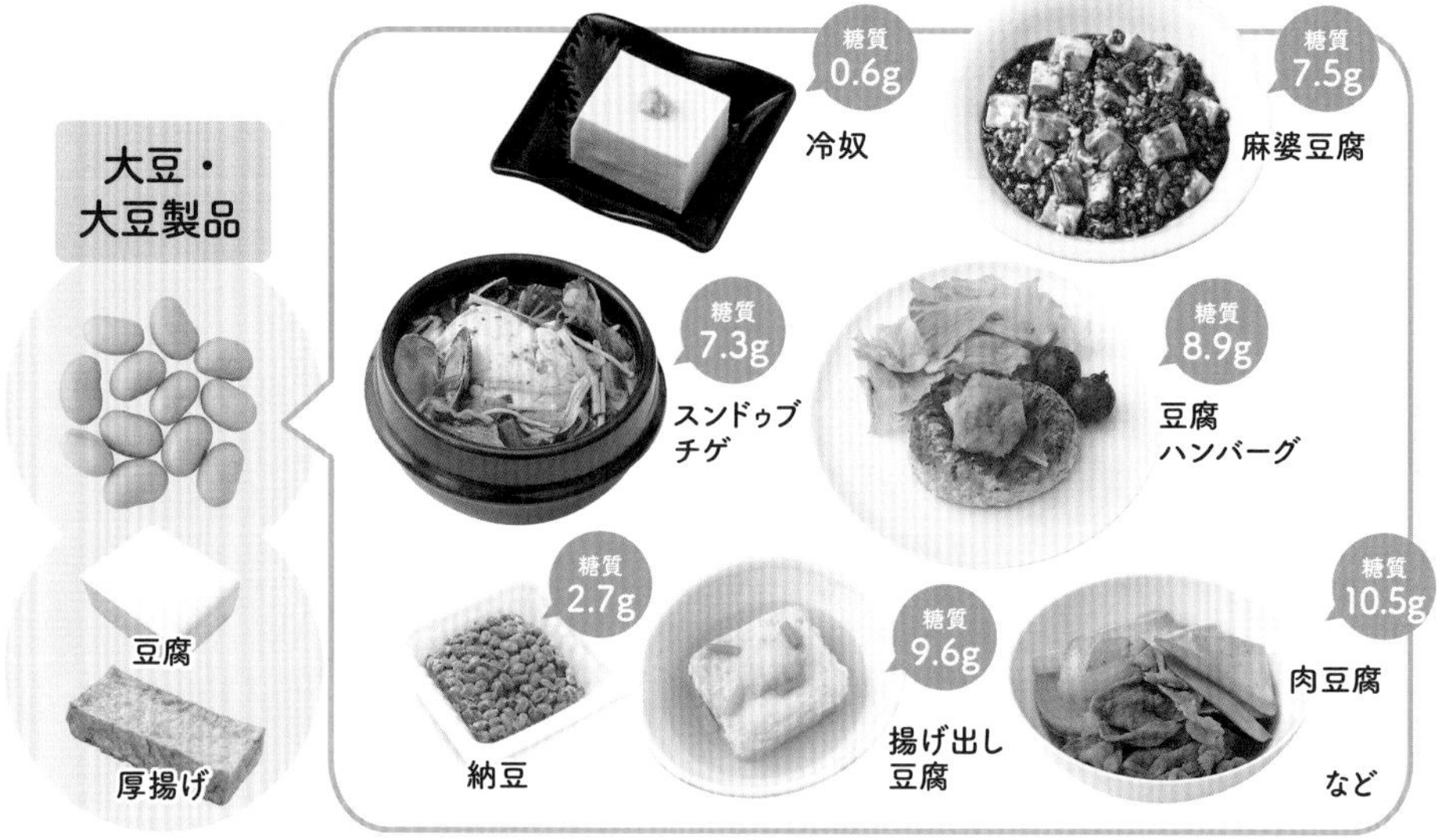
大豆・
大豆製品
豆腐
厚揚げ
糖質
0.6g
冷奴
糖質
7.5g
麻婆豆腐
糖質
7.3g
スンドゥブ
チゲ
糖質
8.9g
豆腐
ハンバーグ
糖質
2.7g
納豆
糖質
9.6g
揚げ出し
豆腐
糖質
10.5g
肉豆腐
など

おかず食べダイエット 5 野菜・きのこのやせおかず

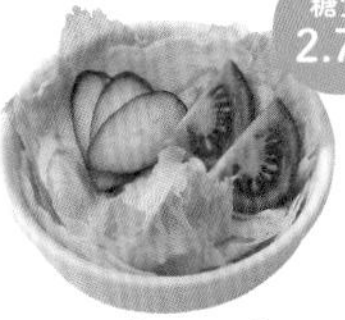
糖質 2.7g
野菜サラダ

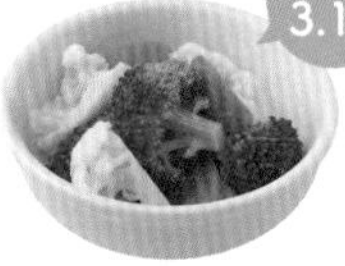
糖質 3.1g
温野菜サラダ

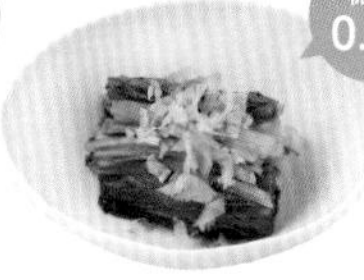
糖質 0.5g
ほうれん草のおひたし

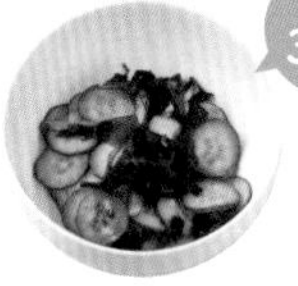
糖質 3.0g
わかめときゅうりの酢の物

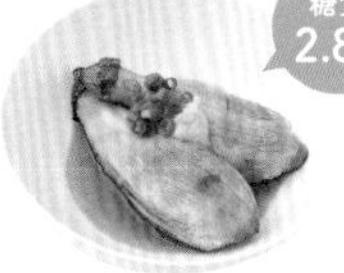
糖質 2.8g
焼きなす

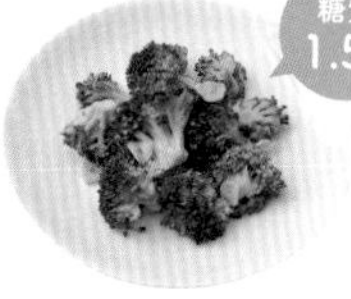
糖質 1.5g
ブロッコリーの
バターソテー

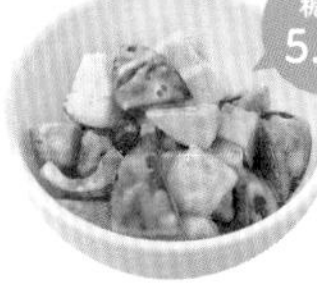
糖質 5.2g
アボカドの
マヨネーズサラダ

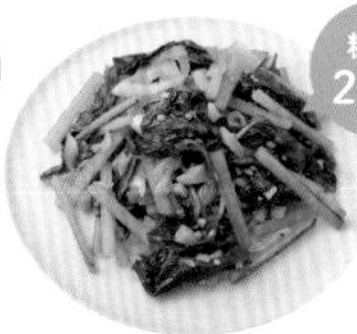
糖質 2.3g
青菜炒め

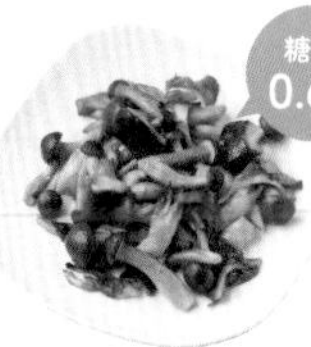
糖質 0.6g
しめじのバターソテー

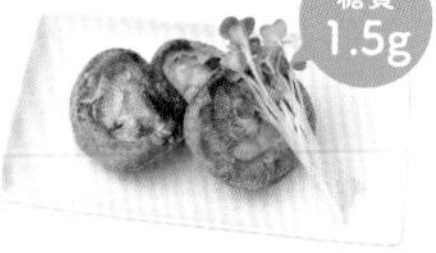
糖質 1.5g
しいたけのグリル

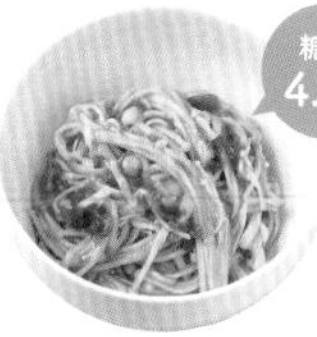
糖質 4.2g
えのきの梅肉あえ

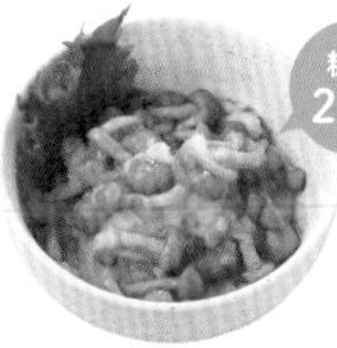
糖質 2.4g
なめこおろし

汁もの

ここで紹介したおかずに低糖質な汁ものもプラスすればより満足感を得られます。
うす味を心がけてください。

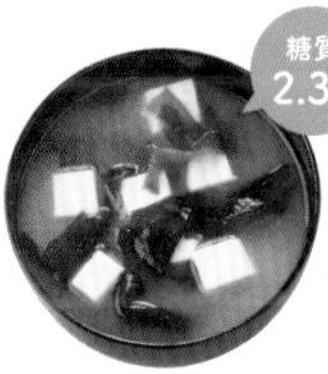
糖質 2.3g
豆腐とわかめの
みそ汁

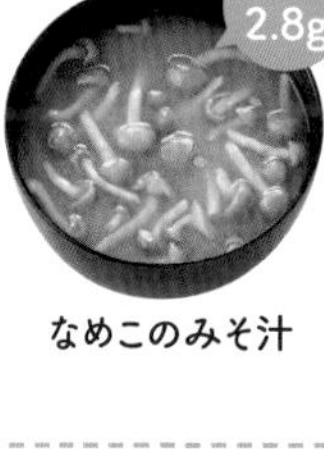
糖質 2.8g
なめこのみそ汁

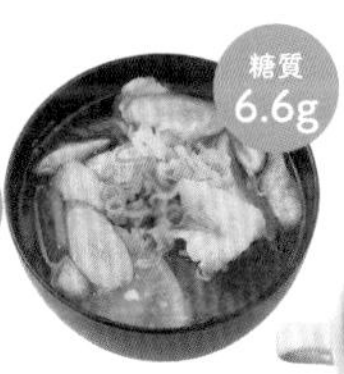
糖質 6.6g
豚汁

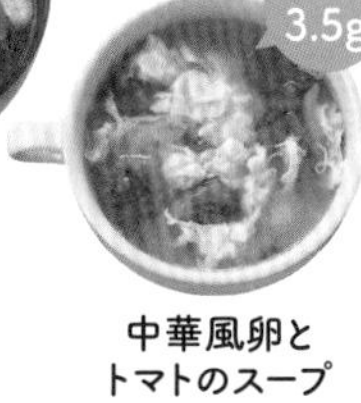
糖質 3.5g
中華風卵と
トマトのスープ

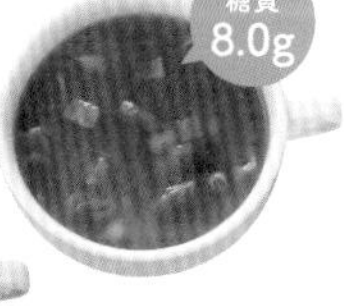
糖質 8.0g
ミネストローネ

＼ 強い味方！ ／

コンビニで買える やせおかず

選んでOKな食品

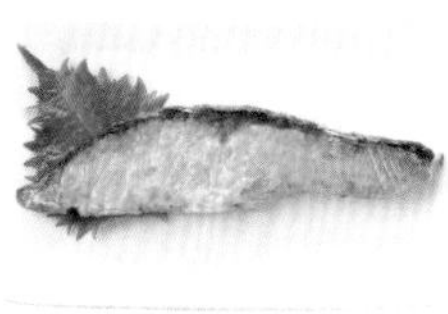
鮭の塩焼き

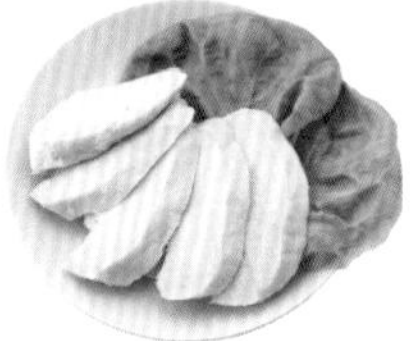
サラダチキン

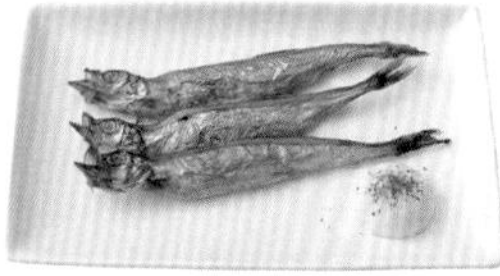
ししゃも

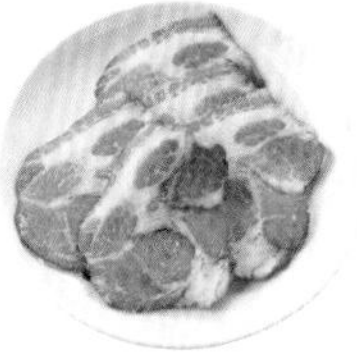
焼き豚

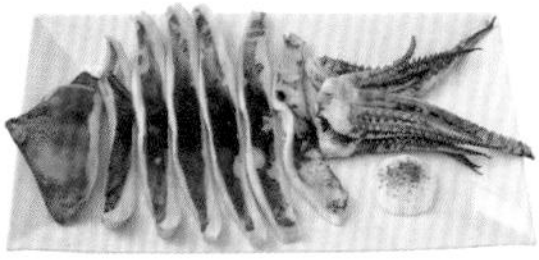
するめいかの一夜干し

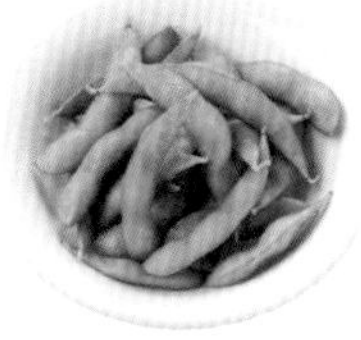
枝豆

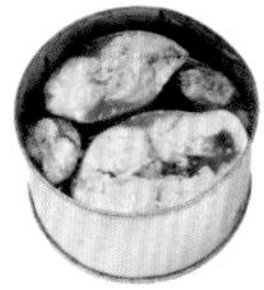
さば缶

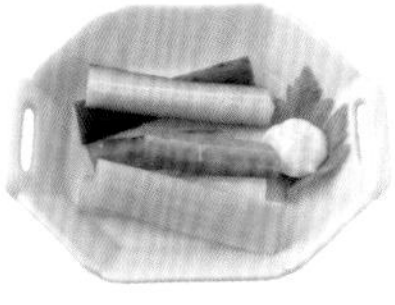
野菜スティック

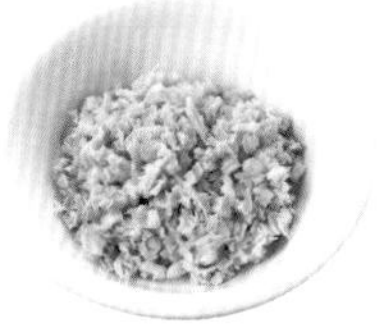
コールスロー

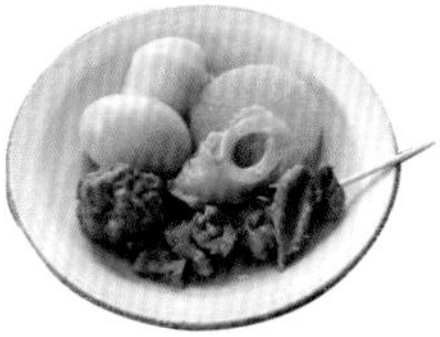
おでん

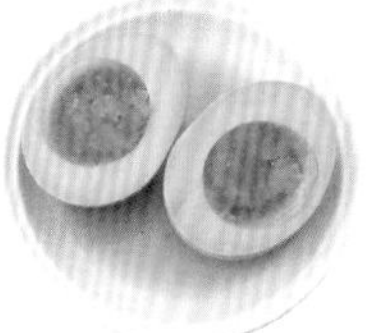
煮卵

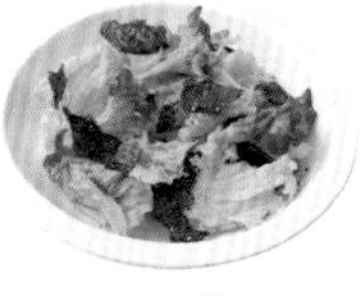
サラダ

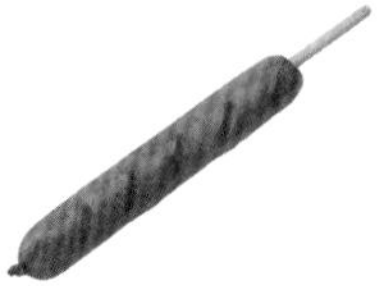
フランクフルト

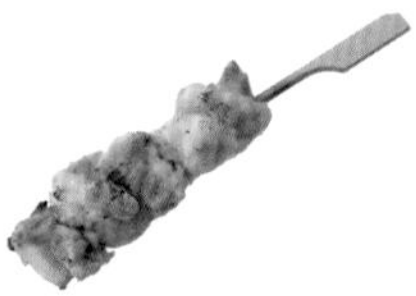
焼き鶏もも塩

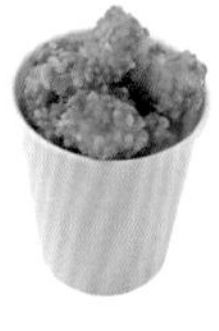
ひと口唐揚げ

など

栄養成分表示を確認して、
糖質が低く、たんぱく質が豊富なものを選びましょう。

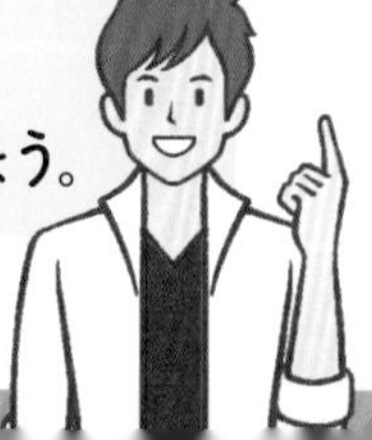

時間のないランチタイムや残業した日の夕食など、日々の食事で利用することの多いコンビニ。手軽に食べられるおにぎりや菓子パン、カップ麺を選びがちですが、さまざまな商品があるコンビニには、低糖質で高たんぱく、食物繊維が豊富な食品も満載。きちんと選べば、忙しくても内臓脂肪を減らせるおかずが手軽に手に入ります。

選ぶのを避けたい食品

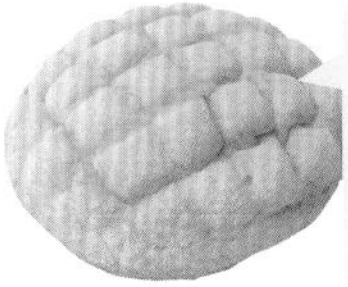
菓子パン

糖質のかたまり。これをやめることで糖質の摂取量を圧倒的に減らすことができる。

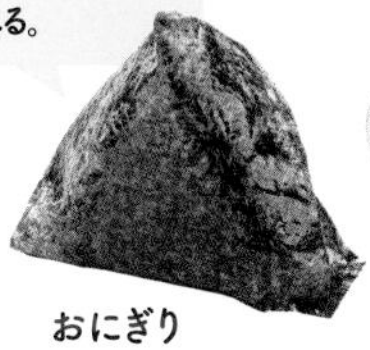
おにぎり

種類が多く手軽だが、糖質が多く含まれる。

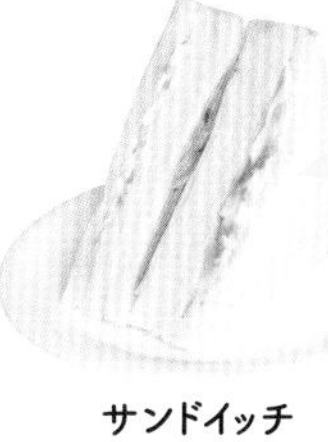
サンドイッチ

ヘルシーだと勘違いされがちだが、実は高糖質。ポテトサラダなどは特に避けたい。

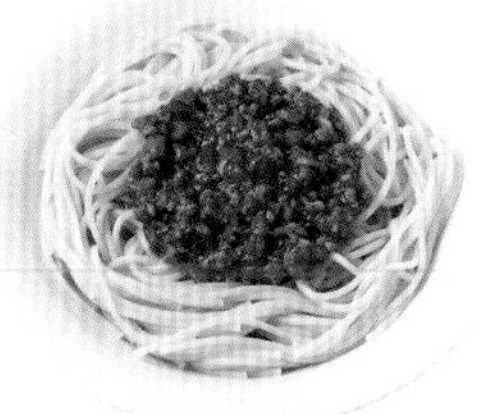
パスタ

パスタとサラダを一緒にした商品などもあるが、麺類の中では最も糖質が多い。

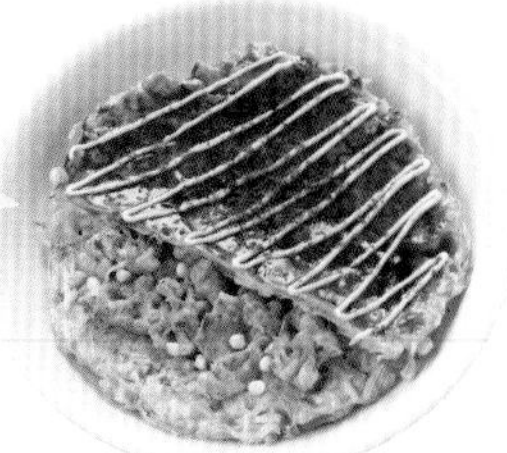
粉物

冷凍食品なども増えてきて便利だが、小麦を使ったものは非常に糖質が高い。

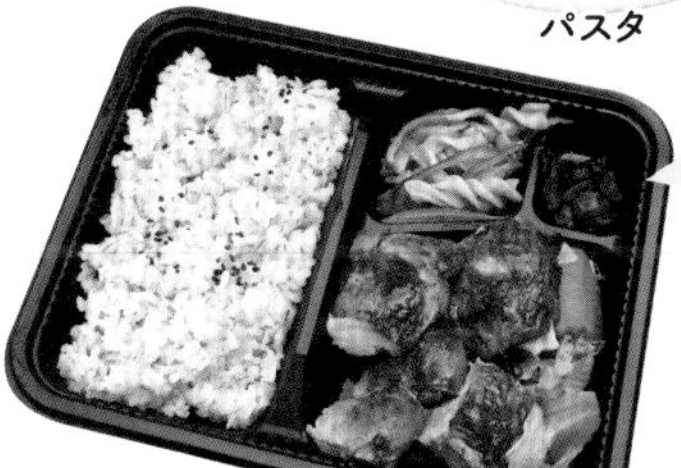
おべんとう

一見バランスよく見えるが、ごはんなどの割合が多いものもあり、注意が必要。

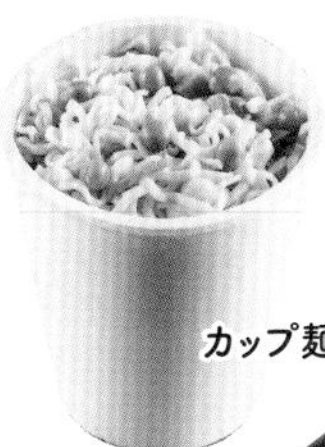
カップ麺

糖質の多さに加えて脂質や塩分も多いため、食べすぎは生活習慣病のリスクも高める。

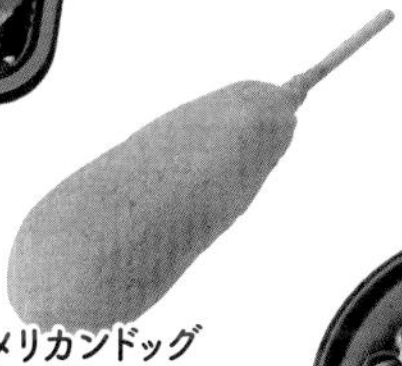
アメリカンドッグ

衣が分厚く、糖質と脂質を多く含む食べ物。食べるならフランクフルトに。

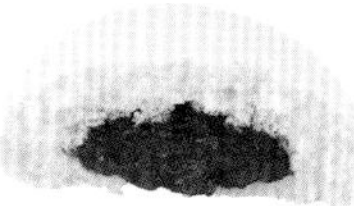
あんまん

小麦や砂糖が多く使われている。肉まんやピザまんなどもできるだけ避ける。

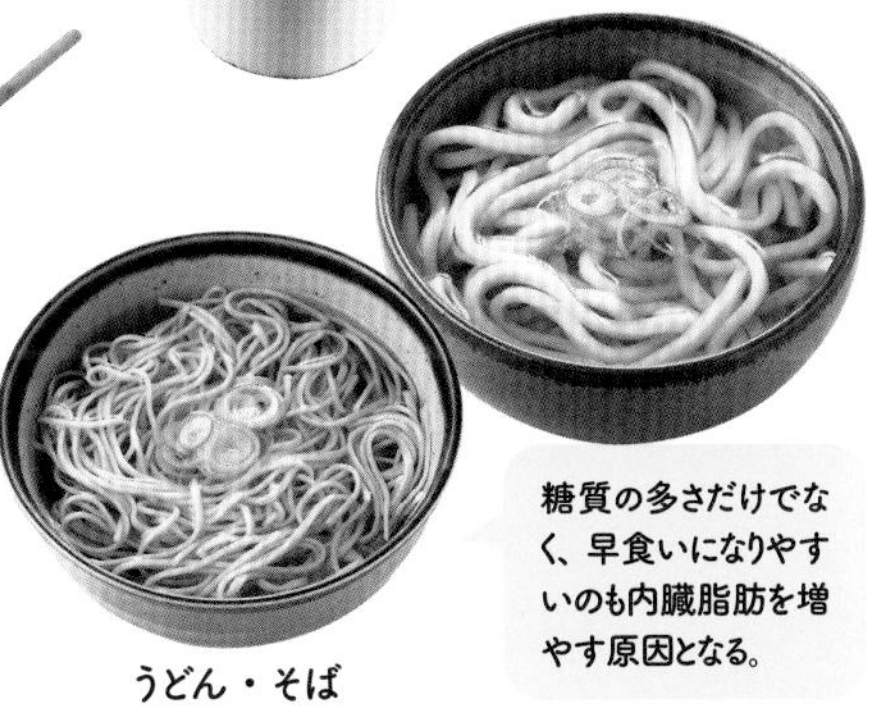
うどん・そば

糖質の多さだけでなく、早食いになりやすいのも内臓脂肪を増やす原因となる。

ぽっこりお腹撃退！

内臓脂肪の落とし方
11

野菜から食べて血糖値スパイクを予防する

食べる順番・食べ方を考えよう

先ベジ（野菜から食べる食べ方）は
血糖値スパイクを防ぐ効果がある。
常にコース料理のイメージで食べよう！

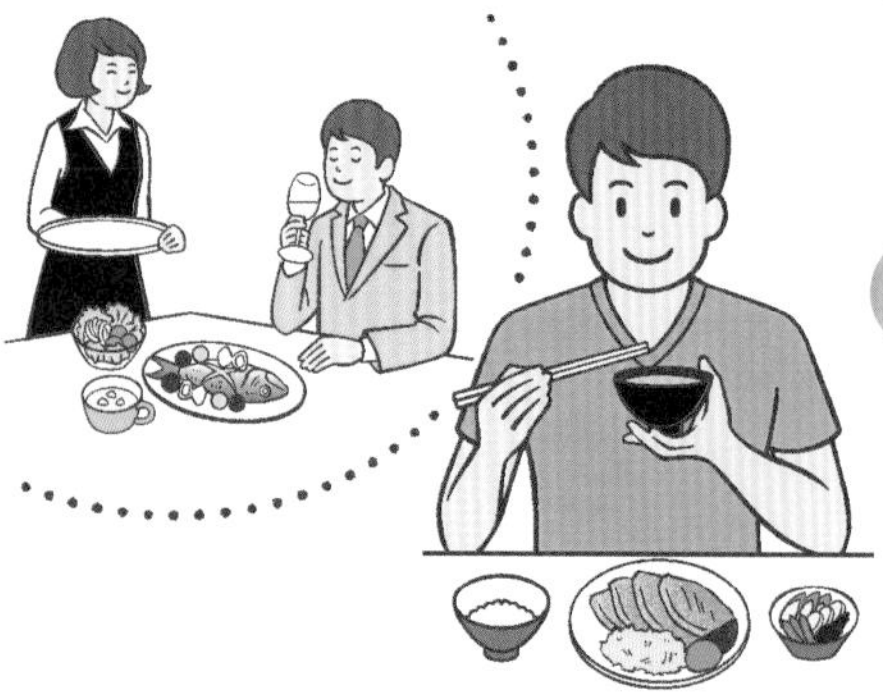

1 サラダ・汁もの

↓

2 おかず

↓

どうしても欲しいときは主食

吸収される糖質量は変わらない

「食事は野菜から食べ始めるのがよい」と聞いたことがある方は多いのではないでしょうか。まず野菜から食べる食べ方のことを「先ベジ」や「ベジファースト」といい、野菜を先に食べることで、血糖値の急激な上昇（血糖値スパイク）が抑えられます。野菜を先に食べると、野菜に含まれる食物繊維がいち早く腸に到達し腸管をコーティングするため、後にやってくる糖質の吸収を遅らせることができるのです。血糖値スパイクは、食後1～2時間の眠さ、だるさ、イライラなど体調不良の原因となり、繰り返すことで、膵臓が疲弊して糖尿病に移行します。また、血管壁を傷つけて動脈硬化が進行し、心筋梗塞や脳梗塞のリスクを高めます。

食べる順番レッスン

これら食事、どれから食べる？

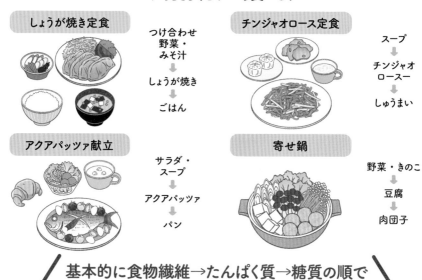

しょうが焼き定食

つけ合わせ野菜・みそ汁
↓
しょうが焼き
↓
ごはん

チンジャオロース定食

スープ
↓
チンジャオロースー
↓
しゅうまい

アクアパッツァ献立

サラダ・スープ
↓
アクアパッツァ
↓
パン

寄せ鍋

野菜・きのこ
↓
豆腐
↓
肉団子

基本的に食物繊維→たんぱく質→糖質の順で

さらに、がんや認知症の発症にも関連しています。**日本では１４００万人が血糖値スパイクを起こしていると推定されており、野菜（食物繊維）→おかず→主食（糖質）の順をぜひ意識してください。**

ただし、先ベジを行うことで、吸収される糖の量が減るわけではありません。なぜなら、糖質は脂質やたんぱく質などの栄養素と比べて非常に吸収されやすく、ほぼ１００％吸収されてしまうからです。「食べ順ダイエット」という言葉もありますが、**主食を最後に食べるだけではダメで、主食の量を減らさなければ、ダイエット効果は小さい**と私は考えます。ただ、主食を最後にすることで、主食を残しやすくするという利点があり、その意味では糖質制限に向いていると思います。

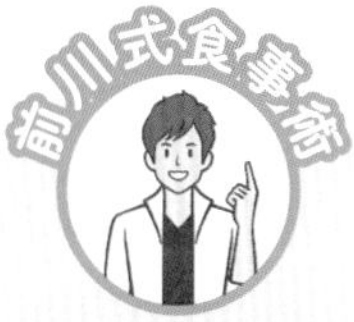

ダイエットするなら主食を減らしてさらに先ベジ。

ぽっこり
お腹撃退!

内臓脂肪の
落とし方
12

「シメの〇〇」「甘いものは別腹」は内臓脂肪増加のダメ押し

これが危険! 日常の悪い習慣

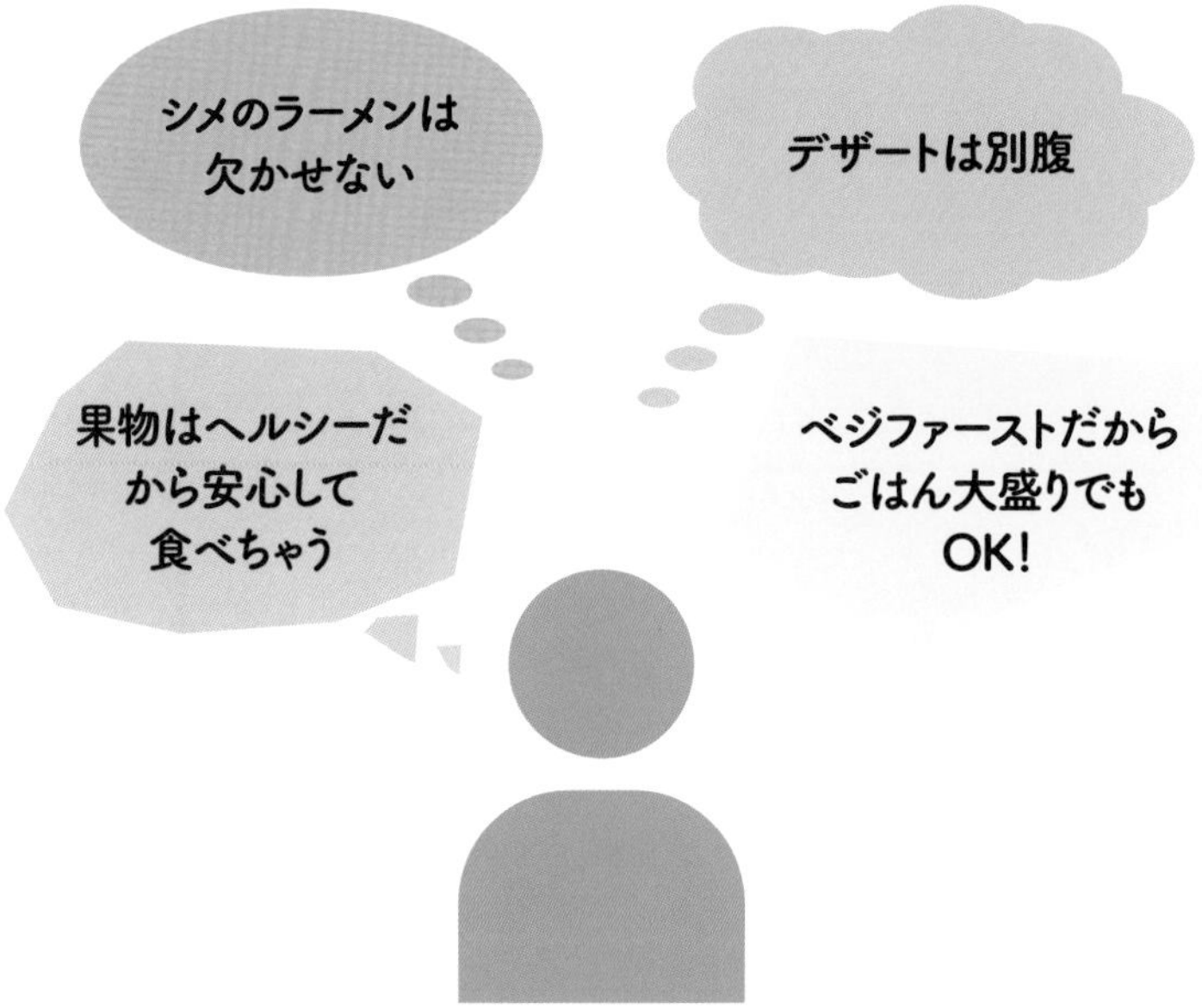
シメのラーメンは
欠かせない
デザートは別腹
果物はヘルシーだ
から安心して
食べちゃう
ベジファーストだから
ごはん大盛りでも
OK!

体重増加の最大原因は糖質

ダイエット外来を受診される方には、「肉などの脂っこいものの食べすぎで太った」とおっしゃる方が大勢います。本当にそうなのでしょうか? 実際に食事内容をうかがうと、糖質のオンパレードです。特に多いのは、「シメのごはんや麺類は欠かすことなく、しかも大盛り」「甘いお菓子や果物は別腹で、お腹いっぱいでも食べられる」など、**摂らなくてもいいのに摂ってしまうものは、脂質ではなく糖質です。**例えば焼肉を食べに行ってお腹がいっぱいになり、もう肉は食べられない、でもシメの冷麺やアイスは食べる、ということはありませんか。そういう「シメの〇〇」「甘いものは別腹」を日常的に繰り返していると、内臓脂肪は増加し

糖質制限の大敵!?　現代日本人の食生活

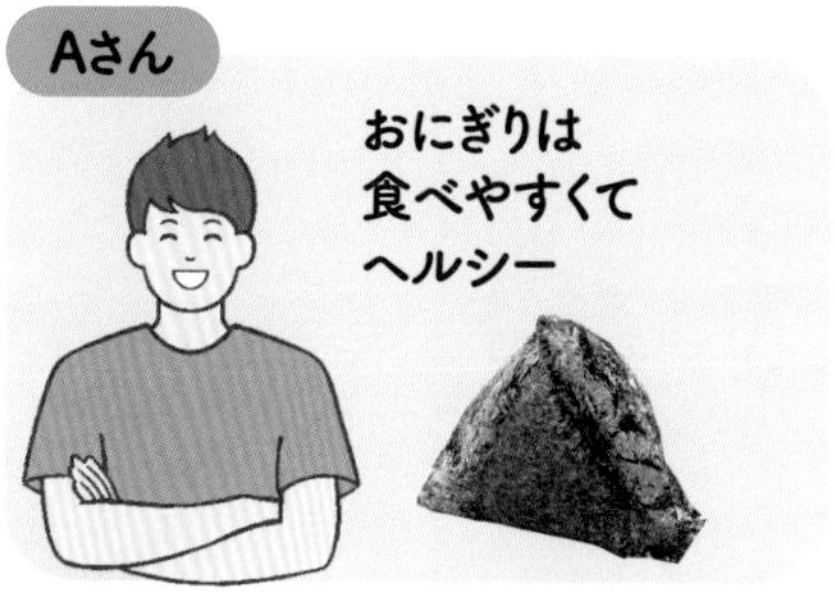
Aさん
おにぎりは
食べやすくて
ヘルシー

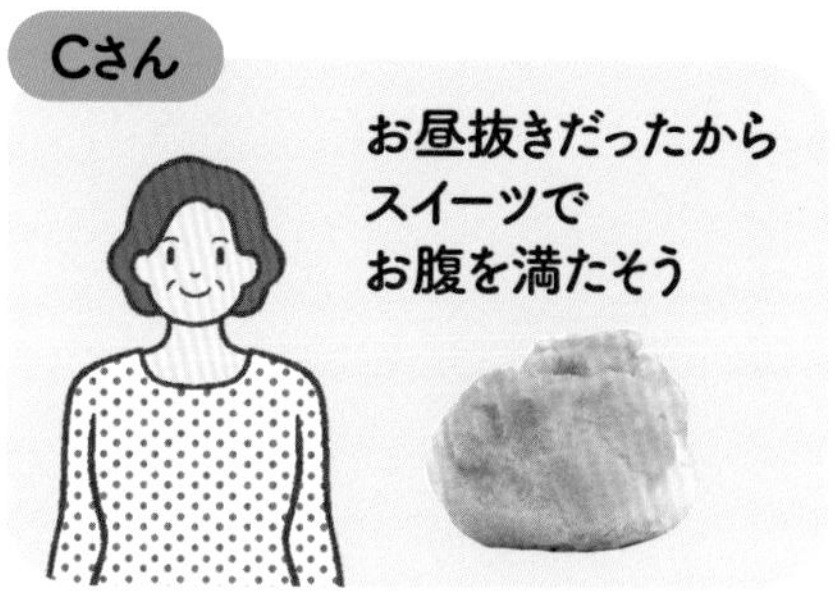
Cさん
お昼抜きだったから
スイーツで
お腹を満たそう

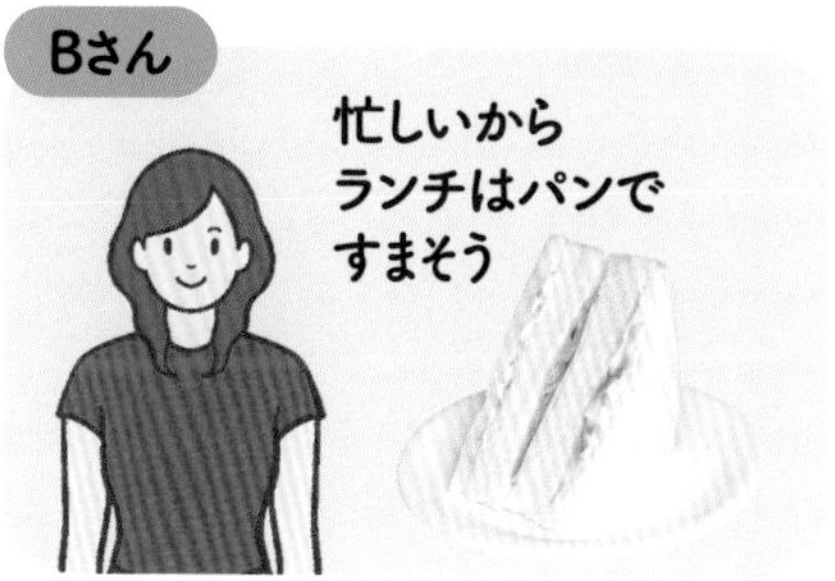
Bさん
忙しいから
ランチはパンで
すまそう

現代の日本人は想像以上に
糖質を摂っている。
糖質に偏らない
食生活を！

ます。しかも、糖質を多く含む食品は、比較的安価で手軽に食べることができます。時間がないけれど空腹を満たしたいとき、おにぎりやパン、ラーメンを食べる方は多いのではないでしょうか。無意識にお菓子や果物の間食をしていたりするケースもあります。このように、現代人は糖質摂取過多によって内臓脂肪型肥満を起こしやすいのです。

ダイエット外来を受診される方の一日平均糖質摂取量は410gで、日本人の1日平均糖質摂取量の約1・8倍です。みなさんが思う以上に糖質は減らしてよいのです。遺伝や体質上、太りやすい、太りにくいということはありますが、内臓脂肪が多い方は糖質摂取過多の食生活をしていることも事実。まずは食生活の改善に努めましょう。

前川式食事術

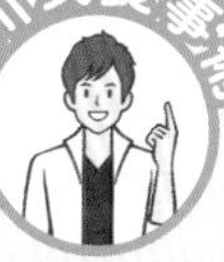

「シメと別腹」をやめるだけで内臓脂肪は減る。

ぽっこりお腹撃退!

内臓脂肪の落とし方 13

脂肪肝の改善にも糖質制限と節酒が不可欠

脂肪肝は薬なしで改善できる!

とにかく糖質オフ!

投薬により数値は改善できても、糖質制限など生活習慣を改善させなければ肝臓に脂肪が蓄積されていく。

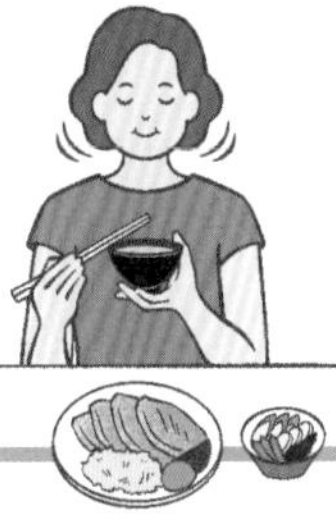

お菓子・果物 お酒はなるべくがまん

アルコールはもちろん、消化・吸収されやすく、中性脂肪に変わりやすい砂糖を含む甘いお菓子や果物、ジュースは厳禁。

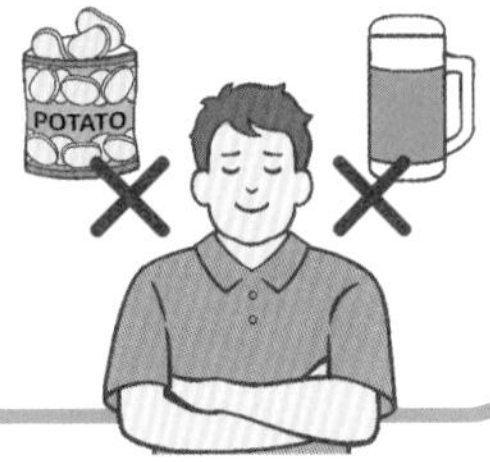

口寂しくなったときは、ナッツや小魚に置き換えて（→P135）。最近は糖質ゼロのノンアルコール飲料も増えているので上手に活用しよう。

脂質ではなく糖質が脂肪肝の原因

脂肪肝は、内臓脂肪過多の原因となる糖質過剰摂取や多量飲酒により起こります。脂肪肝という言葉のニュアンスから、脂質（脂っこいもの）の摂りすぎが原因と思われがちですが、そうではありません。特に果物の果糖は、肝臓で中性脂肪になりやすいといわれています。また、アルコールは大量に飲み続けると、肝臓での中性脂肪の合成が高まり、脂肪肝を起こしてしまいます。

脂肪肝の薬として肝庇護薬というものがあります。この薬を飲むと見かけ上の肝酵素の値が低下しますが、肝臓についた脂肪がとれるわけではないので、根本解決にはなりません。生活習慣病のなかでも脂肪肝は、糖尿病や高血圧よりも薬による

お酒は糖質が少ないものを控えめに

適度な飲酒量

2日に1回どれか1つまで

お酒には大きく蒸留酒と醸造酒の2種類があり、糖質が少ないのは蒸留酒。蒸留酒でも飲みすぎは厳禁。

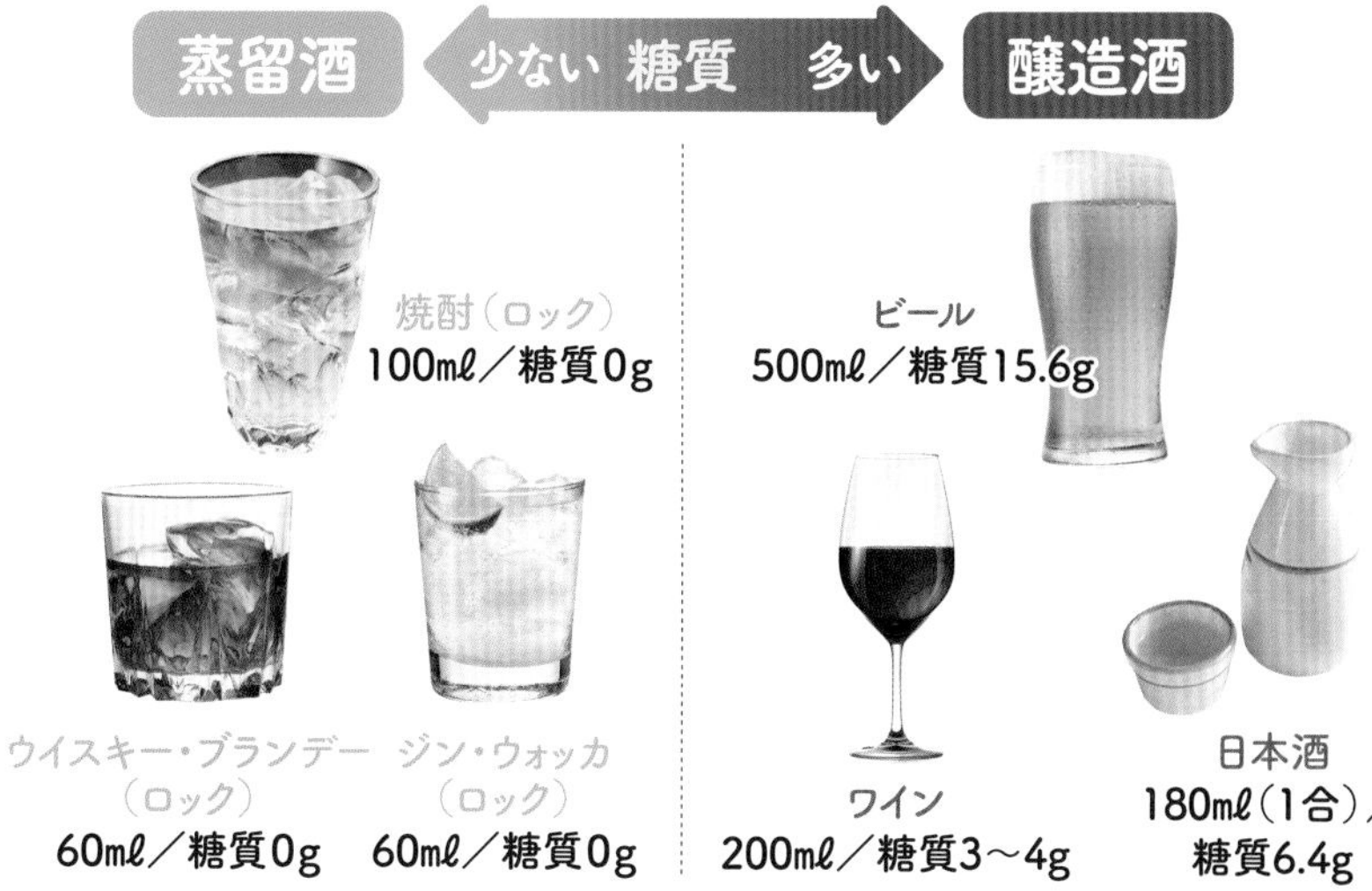
蒸留酒
少ない 糖質 多い
醸造酒
焼酎（ロック）
100mℓ／糖質0g
ビール
500mℓ／糖質15.6g
ウイスキー・ブランデー（ロック）
60mℓ／糖質0g
ジン・ウォッカ（ロック）
60mℓ／糖質0g
ワイン
200mℓ／糖質3〜4g
日本酒
180mℓ（1合）／糖質6.4g

糖質制限と節酒で肝臓を元気に。

コントロールが難しく厄介です。私は肝臓専門医でもあり定期的に学会に行きますが、そこで「脂肪肝の薬がないのは非常に問題で、開発が急務」という意見を聞くと、私の頭の中で「？」が渦巻きます。「生活習慣の改善が先決では？」「薬でコントロールするということは、一生飲むの？」「長期投与の副作用は大丈夫？」「脂肪肝が薬でよくなっても、生活習慣病がよくなるわけではないから、結局多数の薬を飲むことになるのでは？」などです。

私は脂肪肝を薬でよくすることは難しいと思います。できたとしても医療費がかかりますし、副作用も心配です。みなさんには根本的な生活習慣の改善、すなわち糖質制限と節酒に励んでいただければと思います。

「栄養成分表示」を常にチェック！

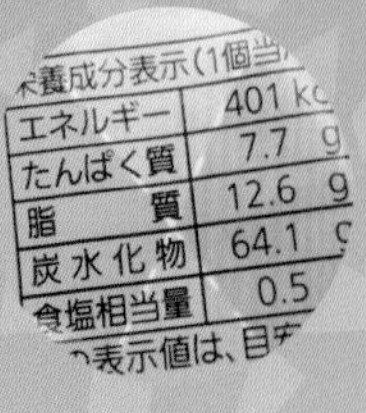

「食品表示法」により、一般的に販売されている食品には栄養成分表示が義務づけられています。糖質制限の強い味方です。
かならず確認して食べる習慣をつけましょう。

表示が義務づけられてるもの

●熱量（kcal）　●たんぱく質（g）　●脂質（g）
●炭水化物（g）　●食塩相当量（g）

栄養成分表示は「糖質」に注目する

栄養成分表示 1個（100gあたり）	
エネルギー 230kcal	炭水化物 25.8g
たんぱく質 15.2g	－糖質 24.2g
脂質 12.6g	－糖類 3.5g
	－食物繊維 1.6g
	食塩相当量 0.3g

POINT.1 「糖質」の項目を確認する

POINT.2 「糖質」の記載がない場合は、「炭水化物」の量が「糖質」だと考える

POINT.3 栄養成分表示は全体量でないことが多い。表示の量から摂取分の糖質量をしっかり計算すること

！ 上記の商品を2個入り全てを食べた場合、糖質量は48.4gとなる。

炭水化物、糖質、糖類の関係

「糖質」とは「炭水化物」から「食物繊維」を引いたものの総称です。また、「糖類」は「糖質」の中に含まれます。

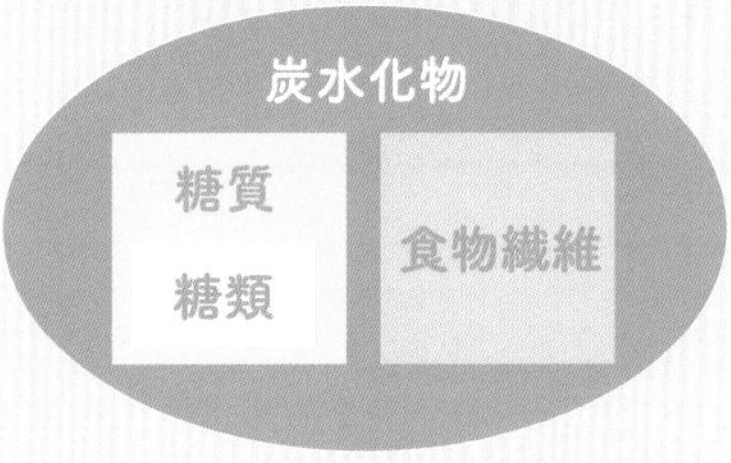

糖質＝炭水化物－食物繊維

糖質量大事典も持ち歩こう！

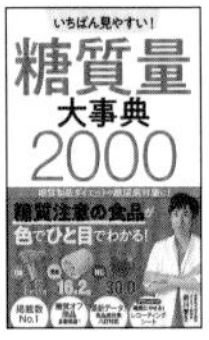

食材購入時や外食時の糖質量チェックには、糖質量大事典が便利。常に持ち歩いて確認する習慣をつけましょう。ファミリーレストランやファストフードなどのメニューは、ホームページに栄養成分が掲載されている場合もあります。

「糖質」の量の確認を習慣づけるだけで、自然と摂取量が減って、内臓脂肪減少につながりますよ！

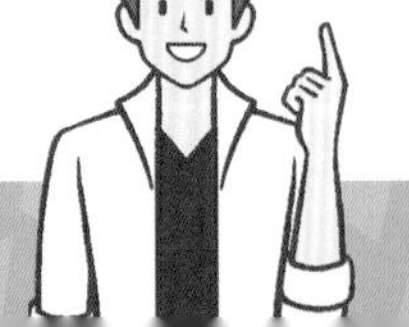

PART 5

内臓脂肪のウソ・ホント

巷でよく聞く「内臓脂肪を落とす〇〇」は本当？

1 「果物」はヘルシーでダイエットにいい!?

果物は「お菓子と同じ」と考えよ

お菓子は糖質のかたまりで嗜好品だから、食べすぎないほうがいいというのは、大半の方がご存じだと思います。では、果物はどうでしょうか？　果物は健康にいいので、毎日食べているという方が大勢います。「バナナダイエット」や「りんごダイエット」などのダイエットが流行したこともあり、テレビや雑誌、ネットなどの断片的な情報から、「果物はやせる＝内臓脂肪を減らす」と考えている人もいます。

しかし、ダイエット外来には「果物ダイエット」を実践し、失敗した方たちが多数来られます。また、病院のある長野県は、りんごやぶどうなど果物の産地として有名ですが、患者さんを診察すると「果物太り」で内臓脂肪過多の方が数多くいます。つまり、**「果物は内臓脂肪を減らす」というのは誤りで、「果物は内臓脂肪を増やす」が正解なのです。**

果糖は肝臓に直行

どうして果物は内臓脂肪を増やしてしまうのでしょうか。果物はヘルシーな食べ物と考え、「果物＝野菜」のようなイメージで、野菜のように果物を食べるのは大きな誤りです。たしかに果物と野菜はどちらもビタミン・ミネラル・食物繊維を含んでいますが、果物が野菜と異なるのは果糖やブドウ糖の糖質も多く含んでいることです。この果糖はブドウ糖同様にクセモノで、肝臓に直行して代謝され、内臓脂肪の増加や脂肪肝の原因となってしまいます。

私は果物太りの方に、果物はお菓子と同じだと考えてくださいと教えています。**ビタミンやミネラル、食物繊維は果物ではなく、野菜から摂るほうが健康的です。**どうしても果物を食べたいときは糖質量を10g／日以下にするよう心がけましょう。

気をつけたい果物の糖質

**ビタミンやミネラル、食物繊維が豊富な果物だが、
果糖やブドウ糖も多く含まれるので摂りすぎに注意。
果物は皮をむくと腐りやすくなるため、連日食べてしまうのも問題。**

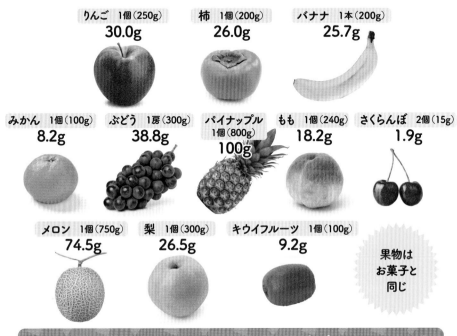

りんご 1個（250g）
30.0g

柿 1個（200g）
26.0g

バナナ 1本（200g）
25.7g

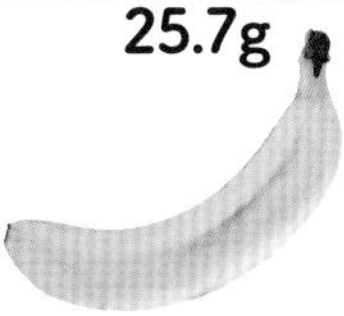

みかん 1個（100g）
8.2g

ぶどう 1房（300g）
38.8g

パイナップル 1個（800g）
100g

もも 1個（240g）
18.2g

さくらんぼ 2個（15g）
1.9g

メロン 1個（750g）
74.5g

梨 1個（300g）
26.5g

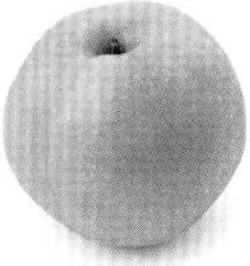

キウイフルーツ 1個（100g）
9.2g

果物は
お菓子と
同じ

ドライフルーツはさらに注意！

**ドライフルーツは果物の水分の大部分がとり除かれ
糖分が濃縮されているので、グラムあたりの糖質がさらに高く注意が必要。**

プルーン（乾） 5個（33g）
18.3g

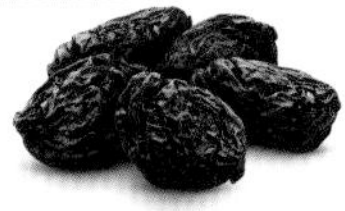

あんず（乾） 6個（50g）
30.4g

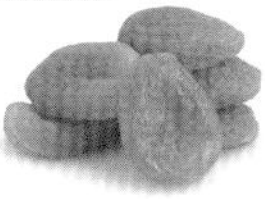

いちじく（乾） 2.5個（63g）
40.4g

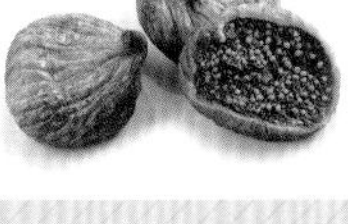

干し柿 2個（40g）
21.0g

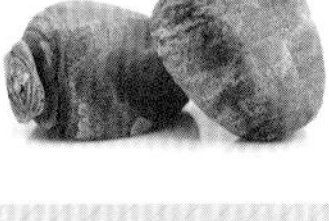

いちご（乾） 5粒（5g）
3.9g

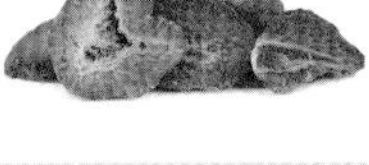

干しぶどう 10粒（5g）
3.8g

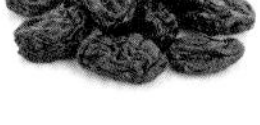

2 「高カカオチョコレート」で内臓脂肪が落ちる!?

食べ方によっては血糖値スパイク抑制に

一般的なチョコレートのカカオ含有率は30〜50%程度で、砂糖やミルクなどを配合することで甘さを出しています。対して「高カカオチョコレート」は、砂糖やミルクなどの量が少ない分、主材料であるカカオ含有量が多く、甘さが控えめで苦みが強いのが特徴です。高カカオチョコレートに明確な基準はありませんが、カカオ濃度70%以上のものを指すことが多いようです。**カカオ濃度が上がるほど、砂糖やミルクなどの含有率が下がるため、チョコレートの中では糖質制限に向いているといえます。**

カカオには、カカオプロテインというたんぱく質と食物繊維が豊富に含まれています。このことから、食前に高カカオプロテインを摂取することで、小腸からの糖質の吸収が緩やかになるという情報を目にすることがあります。たしかに高カカオプロテインならば、含有する糖質が少なく、野菜を先に食べる「先ベジ」のような効果で血糖値の急激な上昇（血糖値スパイク）はある程度抑えられることが予想されます。ただし、摂取した糖質はほぼ100%吸収されるので、吸収される糖質の量が減るわけではありません。したがって、**敢えて内臓脂肪を落とすために食べるほどの価値はないと考えます。**

私のダイエット外来には「高カカオチョコレートが内臓脂肪を落とすのにいい」と聞いて、連日食べているうちに甘いチョコレートが食べたくなって、糖質まみれの間食生活に戻ってしまった方がいます。また、高カカオチョコレートはナッツやチーズ同様、糖質が少ないものの脂質が多く、高カロリーで食べすぎると内臓脂肪が落ちにくくなります。高カカオチョコレートは「質のよいお菓子」と考え、少量をたしなむものと考えましょう。

チョコレートで内臓脂肪は落ちない！

チョコレートの中では糖質量が少ないので糖質制限に向いているが、摂取される糖質の量が減るわけではないので、食べすぎに注意。

高カカオチョコレートの栄養成分例

1箱あたり（90g18枚入り）

カカオ濃度 70％以上	糖質量 34.2g
脂質量 36g	エネルギー 504kcal

高カカオチョコレートを食べる場合は、少量だけにする。

そのほかのチョコレートはNG

糖質制限中におすすめのおやつ

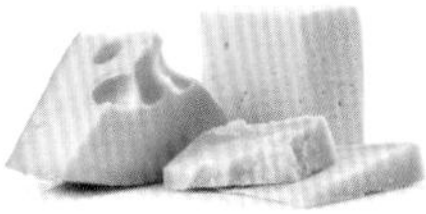

チーズ類

カマンベールチーズやブルーチーズは糖質量が少ない。

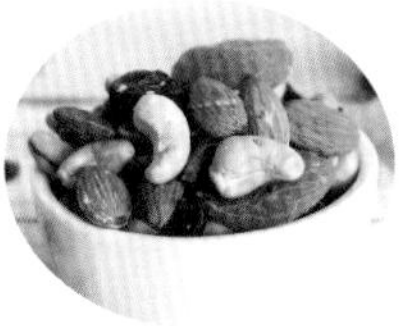

ナッツ類

塩などで味つけされていない素焼きのものを。

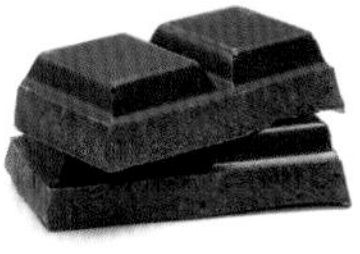

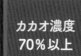

高カカオチョコレート

カカオ表示が70％以上のもの。

寒天（ところてん）

糖質量が少なく食物繊維が豊富。

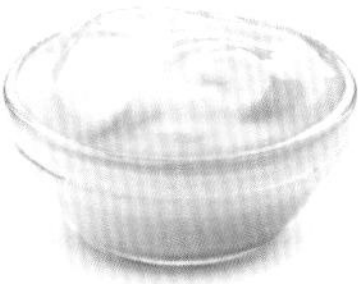

ヨーグルト

カルシウムやビタミン類が豊富。無糖を選ぶ。

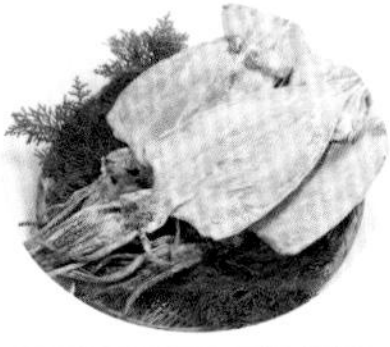

するめ（さきいか）

たんぱく質が豊富。カロリーは高めなので注意。

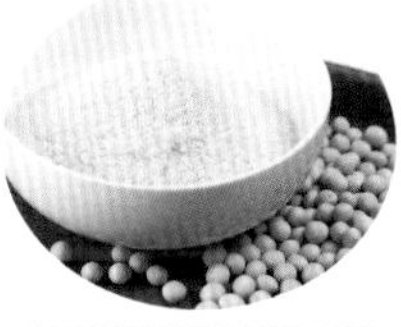

大豆・おから系

糖質量は低めでもカロリーはそれなり。食べすぎに注意。

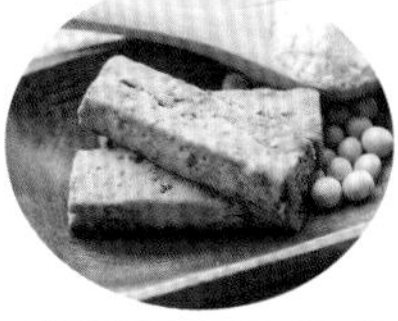

低糖質プロテインバー

糖質、カロリーは低め。たんぱく質が不足気味のときに。

3 「サプリメント」を飲むだけで内臓脂肪が減少!?

過剰な摂取は健康障害を来すことも

サプリメントは、健康食品に分類され、ビタミン、ミネラル、アミノ酸、ハーブなどの特定の成分を濃縮し、錠剤やカプセルにしたものをいいます。サプリメントの利用目的は、健康の増進、食事だけでは不足する栄養素の補給、疲労回復、美容やダイエットなどさまざまです。テレビやSNS広告などの影響もあり、サプリメントの利用状況は年々増加傾向です。そして最近特に利用する人が多いのが「内臓脂肪を減らすサプリメント」です。

実際に内臓脂肪はサプリメントで減らすことができるのでしょうか？　私の答えは「NO」です。厳密には、**「サプリメントは内臓脂肪を落とす補助になりうるものもあるが、サプリメントのみで内臓脂肪を減らすことはできない」**というのが私の考えです。しかし、「食事制限、運動は不要。サプリメントを1日2回飲むだけで内臓脂肪は落ちる！」のようなフレーズに踊らされ、何年・何十年と飲み続けている人が、ダイエット外来をよく受診されます。そのような人はサプリメントを飲み始めた当初に少し減量できたので、その後は体重が落ちないけれどもリバウンドしないように飲んでいるのです。私はサプリメントは処方しませんが、内臓脂肪の減少に効果のある薬を処方することがあります。**薬のほうがサプリメントより効果が高いと思われますが、その薬ですら、食事療法（糖質制限）の併用なくして減量は困難です。**

また、過剰なサプリメントは肝臓や腎臓に負担をかけ、健康障害を来すこともあります。したがって、サプリメントを飲む場合は、定期的に医師などに健康状態を確認してもらうのが望ましいでしょう。さらに、無期限ではなく、期間を決めて飲むようにすべきだと思います。

サプリメントだけではやせられない

**サプリメントはあくまでも補助であり、
それのみで内臓脂肪を減らせるというものはない。**

メイン

糖質制限

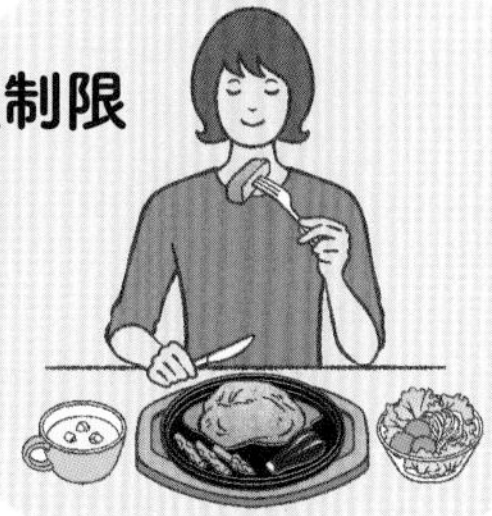

運動

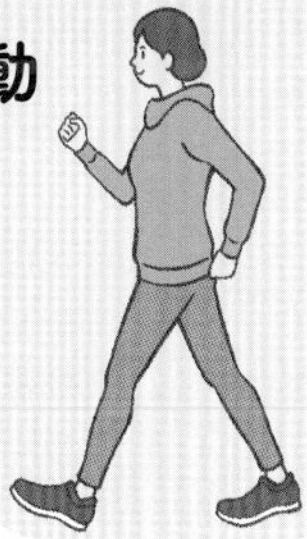

＋

サポート

サプリメント

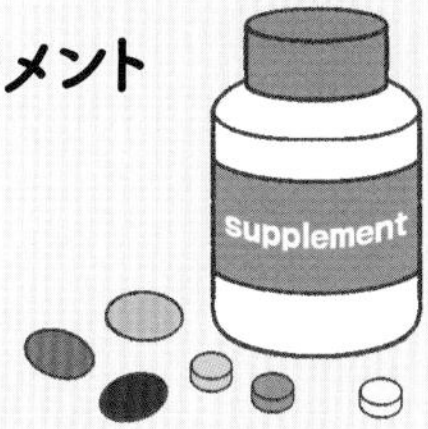

特定の成分を凝縮したサプリメントは、
多量に摂取すると健康を害するリスクがある。

サプリメントを服用するときの注意点

- ☑ 多量摂取しない
- ☑ 独断で判断しない
- ☑ 定期的に医師に健康状態を確認してもらう
- ☑ 期間を決めて飲むようにする

健康食品のいろいろ

健康食品・サプリメント

保健機能食品

特定保健用食品（トクホ）
国が許可し、保健効果を表示。
摂取時の安全性は確認されている。

栄養機能食品
国の規格基準に基づき、
栄養成分の機能を表示。許可申請はなし。

機能性表示食品
事業者の責任で機能を表示。
消費者庁に届け出て販売。

その他の健康食品

サプリメント
栄養補助食品
健康補助食品
自然食品

機能性などの表示は
できない。

4 「ＭＣＴオイル」はダイエットオイル!?

消化吸収が早いＭＣＴオイル

ＭＣＴオイルは、ココナッツやパームに含まれる「中鎖脂肪酸（Medium Chain Triglyceride）」だけをとり出した食用油のことをいいます。中鎖脂肪酸は、オリーブオイルや菜種油など一般的に使う植物油に多く含まれる長鎖脂肪酸と比べると、分子構造がコンパクトなのが特徴です。

一般的な植物油は、小腸から消化・吸収された後、リンパ管や血管を通って脂肪組織や筋肉、肝臓に運ばれ、必要に応じて分解・貯蔵されます。一方、ＭＣＴオイルは小腸から門脈を経由して直接肝臓に入り分解されます。一般的な植物油に比べ、消化吸収が早く素早くエネルギーになるため、体内に内臓脂肪として蓄積されにくいのです。さらに脂肪の代謝機能を目覚めさせるともいわれ、ダイエットに効果的なオイルとして注目されています。

糖質制限時の一時的なエネルギー不足を解消

糖質制限は、三大栄養素の中で最も即効性のあるエネルギー源の糖質を控えることで、脂質がエネルギー源となり、内臓脂肪を燃やします。ところが糖質制限に慣れないうちは、内臓脂肪をエネルギーに変えることがスムーズにいかず、エネルギー不足による体調不良を来すことがあります。また、スポーツ選手のように消費エネルギーが非常に多い方の場合、糖質制限すると摂取エネルギー不足に陥ることも。これらの場合には、糖質に代わる即効性のあるエネルギー源として、ＭＣＴオイルの活用は有用です。

注意してほしいのは、ＭＣＴオイルはあくまで糖質制限のサポート役であるということ。糖質過多の食事に足すだけでは、内臓脂肪の減少は困難です。また、ＭＣＴオイルも油なので、過剰摂取すると減量の妨げになります。

MCTオイルは中鎖脂肪酸のこと

飽和脂肪酸のココナッツやパームに含まれる中鎖脂肪酸だけを抽出した食用油。一般的な植物油に比べ、エネルギーになりやすい。

内臓脂肪になりにくい

中鎖脂肪酸

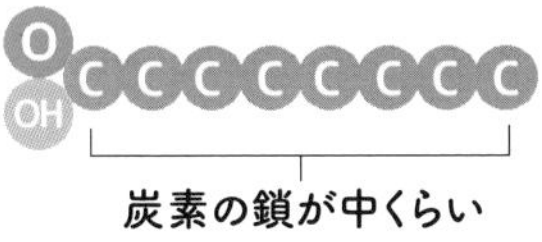

炭素数が8～10。一般的な油よりも素早く消化・吸収され、すぐにエネルギーになりやすい。

長鎖脂肪酸

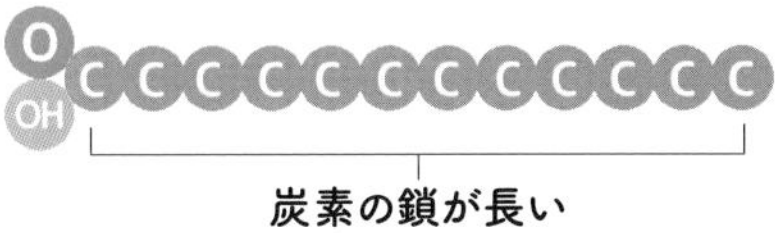

炭素数が12以上。消化吸収の経路も複雑でエネルギーとして使われにくく、体に蓄積されやすい。

MCTオイルの正しい摂り方

糖質制限の補助として1日小さじ1杯～大さじ1杯程度に

糖質を制限しながらMCTオイルを摂取することでエネルギー源として、効率よく活用できる。

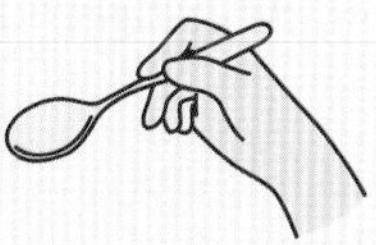

加熱せず「生」で少量ずつ朝に摂るのがオススメ

MCTオイルに含まれる「中鎖脂肪酸」は熱に弱い性質があるため、加熱せずコーヒーやヨーグルト、サラダにかけるなどして使う。

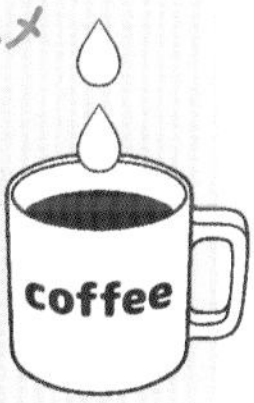

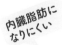

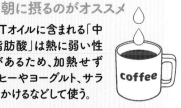

原料の表示を見て選ぶ

C8とC10でつくられていて「無添加」「化学溶剤不使用」などと明記しているものを選ぶ。消化吸収が早いC8が多いものがベター。

摂りすぎると腹痛や下痢などを起こすことも

MCTオイルは一度に摂りすぎてしまうと、小腸内の浸透圧が高まり、浸透圧を下げようと小腸内に大量の水分が移動し、腹痛や下痢などの症状を引き起こすことがある。

5 食事回数を増やす「小分け食べ」でやせる!?

むしろ1日2食がちょうどいい

1日3食に間食を2～3回加えると、太りにくくなると主張する専門家がいます。1日5～6食のほうが1食あたりの食事量が減るという理論ですが、私は賛同しかねます。というのもダイエット外来を受診される患者さんの大半が**「間食太り」**だからです。間食は手軽でおいしいものを選択する場合が多く、お菓子、菓子パンなど高糖質なものを摂りがちです。糖質制限を行わずに、間食を摂ってしまうと、食事のたびに肥満ホルモンであるインスリンが分泌されるので、当然太ってしまいます。

では糖質制限をして食事回数を増やすのはどうでしょうか。間食をチーズやナッツなどの低糖質なものにする「ちょこちょこ食べダイエット」です。私はこのダイエットもおすすめしません。というのもダイエット外来に通院している人の中には、間食としてナッツを食べすぎて太ってしまう人もいるからです。低糖質なものでも多少はインスリンが分泌されますし、この食べ方では、常に胃の中に食べ物が入っている状態で、エネルギー消費の少ない現代人にとって、エネルギー摂取過多になりやすいのです。

それでは、やはり間食なしの1日3食が望ましいのでしょうか？　私は現代人にとっては3食でもエネルギー摂取過多になりがちなので、**1日2食で摂食時間の間隔をできるだけあけるほうが内臓脂肪減少に有効と考えます。**お腹がすいていなければ、無理に朝食を摂る必要はないですし、ましてや間食をあえて摂る必要もないと思います。ただし、あまりにも空腹を我慢しすぎて、1回あたりの食事量が多くなりすぎると、逆に内臓脂肪を増やしてしまいますので、お腹がすいたときは間食として低糖質なものを少量摂るようにしましょう。

小分け食べすると結局食べすぎてしまう

少しずつ食べればお腹も減らないし
食事量が減ってやせるはず…

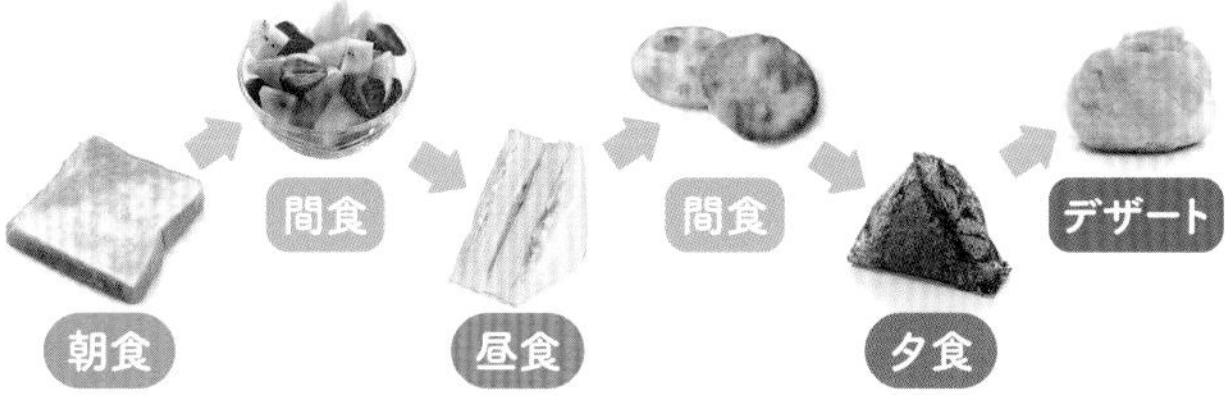

1回の食事量は少なくても
高糖質なものを食べ続ければ太る！

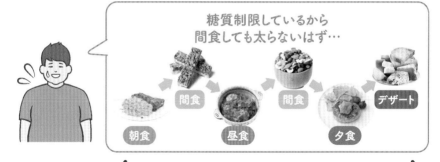

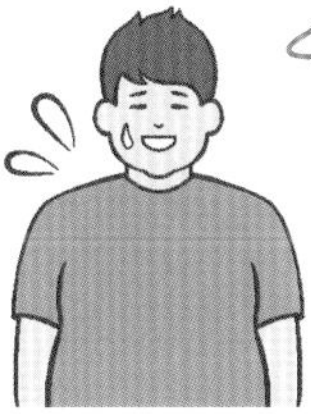

糖質制限しているから
間食しても太らないはず…

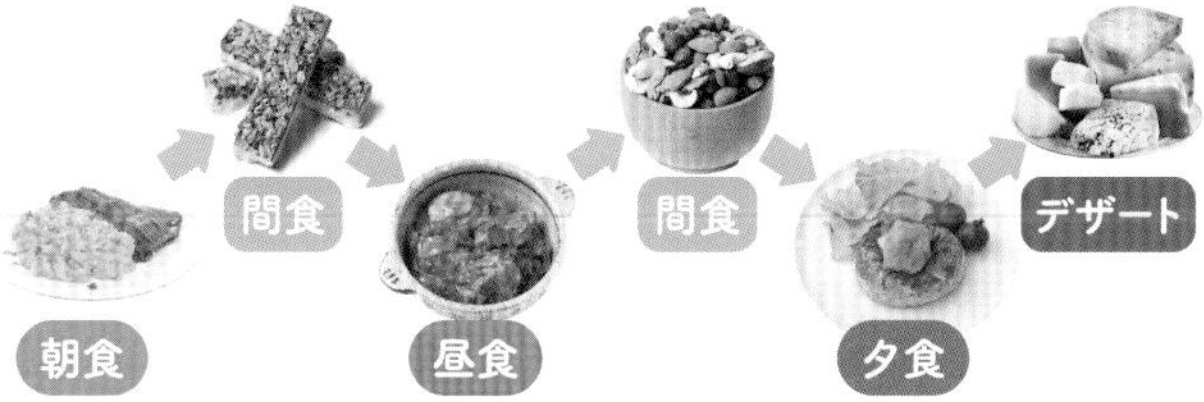

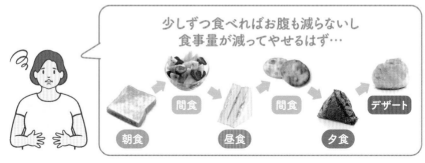

低糖質なものでもたくさん食べたら意味なし！

理想は…

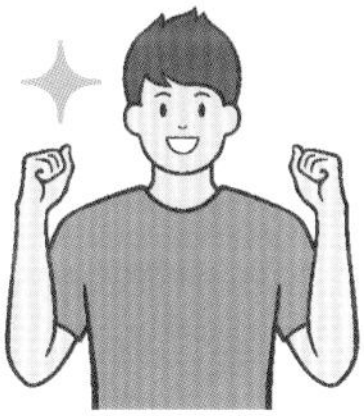

- 無理のない範囲で食事の間隔を空けて内臓脂肪の減少タイムをつくる！
- 1日2食でもOK！ ただし、ドカ食いはダメ！
- 間食は我慢できないときに少量だけ（→P135）

※糖尿病の治療を行っている人は、予めかかりつけ医に相談のうえ、行ってください。

6 「糖質ゼロのお酒」だから いくら飲んでも太らない!?

蒸留酒のほうが太りにくい

PART1でも述べましたが、お酒はビール、日本酒、ワインなど、糖質を含んだ原料に酵母を加えてアルコール発酵させた「醸造酒」と、ウイスキーやブランデー、焼酎、ジンなど、醸造酒をさらに蒸留してつくった「蒸留酒」に大別されます。蒸留酒は醸造酒のアルコールと香味成分のみを抽出しますが、製造過程で糖質がカットされるので実質糖質はゼロです。したがって、選ぶなら蒸留酒のほうがいいといえますが、飲みすぎは禁物です。

アルコールのカロリー消費は糖質より先

蒸留酒や糖質ゼロのお酒ならいくら飲んでもいいと思って、飲みすぎてしまい、ダイエットがうまくいかない方がいます。どうしてでしょうか？ 人間が摂取したエネルギーは、アルコール→糖質→脂質→たんぱく質の順に体内で利用されます。**アルコールはなんと、糖質よりも優先的にエネルギーとして利用されるのです。**蒸留酒や糖質ゼロのお酒には糖質は含まれていないので血糖値は上昇しませんが、ほかの栄養素よりも優先的に肝臓で分解されます。つまり、**お酒を大量に飲んだ場合、アルコールが先にエネルギーになり、同時に摂取したおつまみや食事のエネルギー消費は後回しにされ、内臓脂肪として蓄積してしまうのです。**

また糖質ゼロのお酒でも、アルコール自体が高カロリー（1g＝7kcal）であり、大量に飲み続けると、肝臓での中性脂肪の合成が高まって、内臓脂肪の蓄積や脂肪肝につながります。「糖質ゼロのお酒はやや太りにくい」程度に考えたほうがいいと思います。常習飲酒は肝臓にも負担がかかるので、飲酒は2日に1回以下、1回あたり日本酒換算で1合以下にしましょう。

お酒との上手なつき合い方を見つけよう

アルコールの量で考える

1日の飲酒量の適量は
日本酒換算で1合（180ml）以下が目安。

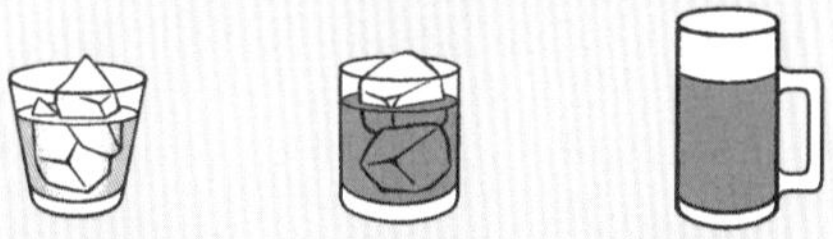

焼酎（25度）
100㎖

ウイスキー
ブランデー（ロック）
60㎖

糖質ゼロビール
500㎖

蒸留酒や糖質ゼロを選ぶ

飲むなら焼酎、ウイスキー、ブランデーなどの蒸留酒や糖質ゼロのお酒を選ぶ。

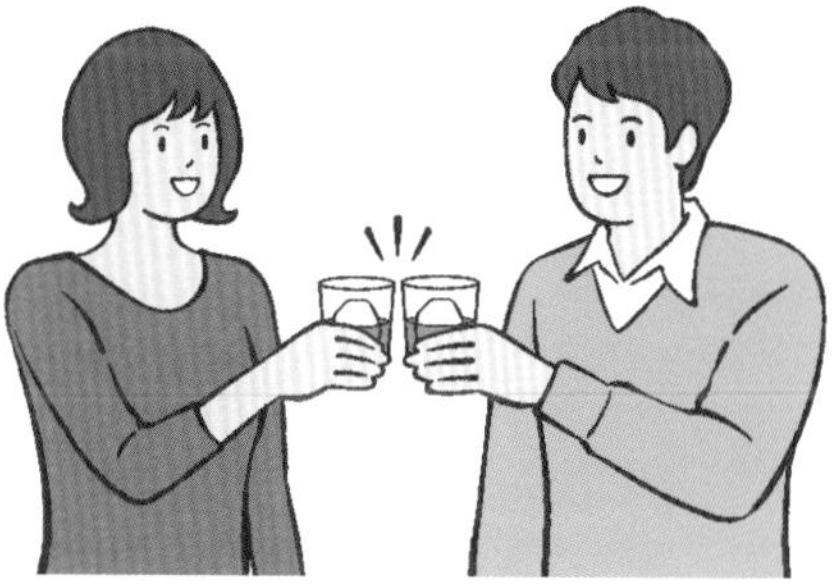

毎日は飲まない

2日に1回は
休肝日を設ける。

おつまみも糖質オフ

魚介類や肉類、卵、チーズ、豆類などの高たんぱく低糖質のおつまみがおすすめ。

ただし、からあげや天ぷら、フライドポテトなどの揚げ物や、鶏皮など脂身の多いものは避ける。

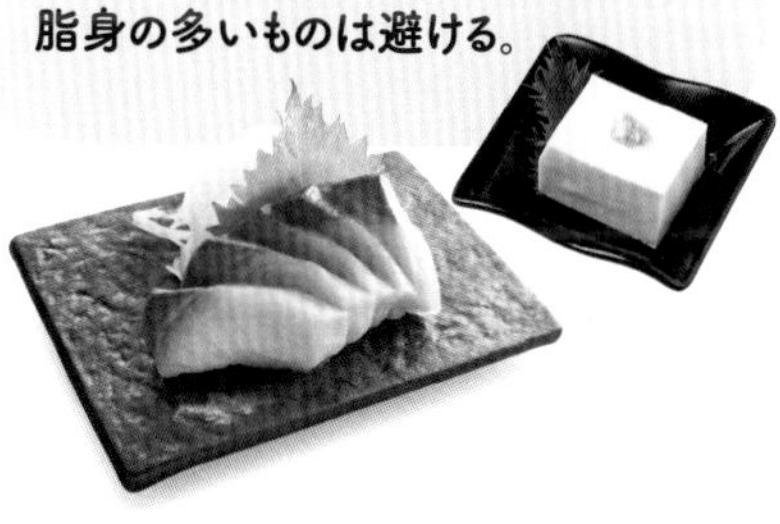

アルコールにつられて食べすぎないこと！

アルコールはほかの栄養素よりも優先的にエネルギーになるので、一緒に摂るおつまみや食事のエネルギーが内臓脂肪として蓄積されやすい。

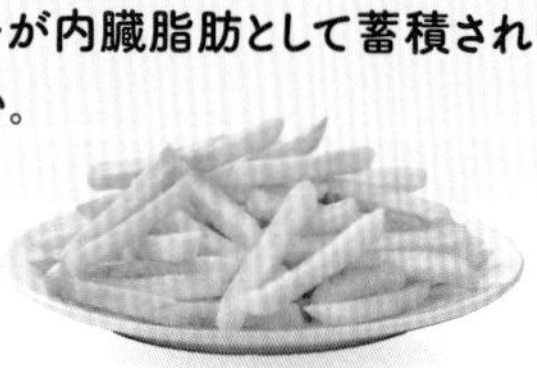

7 「お茶」を飲んでいると内臓脂肪がつかない!?

毎日10杯飲み続けなければ効果なし

結論からいいますと、**いくらお茶を飲んでいても、糖質を摂りすぎたり、お酒を飲みすぎると内臓脂肪はつきます。**また、お茶を飲むだけで内臓脂肪が落ちるということはありません。ただし、お茶を飲むことで内臓脂肪が落ちやすくなる可能性が指摘されています。

内臓脂肪を減らすサポートになると報告をされているのが「茶カテキン」です。茶カテキンはお茶特有の苦みや渋みの成分であり、内臓脂肪の分解と消費に働く酵素を活性化し、脂肪の代謝を高めるメカニズムがあるといわれています。

茶カテキンは緑茶や抹茶などに多く含まれ、ウーロン茶や紅茶にも少量含まれています（麦茶やルイボスティーには含まれません）。**1日540mg以上の茶カテキンを毎日摂り続けると脂肪燃焼に役立つといわれていますが、この量は緑茶で湯呑10杯分に相当します。**茶カテキンのために、これだけの量のお茶を飲むのは現実的でしょうか？ 私にはそう思えません。茶カテキンをたくさん摂るために、甘い抹茶シェイクを飲んだりするのは本末転倒です。

また、お茶にはカフェインを含有しているものが多く、飲みすぎが不眠につながることもあります。ちなみに、水分補給に適し、最ものどの渇きを止めてくれる飲料は水です。しかし、水ばかり飲んでいては飽きてしまいますし、お茶を毎日継続して飲むことが内臓脂肪の減少に効果的という報告もありますので、**水とお茶をローテーションして水分補給することをおすすめします。**

注意してほしいのが、便通が良くなる健康茶として通販などで販売されている「センナ茶」です。センナというのは下剤の一種であり、もはや普通のお茶ではなく薬です。副作用を起こす恐れもあるので気をつけましょう。

茶カテキンへの過剰な期待はあり？ なし？

茶カテキンには内臓脂肪の代謝を高める効果あり。
ただし、そのためには毎日かなりの量を摂取する必要がある。

茶カテキンを含む

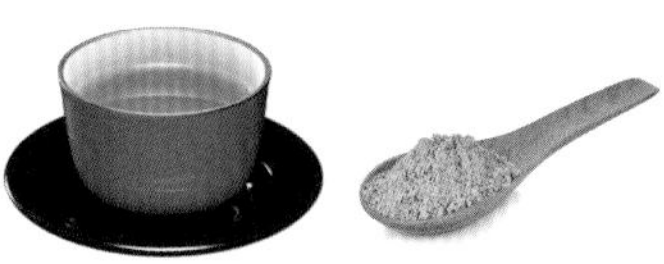

緑茶、抹茶

少量含む

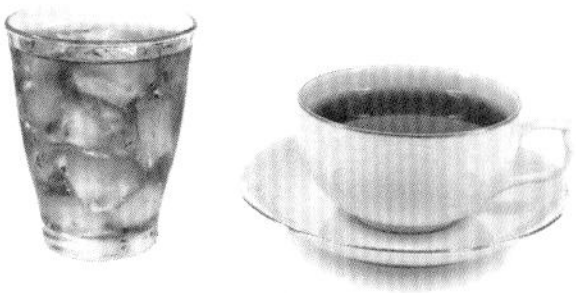

ウーロン茶、紅茶

含まない

麦茶、ルイボスティー

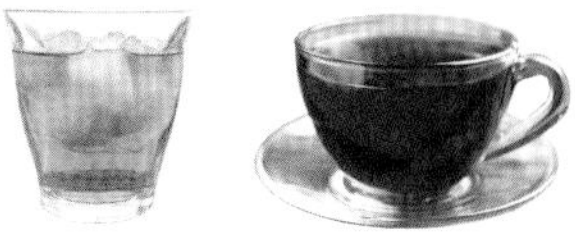

内臓脂肪燃焼のためには茶カテキンを
1日540g（湯呑10杯分）以上毎日摂る必要あり

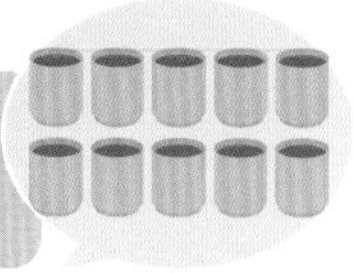

↓

お茶を飲みすぎると
カフェインの過剰摂取で不眠につながることも

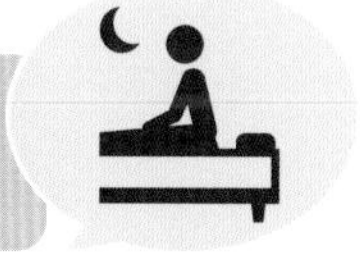

↓

水分補給は水とお茶のローテーションがおすすめ

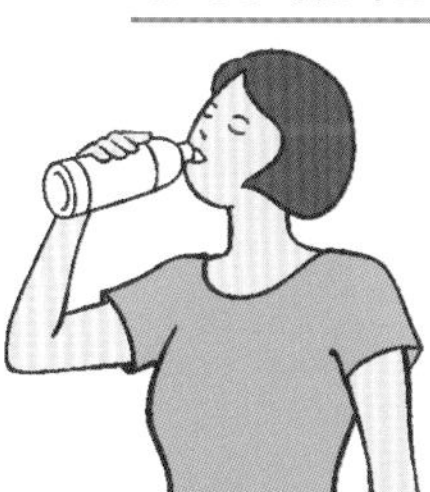

便通がよくなるという
健康茶に注意！

便通がよくなるといわれる「センナ茶」のセンナは下剤の一種。副作用の恐れがあります。

人工甘味料って大丈夫？

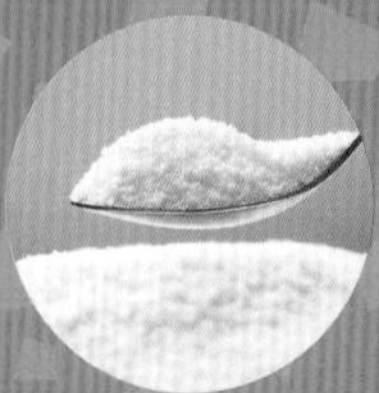

健康意識の高まりにより、糖質オフを謳う人工甘味料を使った商品が増えてきています。しかし、これらのなかには、発がんの可能性がある成分も使われているなど、必ずしも健康によいものばかりとはいえません。

人工甘味料の種類

人工甘味料とは、化学合成によってつくられたもので、砂糖の数百倍の甘さがあり、少量で甘みをつけることが可能です。大きく分けると下記の2種類があります。

糖アルコール

もともと自然界にあるものを化学合成した甘み成分。

例）キシリトール、エリスリトール、ソルビトール　など

合成甘味料

自然界にないものを人工的につくり出した甘み成分。

例）アスパルテーム、アセスルファムK、スクラロースなど

表示のイメージ

> ●原材料名　果糖ぶどう糖液糖、還元水飴、甘味料（キシリトール、アスパルテーム、アセスルファムK）、保存料（ビタミンB1）、香料、酸味料、カロチン色素

発がんの可能性が報告された「アスパルテーム」

アスパルテーム

【摂取許容量】
体重1kgあたり1日に40mg

【含まれてることが多い食品】
炭酸飲料、乳酸飲料、飴、ガム、ゼリー、せんべい、薬剤、シュガーレス商品など

※商品の原材料表示を確認してください。

ダイエット目的の食品にも多く使用されている

国際がん研究機関（IARC）は、アスパルテームについて発がん性の可能性があることを発表しました。4段階で設定されている発がん性の可能性のうち、排ガスや鉛などと同じレベルにあたる「2B」に指定されました。直ちに危険性はないとしていますが、摂取量を減らすように推奨しています。

人工甘味料は血糖値やインスリン分泌に影響を与えないため、ダイエット効果があるといわれています。しかし、甘い物への依存を変えることができなければ、結局のところ、糖質を求めてしまい、やせられなくなってしまいます。

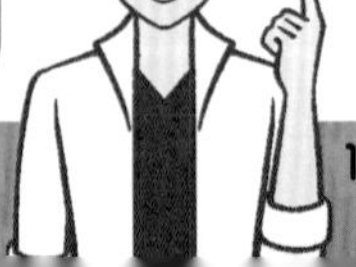

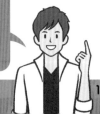

PART 6

内臓脂肪の撃退法

内臓脂肪を寄せつけない最強の生活習慣

リバウンド知らず！

内臓脂肪の撃退法 1

なぜ内臓脂肪を落としたいのか 支えになるのは「明確な目標」

「なぜ内臓脂肪を落としたいか」を考える

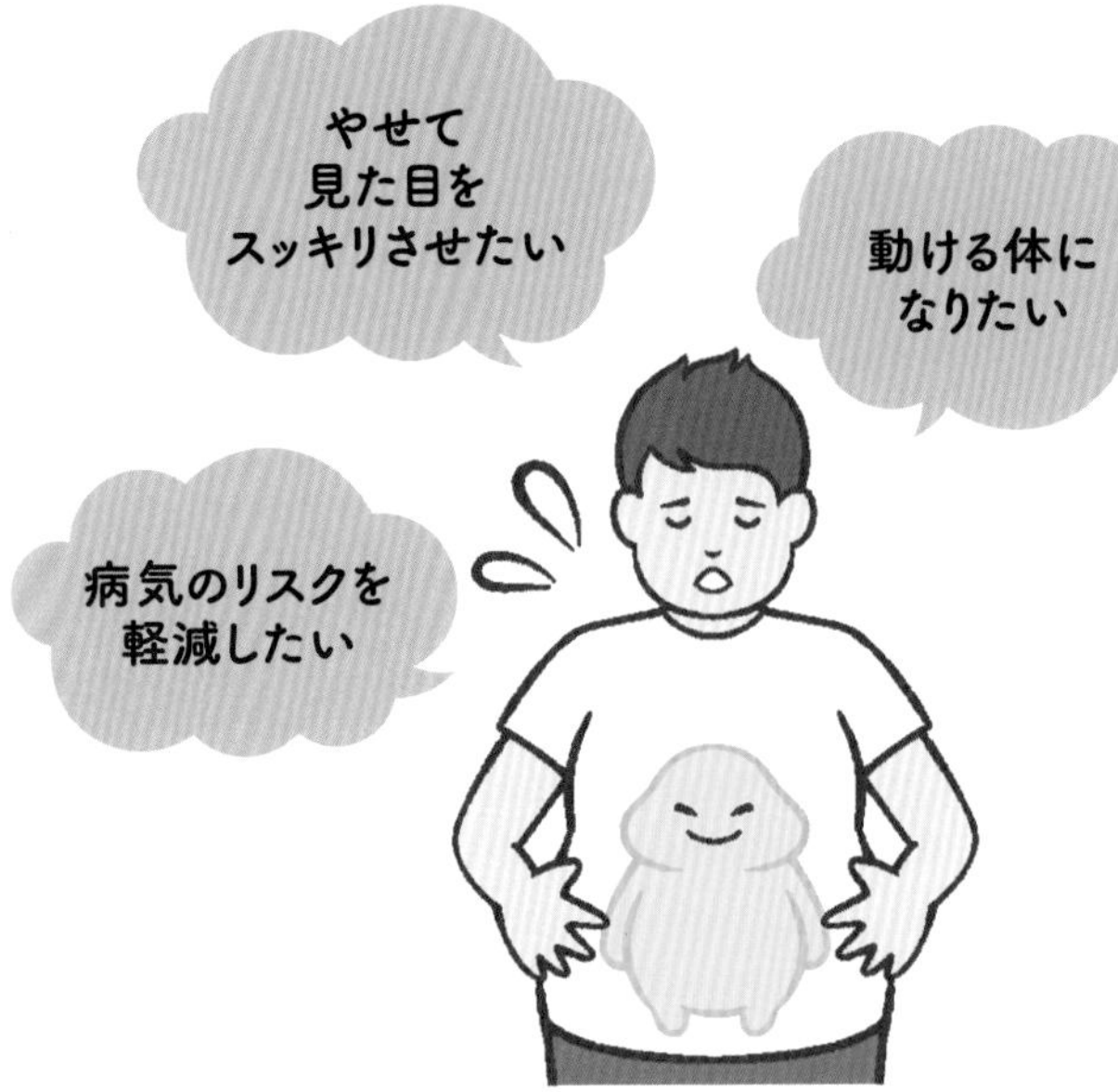
やせて見た目をスッキリさせたい
動ける体になりたい
病気のリスクを軽減したい

目的意識をつねにもとう

本書を手にとられた方は、体重が増加傾向にあり、内臓脂肪の増加を意識されている人がほとんどだと思います。そして、ここまで読み進めてくると、内臓脂肪が増えた状態が続くことの恐ろしさを理解できたのではないでしょうか。また、内臓脂肪増加のせいで、生活習慣病の薬を飲み続けなければいけないことも認識できたと思います。

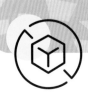

そのうえで、まず「なぜ内臓脂肪を落としたいか」をしっかり考え、明確な目標を立ててほしいのです。「生活習慣病の薬を減らしたい」「ポッコリお腹をなくしたい」「健康寿命を延ばしたい」など、どんなことでもいいと思います。私はよく「目標のない者に成功なし」とダイエット患者さんに

長期目標と短期目標の両方を持つ

目標イメージ

スタート時　80kg

長期目標	短期目標		
	1か月目	-2kg	（78kg）
	2か月目	-2kg	（76kg）
	3か月目	-1kg	（75kg）
	4か月目	-1kg	（74kg）
	5か月目	-1kg	（73kg）
	6か月目	-1kg	（72kg）
	7か月目	-0.5kg	（71.5kg）
	8か月目	-0.5kg	（71kg）
	9か月目	-0.5kg	（70.5kg）

10か月目　70kg

目標達成！

現在の自分の状態

体重	80kg
BMI	28.3
腹囲	110㎝
内臓脂肪量	180㎠
HbA1c	6.8％

半年～1年で内臓脂肪量が正常値となるのが理想的。

お伝えします。「なんとなく内臓脂肪を落としたい」ではうまくいかないのです。PART5で述べたようにサプリメントなどを用いて、なんの努力もなく内臓脂肪を落とすことは困難で、糖質制限を中心とした食事療法が必要になるからです。

さらに、具体的な目標を設定してほしいのです。そういうと、「内臓脂肪面積を100㎠以下にする」と目標を立てる方がいるかもしれません。しかし、内臓脂肪の腹部CTは年に何度も測定するわけにはいきません。**内臓脂肪量と体重は関連しますので、自宅で測定できる体重の目標を設定しましょう。**「最終的には60kgを目指す」といった長期目標と、「1か月で2kg減量する」といった、手が届きそうな短期目標を持つことが成功のカギです。

リバウンド知らず！

内臓脂肪の撃退法 2

「体重を1日2回はかる」だけで内臓脂肪が減っていく

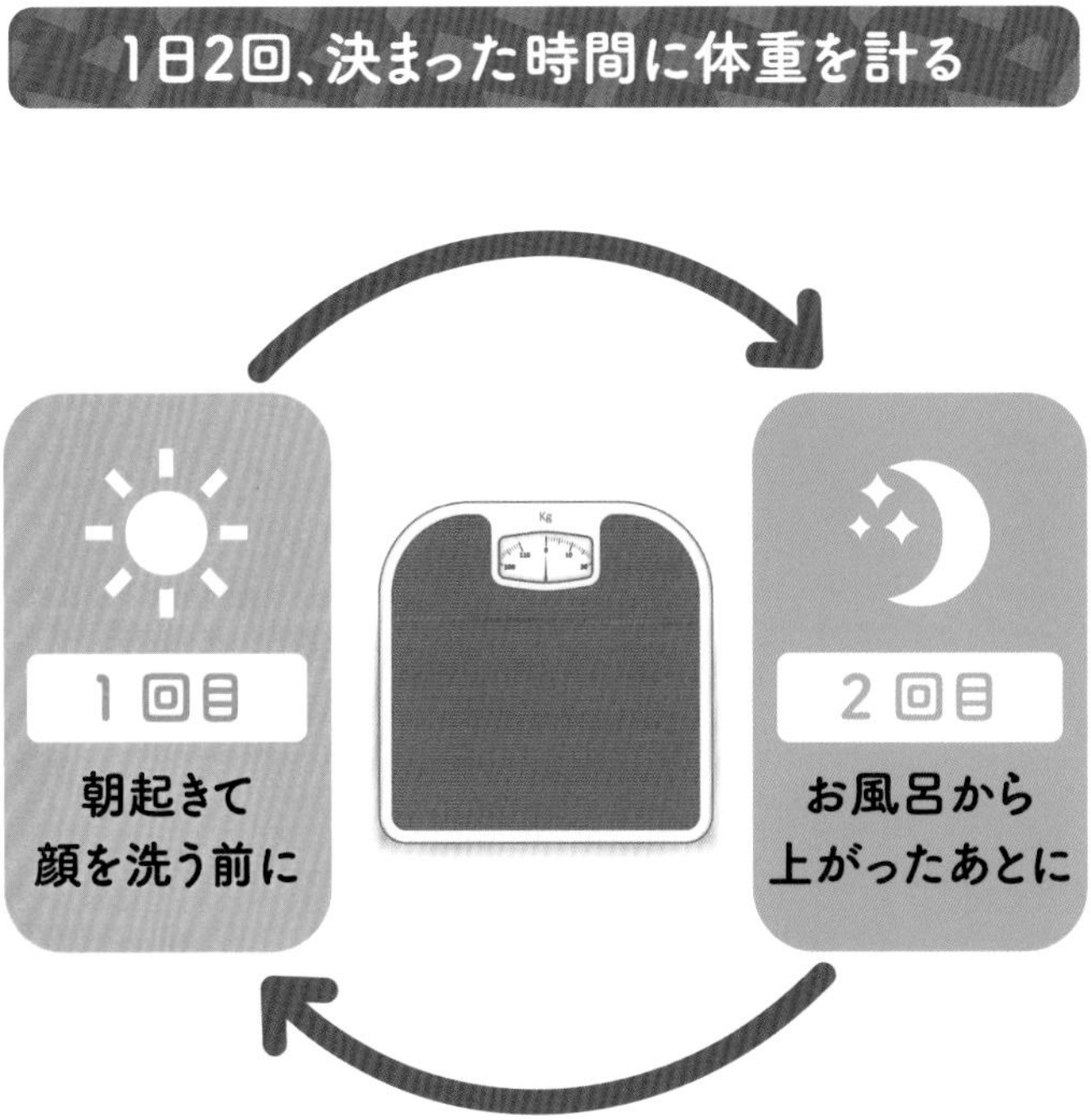
1日2回、決まった時間に体重を計る
1回目
朝起きて顔を洗う前に
2回目
お風呂から上がったあとに

現実を知って対処する

体重チェックは簡単にできる健康管理です。1日2回、朝と夕方に体重計に乗り、体重の増減の原因を自己分析することが、健康を維持するうえで重要です。1日2回測定してみると、夕方よりも朝の体重が低くなることが多く、夜間に内臓脂肪が燃焼していることを理解できると思います。

ダイエット外来を受診される方の大半が、「体重計に乗って体重増加の現実を知るのが怖くて、測定しなかった」といいます。しかし、内臓脂肪を落とそうと決意されたなら、勇気を出して1日2回体重計に乗り、体重を記録していきましょう。グラフ化すると体重の増減の推移がわかりやすくなります。さらに食事内容を記録して、『いちば

シートはこちらからダウンロードできます →

「体重・食事レコーディングシート」

書き方の例　　5週目　4/1（月）〜4/7（日）

来月の目標体重　78 kg
最終の目標体重　70 kg

日付	4/1	4/2	4/3	4/4	4/5	4/6	4/7
体重（kg） 朝	79.5	79.0	78.0	78.5	79.5	79.5	78.0
体重（kg） 夕	80.0	79.5	79.0	79.5	79.0	78.5	78.5
朝食の内容（7：00）	納豆 目玉焼き みそ汁						
1食の糖質量（g）	7.9g						
昼食の内容（12：00）	ハンバーグ・サラダ ミネストローネ パン						
1食の糖質量（g）	56.8g						
夕食の内容（19：00）	豚キムチ鍋						
1食の糖質量（g）	11.0g						
間食の内容（15：00）	プロセスチーズ						
1食の糖質量（g）	0.3g						
1食の糖質量（g）	76g						
一言メモ				昼食：外食	飲み会		

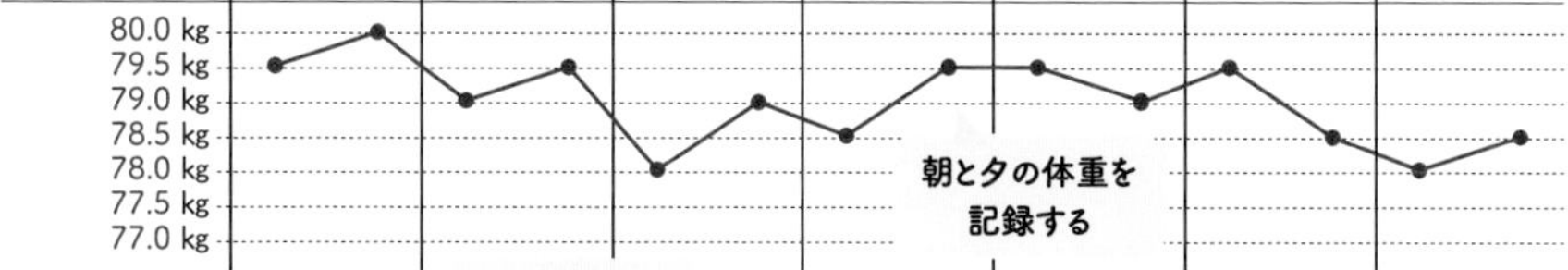

できるだけ細かく記録する

測った体重と摂取した糖質量をセットで記録することで、傾向がわかる。簡単に記録がつけられるスマホアプリの利用もおすすめ。

間食の記録も忘れずに

イベントと体重の変化の関連がわかるようにする

前川式やせ術

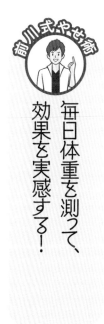

毎日体重を測って、効果を実感する！

ん見やすい！ 糖質量大事典2000』（西東社）などの糖質量事典を用いて食事の糖質量をチェックし、1日の糖質量を計算します。市販品はパッケージで糖質量が確認できます。糖質量計算はカロリー計算よりも簡単で、糖質制限が体重減少に効果的だということがわかると思います。そうすることで、**糖質を摂りすぎた次の日は体重が増加しているなどと、糖質量による体重の増減を実感**できます。飲み会や旅行などのイベントがあればその内容も記録し、体重への影響をみましょう。

1日2回の体重測定を習慣化し、「なぜ体重が増えたのか、あるいは減ったのか」について糖質量を中心に考えることで、内臓脂肪の増加を食い止めることができ、内臓脂肪を落としやすくなります。

リバウンド知らず！

内臓脂肪の撃退法

3

「買いだめ」をやめて糖質から遠ざかる

内臓脂肪が増えるNG行動

- □ ファミリーサイズのお菓子を買いがち
- □ ジュースやスポーツドリンクをよく買う
- □ カップ麺やアイスのストックがある
- □ 割引のお菓子や食品を買いがち
- □ おみやげでお菓子や果物をよくもらう
- □ 冷蔵庫がぱんぱんになっている
- □ 1食分以上の料理をつくる

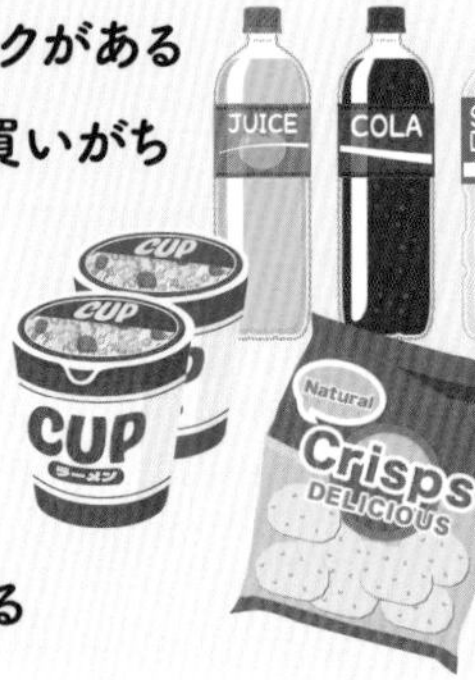

1つでもあてはまったら改善を！

手が届く場所に〝糖質〟を置かないこと

みなさんの自宅には買いだめした食品がたくさんありますか？　買いだめするものの多くはカップ麺や冷凍食品、お菓子、ケーキ、アイスクリーム、清涼飲料水など、糖質が多いものだと思います。また、会社の同僚などからもらうおみやげも、圧倒的に糖質が多いものばかりです。

ダイエット外来を受診される方の多くは、「時間があって口さみしいときに、家にあるお菓子をつい食べてしまいます」といいます。家に食品があったら、食べてしまうのが人間。特に内臓脂肪が多い方は「糖質が大好き」な人ばかりで、糖質を買いだめしたら、糖質の欲求に打ち勝つことができないでしょう。多少安いからといって、セールなど

これだけやれば勝手にやせられる！

割引で買っていいのは生鮮食品だけ！

必要なものを必要な時に買って食べるようにする。

おやつは買いだめしない

おやつが欲しいときは、糖質が少ないものを少しだけそのつど買う。

甘い飲料は家に置かない

カロリーオフ、微糖などの表示があっても糖分はゼロではない。甘い飲料は口にしないこと。

ストックは缶詰や糖質オフのものだけ

非常食としての家庭の備蓄には糖質制限食を。保存が利くものとして、低糖質な食品の缶詰やチーズ、ナッツ、あたりめなど。

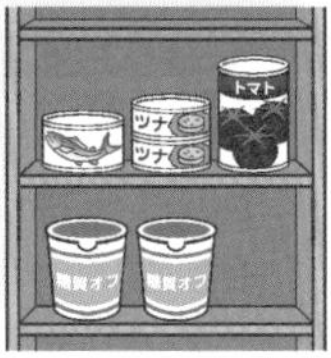

冷蔵庫に余裕を持つ

常に食品がある状況は、肥満を生みやすい。詰めすぎはNG。

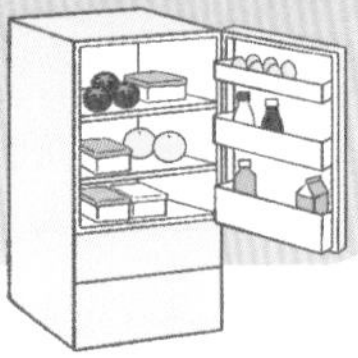

食べ残しは小さい保存容器に入れて冷凍

無理して食べ切らず、残ったものは小さい保存容器に入れて冷凍して保存。お弁当などに。

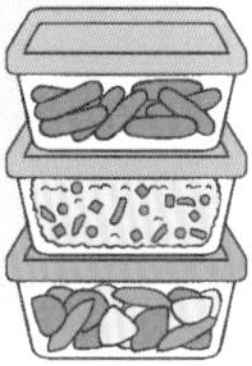

で買いだめしないように注意を。家に置いてさえいなければ、「なんとなく糖質を摂取してしまう」のを予防できます。とはいえ、非常食も必要でしょうから、糖質の多い食品は避け、チーズ、ナッツ、あたりめ、糖質制限食品などを備蓄してください。

ご近所からもらうことの多い果物もクセモノです。PART5で述べたように果物は果糖やブドウ糖の糖質を多く含んでいるため、内臓脂肪を増やしやすい食べ物です。また、果物は一度に食べないと腐りやすいので、連日食べてしまいがち。たまに糖質を摂ったからといって、内臓脂肪増加に直結するわけではありませんが、内臓脂肪増加の元凶は、糖質過剰摂取の常習化。自宅に糖質をストックしないことが大切であると認識し、実践しましょう。

糖質の買いだめは厳禁！備蓄は糖質制限食に。

リバウンド知らず!

内臓脂肪の撃退法
4

「ゆっくり食べる」だけでも内臓脂肪は減らせる

早食いは「胃のデブトレ」になる!

早食いの人は満腹になるまでに食べすぎてしまい、肥満になりやすい。

早食い
満腹中枢が刺激される前に食事が終わってしまう。

食べ足りない
満腹を感じず満足できない。

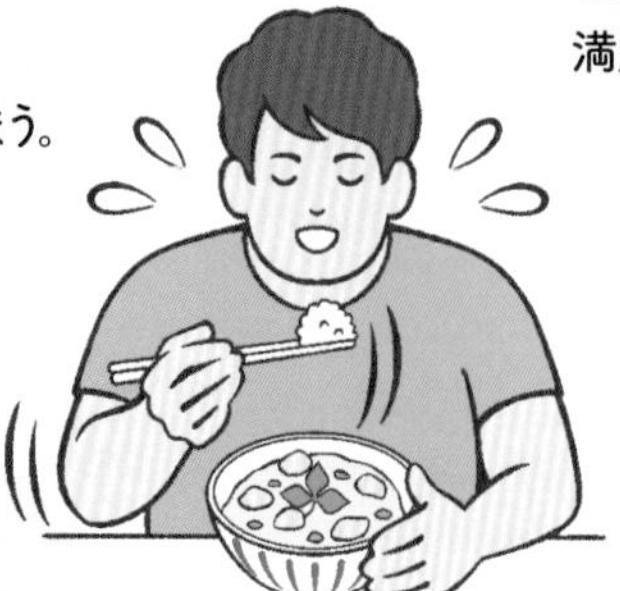

大食い
満腹を感じるまでさらに食べ続ける。

胃が大きくなる
早食い→大食いを繰り返すうちに胃が大きくなってしまう。

食後20分で満腹中枢が働く

内臓脂肪を減らすのに最も有効な方法は、糖質制限だと何度も述べてきました。それでは糖質さえ控えていれば、どんなにたくさん食べても内臓脂肪は減るのでしょうか？ 答えは「NO」です。「お腹いっぱい食べてOK」と書かれた糖質制限関連の本を目にすることがありますが、真実は違います。肥満患者さんの中には、糖質制限を厳格にやっても十分に内臓脂肪を落とすことができない方もいて、その原因は「食べすぎ」です。

人間の体には、食事をしてから20分くらいすると、血糖値の上昇を脳の満腹中枢が感知して、「これ以上食べる必要なし」と伝える仕組みがあります。しかし、早食いの人は満腹を感じる前に食べ

内臓脂肪を減らす食べ方

一口ごとに30回以上噛む

よく噛んで食べると満腹サインが脳に伝わりやすく、脳内物質の働きによって内臓脂肪の分解が促進される。

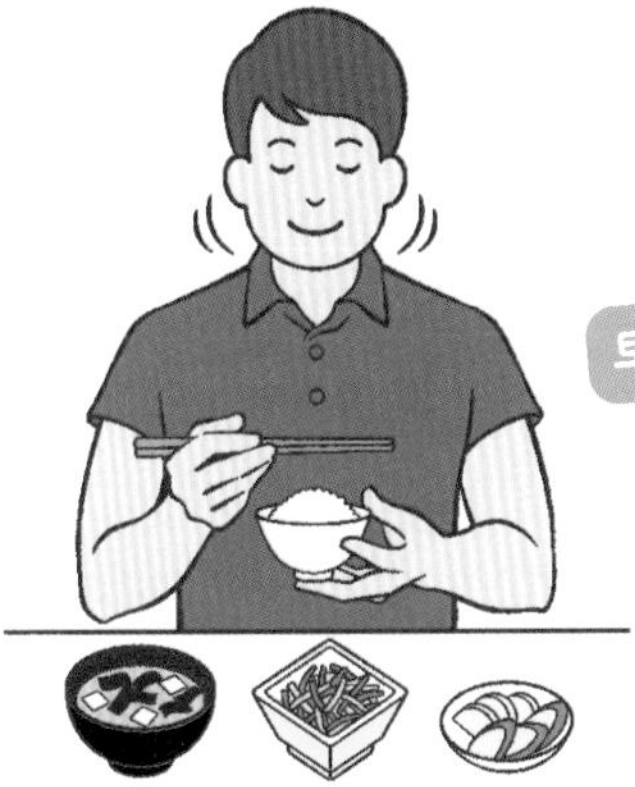

1食に20分以上かける

食事をゆっくり楽しむようにすれば、20分くらいすると満腹を感じ食べすぎを防止できる。

早食い防止のコツ

- □ 一口ごとに箸を置いてみる
- □ お弁当やお総菜なども お皿に移してみる
- □ 小さいスプーンを使ってみる
- □ お皿やコップを小さくする
- □ スマホやテレビを見ながら 食べるのをやめる
- □ 食べるのが遅い人を マネしてみる

腹八分目

しっかり消化できる。血糖値の上昇、胃の肥大化を防ぐ。

すぎてしまうのです。このような早食い・大食いを何百回、何千回と繰り返していくうちに、胃が大きくなり、大量に食べられる体になってしまいます。まさに「胃のデブトレ」です。私は内視鏡専門医でもあり、胃カメラで多くの人の胃を診てきましたが、内臓脂肪が多い人の大半は胃が大きく、常習的な早食いや大食いが関係していました。**早食いや大食いを改善して内臓脂肪減少につなげるには、「一口30回噛む」「1食に20分以上」「食事量は腹八分目」を意識することが重要です。**

内臓脂肪の減少には、糖質制限という「食事の質」の改善が何より大切ですが、ゆっくり食べて全体量を落とすという「食事の量」にも気を配る必要があることを、知っていただければと思います。

前川式やせ術

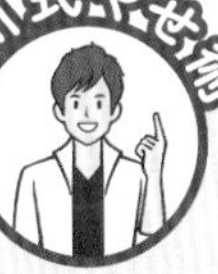

「いくらでも食べていい」という食べ方はありません。

リバウンド知らず！

内臓脂肪の撃退法

5

「有酸素運動や筋トレ」で内臓脂肪が蓄積しにくい体に

内臓脂肪を減らす効果的な有酸素運動

食事の30～60分後、血糖値が上昇するタイミングで運動をすると糖質がエネルギーとして筋肉にとり込まれやすくなる。

インターバル速歩

大股で早歩きとゆっくり歩きを交互に行う。早歩きは合計1日15分以上。

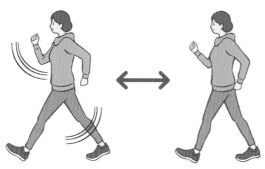

大股で早歩き　　ゆっくり歩き

ウォーキングは食後が効果的

食後30～60分のタイミングで有酸素運動を行うと、血液中の糖質（ブドウ糖）はエネルギーとして筋肉にとり込まれやすくなり、インスリンの分泌を抑えることができます。インスリンの分泌が減ると、内臓脂肪は蓄積しにくくなります。筋肉の70％は下半身に集まっているので、ウォーキングや階段昇降など下半身をよく動かす運動がより効果が高いでしょう。特に**大股で早歩きとゆっくり歩きを交互に数分間ずつ行う、インターバル速歩がおすすめです。**階段の上り下りもジョギングと同じくらいのエネルギーが消費されます。

また、無酸素運動（筋トレ）も併用を。糖質を摂取すると体内でブドウ糖に代謝され、使われな

無酸素運動（筋トレ）も併用しよう

プランク

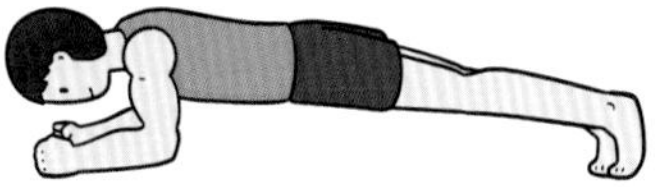

❶うつぶせになり、肩の真下にひじをつく。
❷かかと、腰、肩、頭が一直線になるようにお腹に力を入れ体を持ち上げる。
❸②の姿勢を30秒キープし、これを1日2回行う。慣れてきたら秒数を増やす。

ワイドスクワット

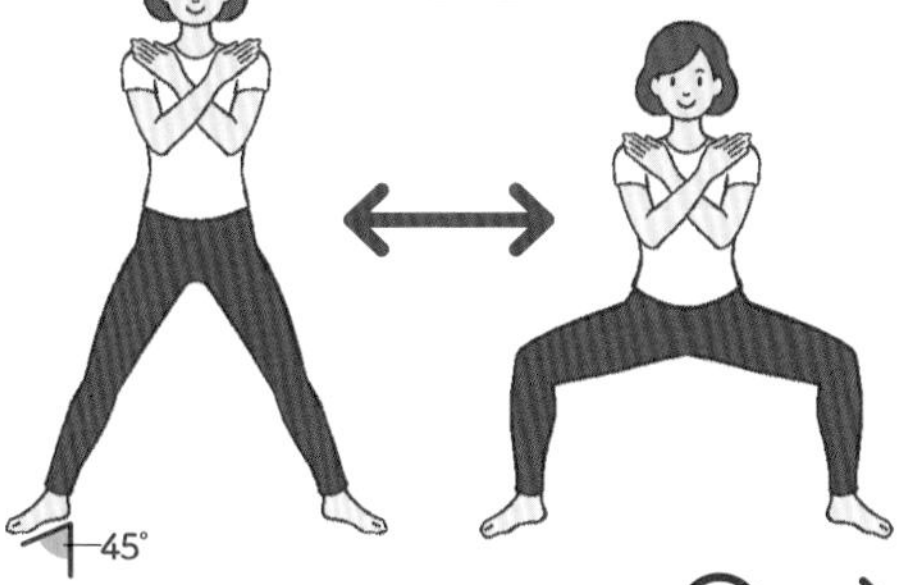

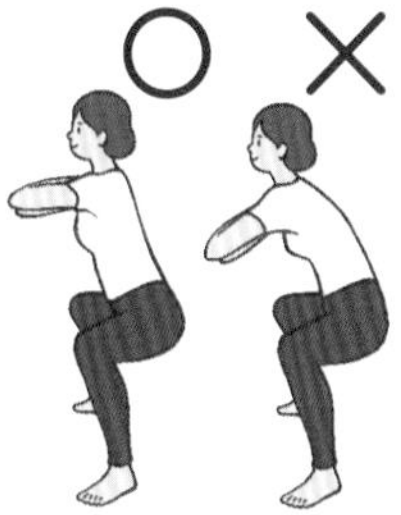

❶肩幅より広く脚を広げ、つま先はやや外側（45度）に向ける。両腕は胸の前で組む。
❷胸を張った姿勢でお尻を後ろに引いて、膝を外に向けながら3秒かけて上半身を沈める。
❸上半身の姿勢を保ったまま、3秒かけて元の姿勢に戻る。これを1日10回×3セット行う。

かった分は肝臓や筋肉にグリコーゲンとして蓄えられますが、さらに余った分は脂肪組織に運ばれて脂肪となります。内臓脂肪が増加している人の大半が、糖のとり込み先の一つである筋肉が著しく少ないという特徴があります。したがって、**無酸素運動で筋肉を増すことで糖をとり込む場所が増え、内臓脂肪を蓄積しにくい体質になります。**また、筋肉量が増加すると基礎代謝がアップし、内臓脂肪が減りやすい体質にもなります。

おすすめの筋トレは、自宅でも可能なワイドスクワット、プランクです。何となくこなすのではなく、正しいフォームで、ある程度筋肉痛になるくらいが理想です。筋トレ直後に有酸素運動を行うと、内臓脂肪の減少効果がいっそう向上します。

食後30～60分の運動が内臓脂肪燃焼に効果的。

リバウンド知らず!

内臓脂肪の撃退法

6

「朝食抜き」OK! 大事なのは空腹でないなら食べないこと

規則正しい食事は食べすぎ!?

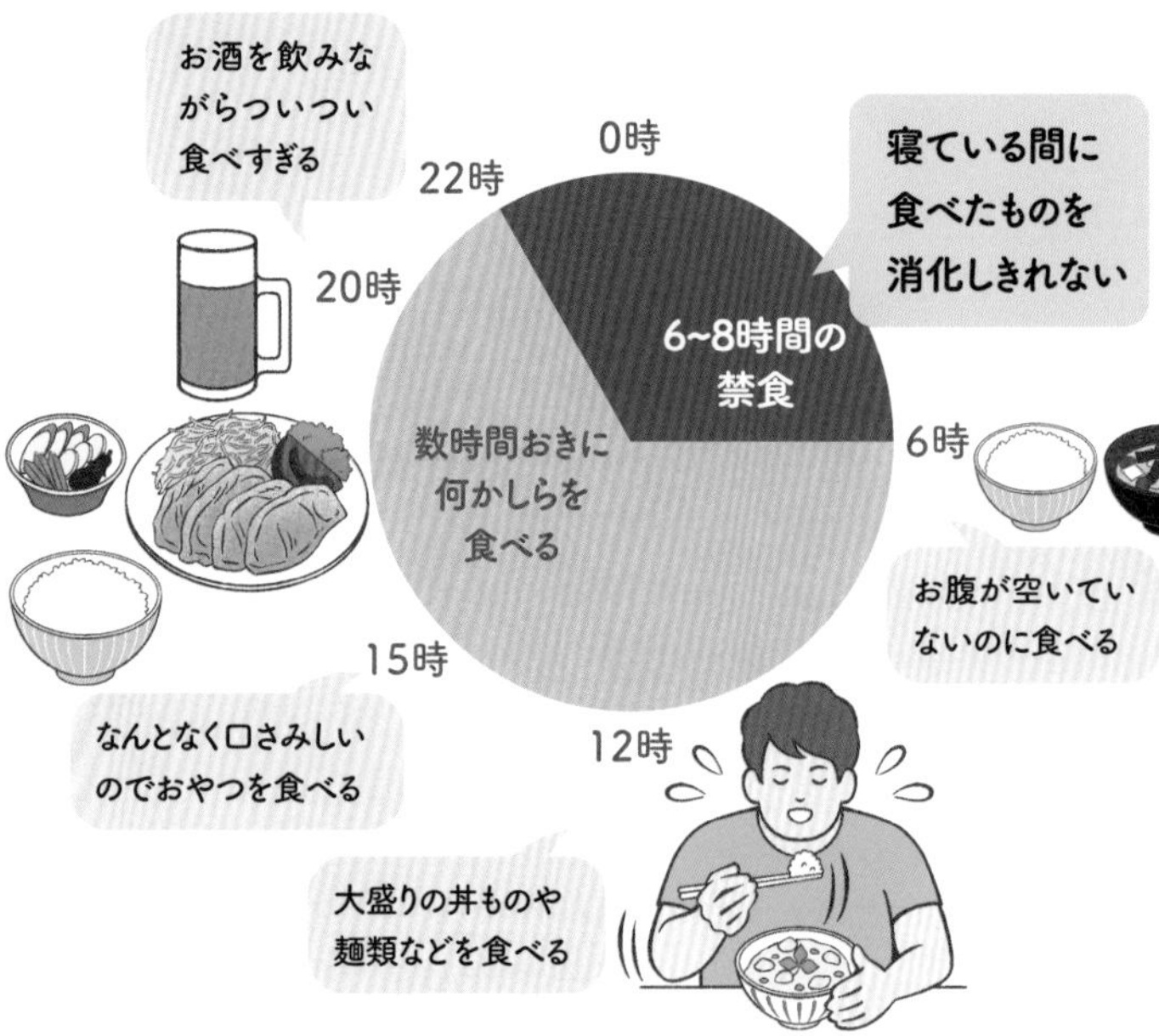

お酒を飲みながらついつい食べすぎる
0時
22時
20時
寝ている間に食べたものを消化しきれない
6~8時間の禁食
数時間おきに何かしらを食べる
6時
お腹が空いていないのに食べる
15時
なんとなく口さみしいのでおやつを食べる
12時
大盛りの丼ものや麺類などを食べる

夕食後12時間は胃を休め内臓脂肪を燃やす

みなさんは朝、昼、夕の食事は摂らないといけないとお思いですか。医療関係者などから「減量のためには、1日3食、規則正しく、特に朝食は必ず摂るように」と指導を受けた方もいると思います。けれど、私はそう思いません。そもそも全国的に1日3食が定着したのは、明治時代以降であり、江戸時代までは1日2食が普通でした。明治〜昭和時代の高度成長期くらいまでは活動量が多く、1日2食ではエネルギー不足になったため、1日に3食を必要としたのでしょう。

しかし、**活動量の少ない現代では、1日2食でも十分なことが多いと考えます**。私は患者さんに、人間を車、食事をガソリンにたとえて、「満タンの車

12間以上の禁食で内臓脂肪を燃やす！

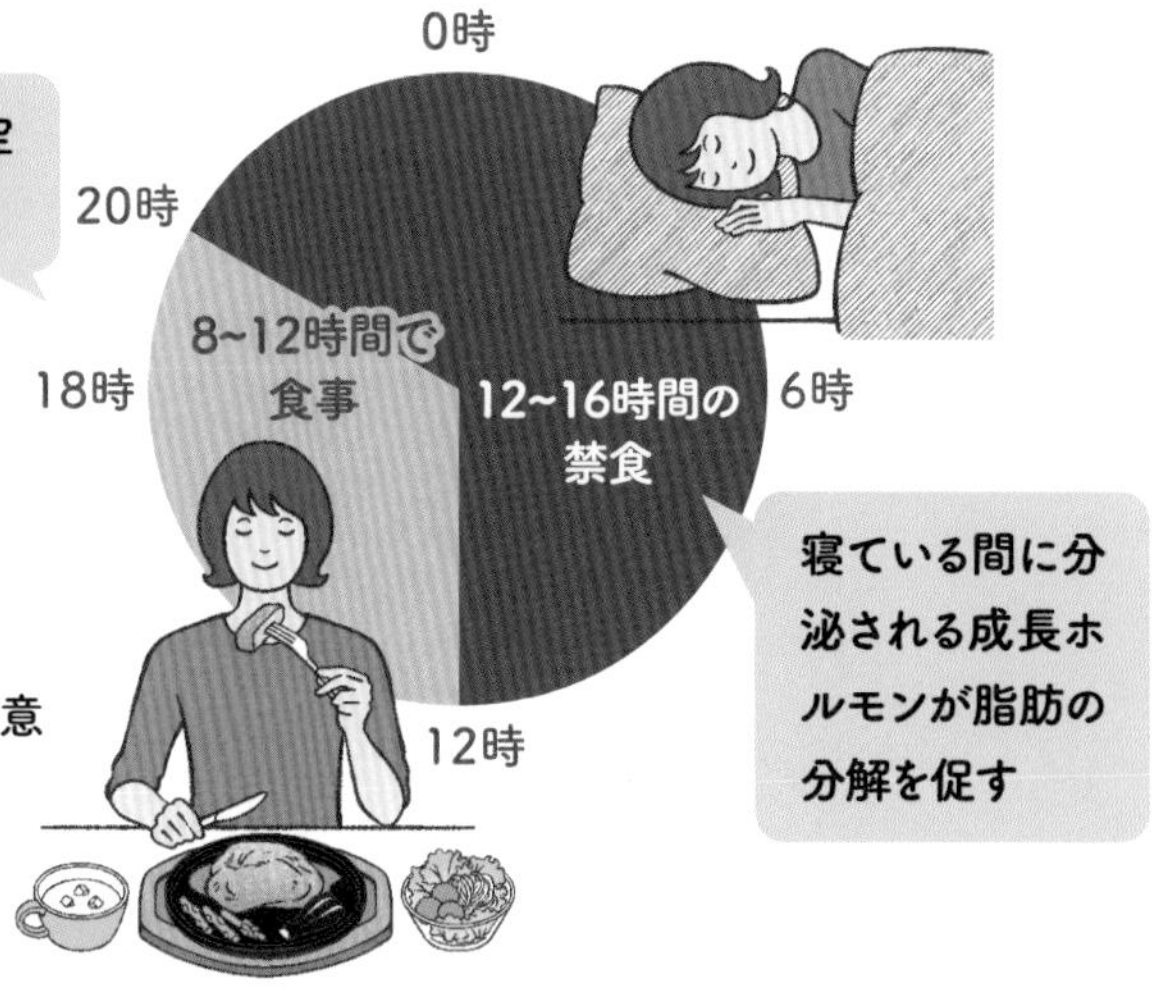
夕食を早く終え、空
腹時間を長くする
0時
20時
18時
6時
12時
8~12時間で
食事
12~16時間の
禁食
寝ている間に分
泌される成長ホ
ルモンが脂肪の
分解を促す

- 1日2食にしてもOK
- 1回の食事量を増やさない
- 禁食後の食事は血糖値を上げやすいのでドカ食いはしない
- 糖質の量と食べる順番に注意
- 夕食から寝る前までに3時間以上開ける

3日間などの長期的な断食はたんぱく質不足による筋力低下を招き、
太りやすい体質になってしまうのでおすすめできません。

にガソリンを入れに行きますか？　お腹が空いていなければ、無理に食べなくていいですよ」と教えています。**特に朝は眠くてお腹がすいていない方も多く、食欲がないなら食べなくてもいいのです。**

夕食後はおのずと禁食時間が長くなる時間帯で、**夕食後12時間以上、可能なら16時間禁食すると、その間に内臓脂肪が燃え、減量しやすくなります。**ただし、朝食を抜いた反動で昼食で真っ先に糖質を摂ってしまうと、血糖値が急上昇して血糖値スパイクを起こしてしまいます。糖質は摂らないか、量を減らして最後に食べるようにしてください。活動量が乏しいなら、1日1食でも問題ありませんが、その1食を食べすぎてしまうのは逆効果。そういう人は食べる回数を2食や3食にしましょう。

前川式やせ術

食欲がなければ抜いてOK。反動による食べすぎに注意！

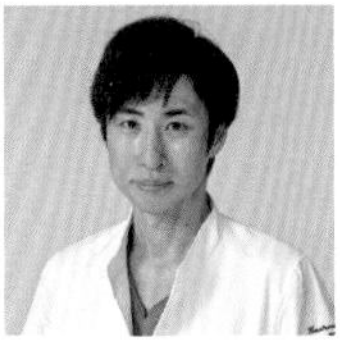

著者 **前川 智**（まえかわ さとし）

1975年大阪府岸和田市生まれ。産業医科大学医学部卒。現・長野松代総合病院ダイエット科部長、消化器内科部長。日本肥満学会肥満症専門医・指導医。医学博士。2010年より、糖質制限による食事療法・行動療法・運動療法を組み合わせた正しい減量プログラムを行う「ダイエット入院」を実施。これまで1500人以上の患者が入院し、100%の人が減量に成功している。著書に『イラスト＆図解 ゼロから知りたい！糖質の教科書』（西東社）、『やぶ患者になるな!』（幻冬舎）、『包んでかんたん 糖質オフのレンチンレシピ』（マイナビ出版）、監修書に『いちばん見やすい！糖質量大事典2000』、『10分で2品! やせる糖質オフレシピ』（ともに西東社）、『内臓脂肪もスッキリ落ちる やせる！糖質オフ決定版』（永岡書店）、『面白いほどわかる 糖質の新常識』（宝島社）などがある。NHK「チョイス＠病気になったとき」、CBCテレビ「ゴゴスマ～GOGO！Smile！～」など、テレビ出演も多数。

栄養計算	弥冨秀江(株式会社ヘルスイノベーション)
デザイン	毛利則之(梅田敏典デザイン事務所)
イラスト	斉藤ヨーコ、しゅんぶん、ながのまみ
写真等協力	食のスタジオ、STUDIO DUNK、田口周平、田中宏幸、Getty Images
DTP	小倉奈津江(ユイビーデザインスタジオ)
編集協力	池上直哉、小林麻子(トリア)

イラスト＆図解《ずかい》
ゼロから知《し》りたい！ 内臓《ないぞう》脂肪《しぼう》の教科書《きょうかしょ》

2024年5月20日発行　第1版

著　者	前川 智
発行者	若松和紀
発行所	株式会社 西東社 〒113-0034　東京都文京区湯島2-3-13 https://www.seitosha.co.jp/ 電話　03-5800-3120（代）

※本書に記載のない内容のご質問や著者等の連絡先につきましては、お答えできかねます。

ISBN 978-4-7916-3185-8